全国名老中医韦绪性

辨治疑难病精要

主　审　韦绪性

主　编　刘爱军　崔　敏　韦红霞　王国辉

副主编　王彦如　韦中阳　王红新　张先茂

编　委　（按姓氏笔画为序）

王红新　王国辉　王彦如　韦中阳

韦宇霞　韦红霞　刘国芳　刘爱军

杨　洁　张先茂　尚万珂　崔　敏

中国中医药出版社

·北　京·

图书在版编目（CIP）数据

全国名老中医韦绪性辨治疑难病精要 / 刘爱军等主编．—北京：中国中医药出版社，2016.8

ISBN 978-7-5132-3550-1

Ⅰ.①全… Ⅱ.①刘… Ⅲ.①疑难病－中医治疗法 Ⅳ.①R242

中国版本图书馆 CIP 数据核字（2016）第 182542 号

中国中医药出版社出版

北京市朝阳区北三环东路 28 号易亨大厦 16 层

邮政编码 100013

传真 010 64405750

北京市泰锐印刷有限责任公司印刷

各地新华书店经销

*

开本 710×1000 1/16 印张 20.5 彩插 1 字数 303 千字

2016 年 8 月第 1 版 2016 年 8 月第 1 次印刷

书 号 ISBN 978-7-5132-3550-1

*

定价 55.00 元

网址 www.cptcm.com

社长热线 010 64405720

购书热线 010 64065415 010 64065413

微信服务号 zgzyycbs

书店网址 csln.net/qksd/

官方微博 http://e.weibo.com/cptcm

淘宝天猫网址 http：//zgzyycbs.tmall.com

内 容 提 要

本书系第五批全国老中医药专家学术经验继承工作指导老师韦绪性主任医师，躬身中医医疗、教学、科研工作47年的疑难病研究心得和临证经验集萃。

全书突出三大特点：①创新辨治疑难病理论框架。以其“辨治疑难病，识‘杂’是关键”的学术思想为指导，率先提出辨识疑难病首在明“杂致”，论治疑难病贵在从“杂治”的诊疗观。系统阐发了“杂治”之要在于“和中”，“杂合以治”必“顾胃气”的临床思路和方法。②“术”“案”结合，实用性强。所遴选的74则医案，以“术”类“案”，以“案”明“术”，融临证思维、学术观点、医案于一体，经验独到，多有建树。③探究“临证基本功”，提高辨治疑难病水平。书中对“诊察、辨证、论治”的原则、方法和步骤，发皇古义，融汇新知，突破了对辨证论治的简约表述，也是韦绪性长期研究辨证论治理论、方法的心得集成。

本书内容丰富，颇多创新，堪称一部继承、发扬并举，整理、提高结合，具有较高学术、实用价值的专著，可供中医、中西医结合人员和中医药院校学生阅读参考。

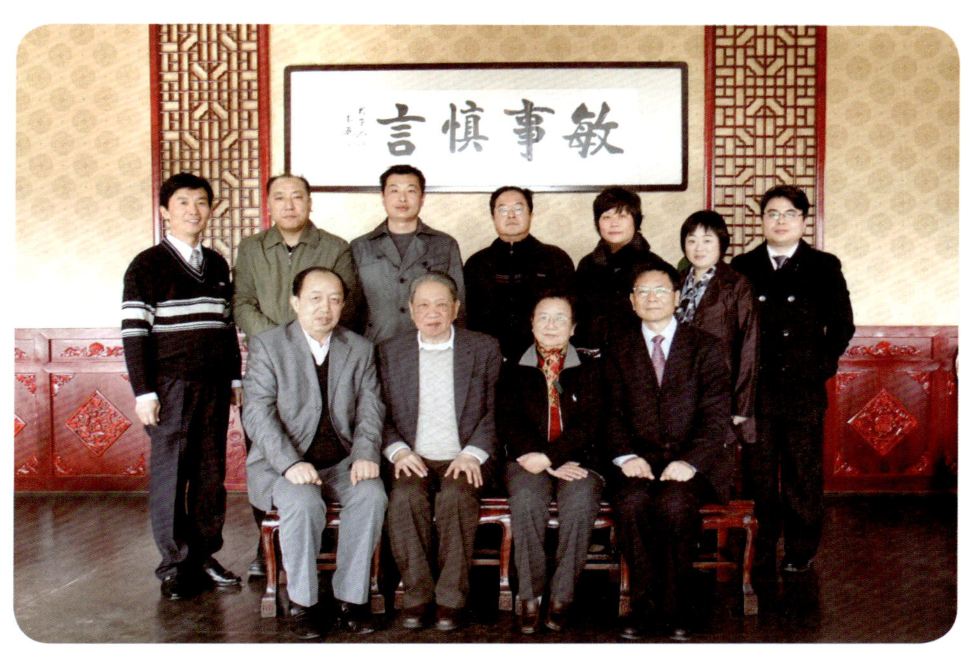

中国科学院资深院士、国医大师陈可冀教授（前排左二）
与韦绪性教授（前排左一）等的合影

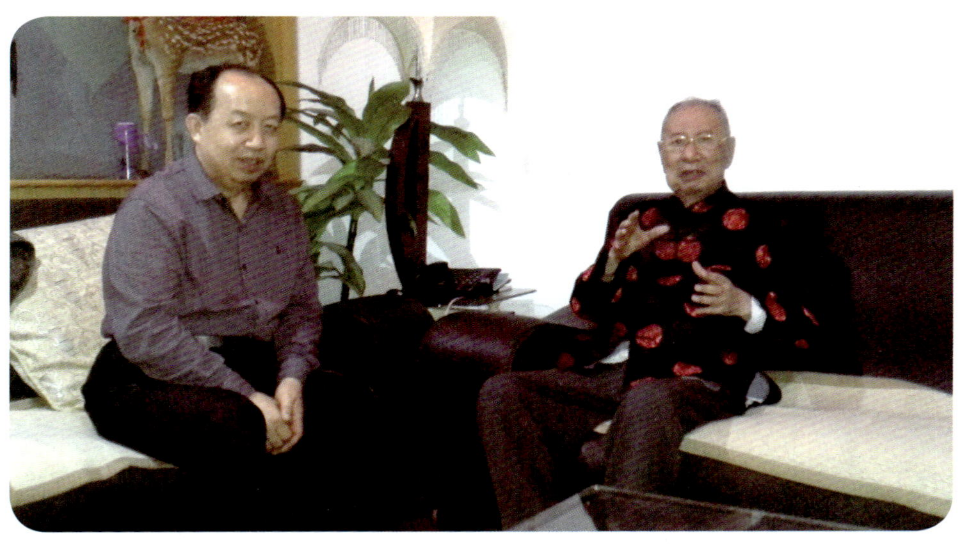

国医大师、河南中医学院原院长李振华教授（右一）与韦绪性教授的合影

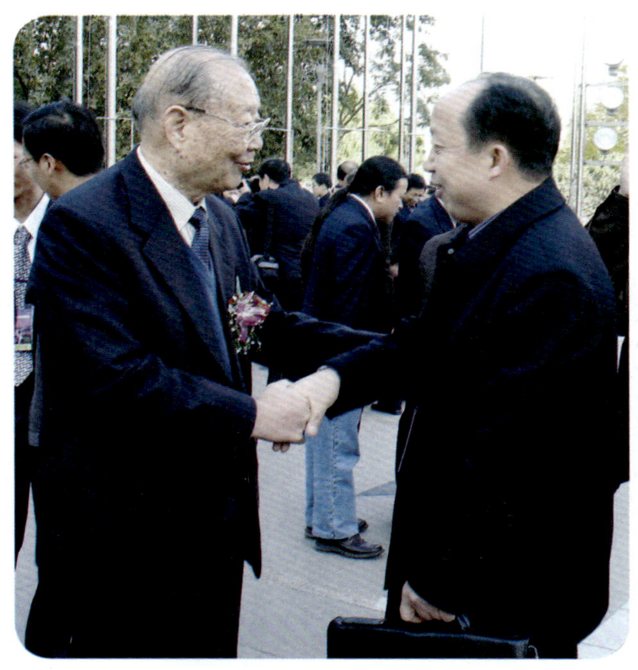

国医大师朱良春教授（左一）与
韦绪性在第二届中国中医药发展大会上的合影

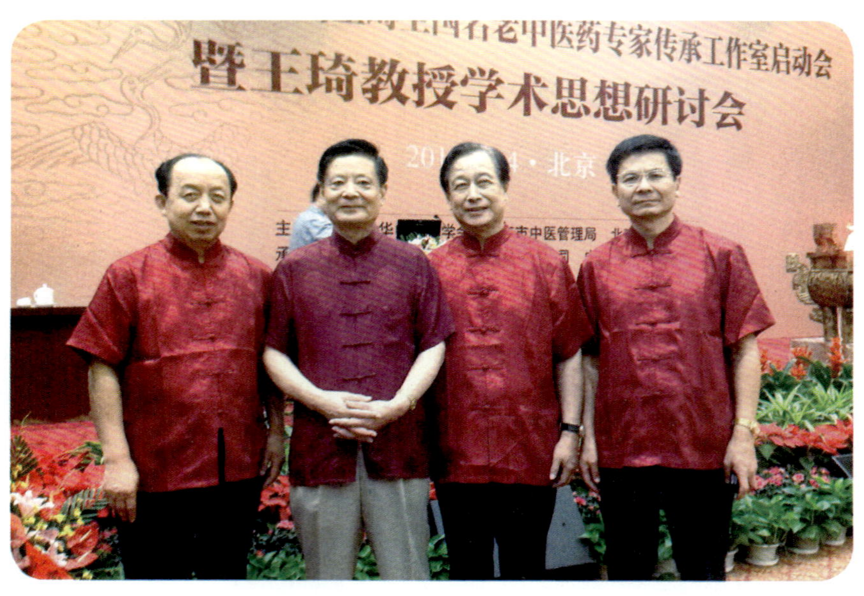

国际欧亚科学院院士、国医大师王琦教授（左二）与
韦绪性教授等在王琦教授学术思想研讨会上的合影

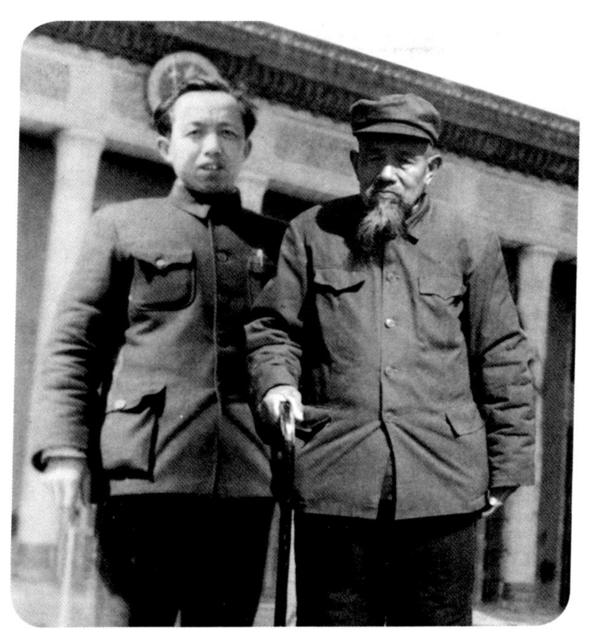

韦绪性 1985 年初春与父亲韦献贵在北京合影

（韦绪性自幼随父亲学习中医，这是他同父亲唯一的合影）

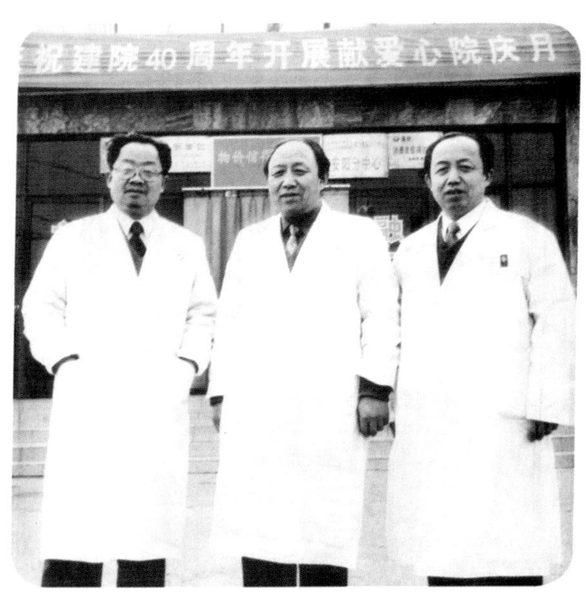

韦绪性与长兄韦绪怀主任医师（中）、

二兄韦绪悟主任医师（左一）参加医疗、学术活动合影

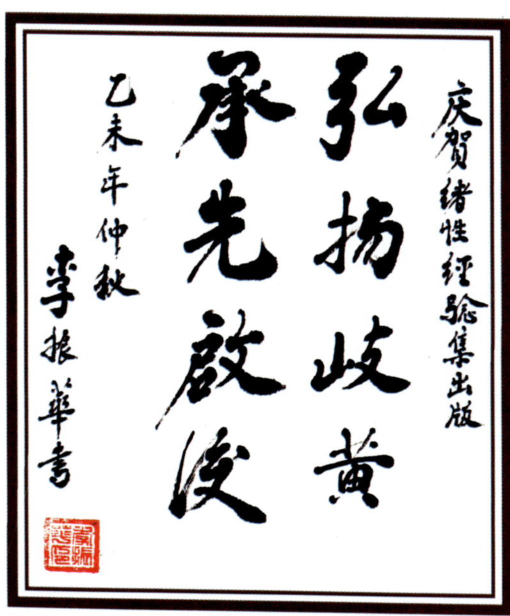

国医大师李振华题词

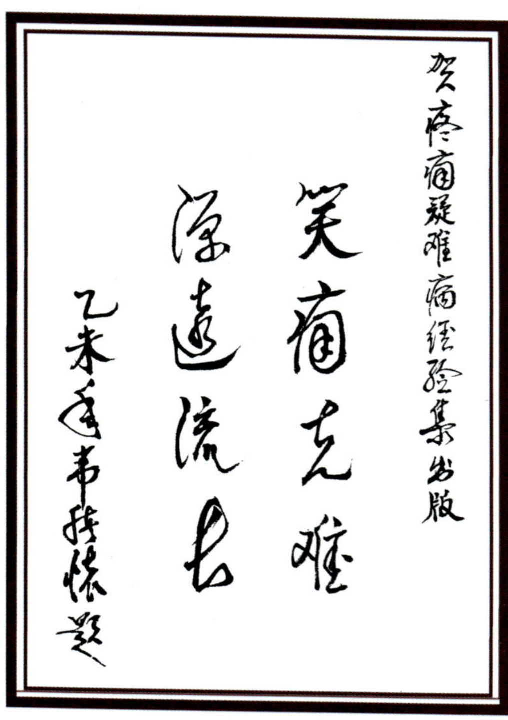

韦绪怀主任医师题词

韦绪性教授简介

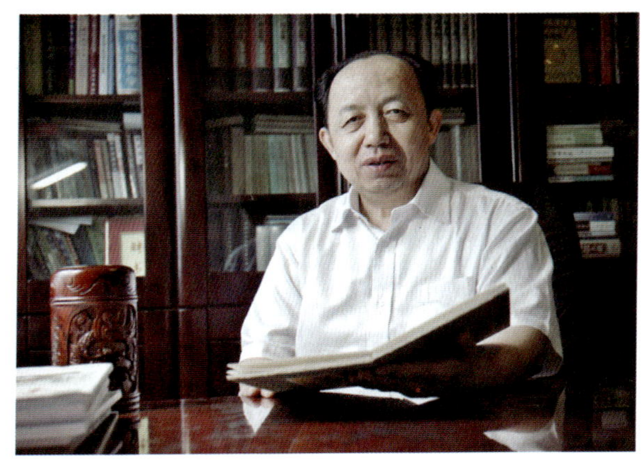

韦绪性 1953年生于河南内黄县，为二级主任中医师，教授，第五批全国老中医药专家学术经验继承工作指导老师，博士研究生导师，河南省优秀专家，首批河南省名中医，全国知识型职工先进个人。现任中华中医药学会民间传统诊疗技术与验方整理研究分会副主任委员，河南省中医药学会民间传统诊疗技术与验方整理研究分会主任委员，河南省中医药学会疼痛分会名誉主任委员，河南省中医药学会文化建设与科普分会副主任委员，《世界中西医结合杂志》编委，河南中医药大学一附院特聘专家，安阳市笑痛中医研究所所长，安阳市疼痛学会（河南省首家）主任委员等。

自幼随其父韦献贵学习中医，1969年从事中医临床工作，1975年河南中医学院（现河南中医药大学）毕业后，被分配至安阳地区卫校从事高等中医教育及临床工作，其间于1982～1984年在中国中医研究院全国中医研究班学习。1992～2009年历任安阳市灯塔医院院长兼文峰区人大常委会副主任、安阳市眼科医院院长等职。2009年6月退居二线后，调安阳职业技术学院医药卫生学院从事医、教、研及管理工作。数十年孜孜以求，集医疗、教学、科研、医院管理成就于一身，先后主编、编写出版《中医痛证诊疗大全》《中西医临床疼痛学》《中医心病诊治学》《中风病防治新编》等著作60余部，主编全国高等职业教育“十二五”规划教材《中医内科学》等教材4部，发表论文50余篇，获国家级与地厅级科研成果奖、科技进步奖7项，长于疼痛及疑难病诊疗，为我国中医疼痛学创始人。

韦编三绝追圣贤，著书立说开新篇

——记我国中医疼痛学奠基人、著名中医疼痛学家韦绪性

（代前言）

出生于中医世家的韦绪性，自幼随其父韦献贵学习中医，并立志成为一名造福一方的名医。在父亲的指导下，他背诵药性赋、汤头歌、脉诀等必备中医药知识，并逐渐接受临床实践的锻炼。读初中时，他就利用寒暑假参加县里的专业培训班，并能独立诊治常见病、多发病。尤其令他终生难忘的是，1969 年秋乙脑疫疾大流行，16 岁的他被抽调到乡卫生院帮助工作，通宵达旦地救治患儿，练就了抢救危重病人及“腰椎穿刺”等基本功。这一年，16 岁的他正式步入了中医临床殿堂，开始了他对中医学长达 40 年的执著追求。

1972 年，韦绪性进入河南中医学院（现河南中医药大学）学习。带着从事中医临床多年所遇到的难题和对未来远大目标的追求，他发奋学习，刻苦钻研，拼命地从中医学宝库中汲取营养。上学三年半，他读书笔记记了 20 余本，并以优异的成绩毕业。大学毕业后，韦绪性被分配到安阳地区卫校（今河南省卫校）从事中医临床及高等中医教育工作。在教学工作中，他非常重视身教重于言教，严格遵循中医教育规律，理论教学与临床实践紧密结合。他常说“要给学生一杯水，自己要有一桶水”。他深知要谋求更大的发展，就要十分重视持续给自己加“水”，并要有密集型的知识结构与良好的技能，力求“上知天文，下知地理，中知人事”。

古有孔子读《易》，韦编三绝，今有韦绪性读书到五更。他抱着书本

入睡是常事，他很多时候是彻夜看书、笔耕，清晨洗一把脸就去教书，勤奋好学的他成为师生学习的榜样。《安阳日报》记者把他勤奋好学的事迹写成长篇人物通讯《今日“韦编三绝”》在该报头版发表，并配发“编者按”报道他孜孜以求的治学精神和丰硕的学术创获。1982 ~ 1984年韦绪性在中国中医研究院全国中医研究班学习期间，长期随全国著名中医学家方药中、时振声、王琦等教授课堂、临床学习，尽得其传。其间，任应秋、董建华、陈可冀、姜春华、李振华、何任、潘澄濂、万友生、李今庸、黄星垣等中医大家都曾亲自授课，他不仅系统研读了中医四大经典原著等课程，同时也学习了科研方法和诸多名师珍贵的治学方法，使其眼界大开，理论素养和诊疗水平有了突飞猛进的提高。

韦绪性教授在长期的医疗、教学“实践”中，深感“疼痛”是一个广涉临床各科、人体各部、危害严重的病证，对其理论研究尚未形成学术体系，临床诊疗亦未形成独立学科。为填补这一重大学科空白，他从20世纪70年代末就踏上了“中医疼痛学”的研究之路。为此他十余年如一日，寒暑不辍，笔耕不止，深入临床观察，在系统总结大量临床经验和学术理论的基础上，于20世纪90年代初相继主编出版了我国首部大型疼痛学专著《中医痛证诊疗大全》和《中西医临床疼痛学》，填补了国内空白，成为中医疼痛学的奠基之作，在医学界引起巨大反响。全国著名中医学家董建华教授、中国科学院院士陈可冀教授分别在序文中，盛赞这两部著作“实从古未有之奇编”“不仅实用性强，且颇多创建，弥足珍贵”。2000年9月27日《中国中医药报·学人访谈》专栏发表了对其专访，对他创建中医疼痛学新学科予以高度评价：“中医学对此（疼痛）尚无明确的学科划分。为弥补这一空白，韦绪性相继主编出版了《中医痛证诊疗大全》《中西医临床疼痛学》，构建了中医疼痛学的理论框架和诊疗规律，突破中医‘见痛休止痛’等传统观点，率先提出‘辨主证，务在止痛’的诊疗观，创“论治步骤”新格局，充分代表了当今中医痛证研究的较高水平。”韦绪性教授也理所当然地成为国内公认的“中医疼痛学创始人”，中医疼痛学由此兴起。在电脑尚不普及的年代，他每写一本书，光是草稿纸就足有一麻袋。从医40余年来，他先后出版学术著作44部，其中主编的15部著作多为国家级出版社重点图书，有的已翻译成多种文字在国外发行，同时还发表了具有较高学术价值的论文40余篇。

为推动疼痛医疗、科研工作的开展，提高临床诊疗水平，韦绪性教授又积极努力，多方奔走，相继创办了当地疼痛诊疗中心和疼痛分院；2000年1月又推动成立了全省首家地厅级疼痛专业学会，并被大会推选为主任委员。韦绪性教授取得了多项骄人成绩，党和人民也给予了他多项荣誉。青年时期，他就被安阳市政府和团市委分别命名表彰为“有突出贡献的青年科技新星”“新长征突击手标兵”。步入中年后，他相继荣获“市管优秀专家”“省管优秀专家”“学术技术带头人”“河南省知识型职工先进个人”“全国知识型职工先进个人”等称号。

几十年来，韦绪性教授躬身临床实践，急病人之所急，痛病人之所痛，诊查疾病认真细致，解释病情耐心热忱，始终注重以他人品的吸引力、行为的亲和力及语言的感召力真诚对待患者，赢得了患者的信赖与尊敬。韦绪性教授还将自己的经验方研制成“笑痛胶囊”“笑痛散”“笑痛液”“笑痛膏”等系列纯中药高效制剂，分别用治神经痛、椎体痛、风湿痛、癌痛等疼痛，价格低廉，疗效可靠，经推广应用，获得了显著的社会效益和经济效益。

（本文原载卫生部主管《中国医院报道·共和国辉煌60年专题》2009年第3期，有删节）

宋汉晓

（作者时任《中国医院报道》杂志执行主编）

序

中医学防治疑难病有着悠久的历史，在《黄帝内经》《伤寒杂病论》等典籍中所记载的“逆证”“死证”“坏病”“难治”“死不治”等类病证，皆属于今之“疑难病”范畴，“风、痨、鼓、膈”被古代医家列为四大难病。中医学不仅对疑难病的认识较早，而且在数千年的医疗实践中积累了丰富经验，诸如“风、痨、鼓、膈”类顽疾，虽仍属难治之列，但已形成了独特的诊疗优势，并且不断取得新的研究进展。值得重视的是，随着社会的发展，人们的生活方式、社会心理因素以及疾病谱的变化等，使一些与遗传、代谢、免疫、环境污染、生活方式乃至药物滥用等因素相关的疾病日益增多，严重威胁着人类的健康和生存。因此，在对疑难病防治的研究中不断加强发挥中医药学的优势，是增进人类健康的迫切需要，更是时代赋予我们的重大使命。

韦绪性教授幼禀家传，1972 年入河南中医学院（现河南中医药大学）学习，后随我学习研修，虚心求教。20 年前他协助我编写《中国传统脾胃病学》，倾尽心智，充分体现了其学博思精的功底与严谨谦和的美德。对于绪性教授所取得的成绩，我可谓了如指掌。其学贯古今，取精用宏，从医、执教四十余年来孜孜以求，既躬身临床，又勤于著述，先后主编出版了《中医心病诊治学》《中风病防治新编》《中医痛证诊疗大全》等专著，可谓著作等身。其以“笑痛克难，倾心为民”为行医理念，致力于疑难病与疼痛病的临床与学术探究，成绩斐然，饮誉国内。近来，绪性带领其学术团队著就《全国名老中医韦绪性辨治疑难病精要》新作，诚邀作序，我虽未通览，但就其整体结构及主要篇章来看，确有耳目一新之感。该经验集是绪性教授数十年来躬身临床实践，潜心求索的结晶，也是其精心育人结出的硕果。尤其是书中设“辨治疑难病，识‘杂’是关键”“辨治疑难病临证基本功”等章节，发皇古义，融会心得，构建了辨治疑难的理论框架，凸显独到和实用。诊疗经验部分融临证思维、学术观点、医案于一体，内容丰富，颇多新意，切合实用，实属难能可贵。由是观之，该书对于中医疑难病诊疗、教学、科研工作具有重要的借鉴价值和指导意义。

破解疑难病之“疑”之“难”，从治疗怪病及毒、痰、瘀等角度发挥中医学优势固不可少，但重在辨证论治思维、技能的修炼和不断完善，要从总体上提高疑难病学术及临床研究的水平。明代医家张景岳提出“病之难也，斯非常医所能疗。故必有非常之人，而后可为非常之事，必有非常之医，而后可疗非常之病”的思想，强调了学术水平及诊疗技能对辨治疑难病的重要性，极具战略意义。时至今日，中医学防治疑难病面临着许多新机遇，我热切期望绪性教授持之以恒，锐意进取，为中医学的人才培养与学术创新做出更大贡献。

李振華

2015 年 11 月 6 日

（作者系首届国医大师、原河南中医学院院长）

编写说明

韦绪性教授系国家级名老中医、二级教授、主任中医师、博士研究生导师。自幼随其父韦献贵学习中医，在河南中医学院（现河南中医药大学）和中国中医研究院（现中国中医科学院）全国中医研究班学习期间，先后随我国著名中医学家李振华、方药中、王琦教授等长期学习，尽得其传。自1969年从事中医临床工作以来，躬身医疗、教学、科研实践，理论积淀深厚，临床经验丰富，享有盛誉。尤其擅长诊治疼痛和疑难病，形成了独特的诊疗风格，并倾尽心力，精勤笔耕，著作等身。其于20世纪90年代初相继主编出版的《中医痛证诊疗大全》和《中西医临床疼痛学》，为中医疼痛学的奠基之作，引起较大反响。我们作为韦师的学术继承人和不同时期的学生，深感其医术精湛，医德高尚，而受益良多，继承整理其学术思想和临床经验自感责任重大。爰择其要，谨将其近年研究疼痛病与疑难病的经验分别整理为《全国名老中医韦绪性辨治疼痛病精要》《全国名老中医韦绪性辨治疑难病精要》两书，以期发扬光大。在编写体例上，诊疗经验部分两书完全一致，兹简要说明如下。

1. 疾病概述 两书均采用现代医学疾病名称，每病均首先简述其临床特征等相关内容，然后介绍中医病证范围，必要时简要提示临床存在的主要问题及中医诊治优势。

2. 思维溯源 中医经典著作及历代名医名著是中医学的理论渊源和学术精粹所在，而临床学科的发展，临床疗效的提高，贵在坚持溯本求源，融汇新知的临床思维方法，详其意趣，识契真要，方能“见病知源”，寓继承之中求创新谋发展。故书中特设“思维溯源”项，按年代次第遴选中医经典、名著中关于该病的述理、辨证、立法、遣药等重要论述，夹叙夹议，内容凝炼，文字简洁。或提炼学术至要，或画龙点睛简要评述，以便临证启迪思维，领悟精髓，集思广益，指导诊疗。

3. 理法精要 在简要概述病因的基础上，浓缩病机特点，包括基本病机、病位、病性、病势（病机转归）等，进而叙述治法要点。病机系辨证分型、治法、用药的重要依据，书中集中反映了韦师理、法、方、药环环相扣的诊疗功底和通常达变的诊疗特色。

4. 辨证撷菁 韦师辨证细腻，辨治疑难病深究临证程序，次第井然，辨治疼痛病，形成了“类病－主证－主方诊疗模式”，故特设专项整理其有关该病的辨证观点和经验。

5. 验案举隅 医案既是临床诊疗活动的真实记录和理论联系实践的结晶，又是临证诊治疾病思路历程的表述，也是辨证论治特色的最好体现，医案向来被视为中医学活的灵魂。故书中将医案部分作为重点内容之一。在病例的选择上，以能够反映老师经验体会、学术思想的典型案例为重点，取材精当，唯效是举。突出反映韦师治疗该病的特色和优势，以期对当前开展的中医优势病种研究，提高中医临床水平，更好地为防病治病服务而发挥重要作用。每病录入医案一般不少于3个，力求继承与创新并举，整理与提高结合。在编写内容上，“术”“案”结合，以“术”类“案”，以“案”明“术”，融临证思维、学术观点、医案于一体，以便于运用。在编写格式上，以《当代名老中医典型医案集》医案的书写格式为主要依据，注重格式规范。

6. 医案按语 在中医理论的指导下进行深入探究，或阐发古意，或揭示病机、辨证、用药特色，或进行理论发挥，以期言之有物。行文中予以适当的修辞，修辞的目的在于言简意赅，画龙点睛，而不是盲目追求文辞华丽，务求全文立意明确，前后呼应，理法方药贯通。总之，既要有医理又要有文理，甚至有文采，以使读者得到启迪，有所收获。

全书的编写是由韦绪性名老中医工作室组织实施，并在韦绪性老师具体指导下完成的。全书脱稿后，由韦师审阅修改，部分重要章节由其亲自撰写，并承蒙国医大师、河南中医学院原院长李振华教授抱病题词、赐序；国医大师、北京中医药大学王琦教授百忙中欣然赐序；学贯中西的著名专家韦绪怀主任医师惠予题词，谨此一并表示由衷的谢忱！由于我们学验不丰，对恩师的学术思想和临床经验感悟欠深，加之时间所限，舛误疏漏之处实恐难免，敬请同道提出宝贵意见，以便再版时修订提高。

编者

2016 年 6 月于殷都

目 录

CONTENTS

第一章　疑难病学术举要

所谓疑难病，是指辨证疑惑、治疗困难的疾病。具体而言，辨证之疑多为证候纷杂或罕奇，难识病因、病机、病位、病性等关键所在，致使诊断难定，辨证疑惑。治疗之难多为治疗效果不佳，预后不良或无效，或因诊断、辨证不明而无法治疗，甚或病入膏肓，无特效之方，无必验之药。

疑难病是一个相对的概念，并随着社会的发展而不断更易，具有阶段性、时代性和地域性。值得重视的是，疑难病的形成虽然与其自身因素及其特殊性有关，但目前中医临床存在的过分依赖辅助检查结果，用化学、物理检查代替中医的“四诊”，用西药代替中药，辨证论治束之高阁等“西化”现象，使中医临床本来可以明确诊断，能够治疗的疾病陷入疑难之境。因此，必须重视辨证论治思维、技能的修炼和不断完善。古人说得好，治而不效，未得其术也。作为一名中医人，在临床中必须坚持中医的临证思维，充分发挥中医学的特色和优势，坚持在中医学理论的指导下吸取现代科学技术，融汇西医学的临床优势，拓宽、延长自己的诊断视野，系统整理和研究疑难病的病因病机、转归预后、辨证论治，以及预防、康复、调摄等方面的规律，并熟练掌握药物的药性、适应证、禁忌证、配伍规律、服用方法等，从总体上提高疑难病学术、临床研究水平。

第一节　辨治疑难病，识“杂”是关键

由于疑难病涉及范围甚广，病因复杂或难明，病位涉及五脏，病程日

久者，往往“多因相关”“多病杂陈”“虚实相因”“寒热错杂”。在治疗上难以确定针对性较强的单一疗法，或经长时间治疗也难获可靠疗效。因此，要充分认识疑难病在发病、辨证、论治等方面的复杂性，进而探索其规律，创新疑难病的诊疗方法，以适应社会经济发展、医学模式转变、疾病谱变化、社会老龄化及疾病防治重心的前移等，此既是时代的要求，也是历史的必然，从而进一步提高疑难病诊疗水平。基于上述，韦师以其深厚的学术积淀和丰富的临床经验，创新了辨治疑难病理论框架。以“辨治疑难病，识‘杂’是关键”学术思想为指导，率先提出辨识疑难病首在明“杂致”，论治疑难病贵在从“杂治”的诊疗观。系统阐发了“杂治”之要在于“和中”，“杂合以治”必“顾胃气”的临床思路和方法，为辨治疑难病提供了新的理论、方法与技术。

一、辨识疑难病，首在明“杂致”

（一）辨识“杂致”之要

1. 致病原因复杂

疑难病病因的复杂性并非几种病因简单叠加，其致病的危害性往往大于单一因素作用之和，这也是疑难病治疗棘手的主要因素。外感六淫、疫毒，内伤饮食、情志、劳欲等多种病因可同时或先后伤及人体，致使气血失调，多脏受损，形成“复合病因”。而外感六淫与内生五气具有“同气相召”的特性，常内外合邪，因果为患。从另一方面看，疾病的发生、发展，由于体质禀赋的差异，正气的强弱以及性别、年龄、居住环境等的不同，决定了病因虽同，发病却有新病与旧病、标病与本病、表病与里病等的交叉出现，使病因更加复杂。如围绝经期高血压的发病，其病因虽多，而患者“年四十而阴气自半”的体质因素是其基本病因，其次与长期情志失调、劳欲虚损、嗜食肥甘厚味、气候环境失宜等病因有关。其发病既有特定的病因，也和复合病因密切相关，绝非单一的情志内伤导致的“阴虚阳亢”所能概括。

再如肺胀，其系慢性肺系疾病迁延失治所致的顽固疾患，病因多为“内外合邪”，内因以年迈体弱、禀赋不足、肺脾素虚为主；外因以过度吸烟、反复感邪为主，以致肺脾心肾俱损，肺气郁阻，气道滞塞，虚实交错而发病。正虚为肺、脾、肾、心俱虚，邪实为痰饮水停，气滞血瘀为患。偏于正虚者，有气虚、阳虚或阴虚之不同；偏于邪实者，有风寒、风热、水饮、痰浊、痰热、血瘀等之别。一般急性发作期偏于邪实，缓解期偏于本虚。迁延不愈者往往气虚及阳，或阴阳两虚，但纯属阴虚者罕见。在其发病过程中，正气虚与感受外邪又可互为因果。如阳气不足，卫外不固，易感外邪，痰饮难蠲；兼有阴虚者，则外邪、痰浊易于热化，故虚实常夹杂出现。若反复外感、内伤，进一步耗伤正气，每致愈发愈频，甚则持续不已。若痰浊素盛，久则痰从热化，痰热相搏，郁遏肺气，清肃失司，肺气上逆。甚则痰气交阻，阳气闭塞，痰蒙神窍，或痰热内盛，热甚动风，则病情危殆。若痰浊久留，肺气日伤，宗气不能贯心脉，心肺气血失畅，则瘀阻血脉，痰浊、水饮、瘀血相互为患，常使病情进一步恶化而形成心衰。

随着时代的发展，环境变化的加剧、生活节奏的加快等，人们经常处于环境、心理、饮食失常等多种危险因素的共同作用下，复合病因致病将会更为多见。因此，从整体的高度，从病因之间的相互联系入手，探索复合病因致病的特点和规律，以期对疑难病病因的认识更加贴近临床实际，从而更加有效地指导辨证论治。

2. 发病机理复杂

疑难病的病机甚为错综复杂，如寒热转化，虚实相因，阴阳互损，表里出入，真实假虚之“大实有羸状”、真虚假实之“至虚有盛候”等，造成了疑难杂病病机的复杂性、多变性。致使医者易于阴阳失察、表里难辨、寒热不明、虚实疑似，难以辨析病机之关键。故其病情往往时轻时重，易于复发，病程迁延日久，则邪气深伏，而正气耗损反致无力祛邪。若攻邪则正气难支，若扶正则碍邪外出，若攻补并用，往往因难以辨明攻与补之偏重，以致药力不达，临床治疗效果不佳而久病难愈。故辨治疑难病，应以《素问·至真要大论》"病机十九条"为准则，要善于把握病机之关键。

如关格一病，其病机复杂多变，多由水肿、淋证、癃闭、消渴等病反复发作，迁延不愈，伤及脾肾所致。脾肾之气衰惫，则气化无权，水湿内停，蕴为浊毒，壅塞三焦，脾胃升降失司，以致出现小便不通与恶心呕吐并见，而发为关格。浊毒壅塞下焦，则肾失开阖，肾关不开则小便量少或全无；肾关不阖则精微下泄而尿浊；浊毒内闭，引动肝风，或阳损及阴，肾阴亏耗，肝阳化风，则眩晕、抽搐；浊毒壅塞中焦，犯胃则见恶心呕吐，损脾则见泄泻或便秘，气血生化乏源则见面色无华，气短乏力，唇舌爪甲色淡等症；浊毒外溢肌肤，营卫不和，可致皮肤瘙痒；浊毒上熏于口，则口中臭秽，或有尿味，舌苔厚腻；湿浊上蒙清窍，内陷心包，可致昏睡或神识不清；浊毒伤及血分，血不归经，还可出现衄血、呕血、便血等。由于原发病的不同，体质禀赋差异，湿浊毒邪又有寒化和热化的不同，寒化则表现为寒浊上犯的证候，热化则表现为湿热内蕴的证候。病理性质为本虚标实，脾肾虚衰为本，湿浊毒邪为标，本虚与标实之间可相互影响，使病情不断恶化，最终浊毒弥漫，正不胜邪，脾肾衰竭，发生内闭外脱、阴竭阳亡的变化。再如糖尿病是一种复合病因所致的综合病证，其发病涉及多个脏腑，病机亦复杂多变，综观其病机发展及转归规律，一般肝肾阴虚是其本，燥热耗气伤阴为其标，气阴两虚是其常，脉络瘀阻是其变，阴阳衰竭是其果。

3. 病变部位复杂

疑难病的病位十分广泛，往往涉及多个脏、腑、经络。由于人是一个统一的有机整体，机体表里之间、脏腑之间，某一部位的病变，在一定条件下，可以向其他部位传变。疑难病的病位虽然复杂，但多有原发、继发和主次之别。如心衰的病位在心，但并不是单一的心脏病变。由于心与肺同居上焦胸中，心主血脉，肺主气，朝百脉，而宗气"贯心脉而行呼吸"，若心气虚，或心阳虚，无力运血，血运不畅，百脉不能朝会于肺，则肺气郁滞，失于宣降，而见咳嗽，呼吸困难，不能平卧等症；若肺病咳喘日久，吸清呼浊功能异常，可致肺气胀满，宗气不能贯心脉，气病及血，而心血瘀阻，导致心衰或使心衰加重，出现心悸、胸闷、口唇及爪甲青紫等症；心主血，肝藏血，全身血液的调节需心、肝两脏共同完成，若心气亏虚，无力运血，血滞留于肝，则出现胁下痞块等；心与脾母子相生，若心阳虚，火不温土，则脾虚不能制水，日久必致肾阳虚衰，水湿泛滥，加之血不利则为水，水蓄则血不行，而致肢体水肿。可见心衰非一脏之病，其病位以心为主，日久可累及肺、脾、肝、肾。心气心阳不足，心血瘀阻，则诸脏失养；肺气不宣，则咳喘难卧；肝失疏泄，血藏不泄，则胁下痞块；脾失健运则腹胀纳呆，肾失开阖则尿少浮肿。

五脏之间的传变，具有五行生克制化的传变规律，如母子相传（肾病及肝等）、乘侮相传（肝病及脾等）。并且与五脏的生理联系有关，如心与肺之间，主要是心主血脉与肺主气、司呼吸病变的相互影响；心与脾之间，主要是心主血与脾生血病变的相互影响；心与肝之间，主要是心主血、肝藏血，心主神、肝主疏泄病变的相互影响；心与肾之间，主要是水火不相交济与精血亏损病变的相互影响。六腑之间的传变，主要与其结构和功能联系有关，如胃、小肠、大肠、胆等之间结构相连，共同完成水谷之传化，若其中一腑发生病变，势必累及另外一腑。脏与腑之间的传变，具有其表里关系的特点，如心火下移小肠，可致尿赤、尿痛；大肠传导失职，可致肺失肃降而喘咳；胃失受纳易致脾失健运，出现腹满、泄泻；肝病可以及胆，形成肝胆俱病；肾虚气化失司，易致膀胱失约，而排尿功能失常等。尚需指出，脏腑疾病是否传变，与脏腑的正气强弱密切相关。

至于表里病位相传，除了表邪入里、里病出表外，尚有脏腑之间表里关系的传变形式，如《素问·咳论》说："五脏之久咳，乃移于六腑。脾咳不已，则胃受之……肺咳不已，则大肠受之。"这是由于心与小肠、肝与胆、脾与胃、肺与大肠、肾与膀胱等表里相合的脏腑之间，有经脉直接属络，从而使病气得以相互移易。

4. 临床表现复杂

疑难病临床表现的复杂性，主要表现在本虚标实，虚实并见，寒热错杂等方面。如关格的临床表现虽然十分复杂，但其特点主要为本虚标实，虚实并见。其以正虚为本，多属脾肾虚损为主，后期可致五脏虚衰，气血亏虚；邪实为标，多以浊毒壅阻为主，病邪不外乎水、湿、痰、浊、火、热、毒、气滞、血瘀等。其具体临床表现以小便不通与呕吐并见为主症，在其病程中，兼症甚为复杂，可归纳为两期。前期在具有水肿、淋证、癃闭等肾病病史及原有疾病症状的基础上，出现面色苍白或晦滞，倦怠乏力，四肢不温，腰脊酸软，或伴水肿，尿量明显减少，头痛不寐，食欲不振，晨起恶心，偶有呕吐，舌体胖有齿痕，舌质淡，苔薄白或薄腻，脉沉细或细弱。本期以脾肾阳虚为主，但也有表现为气阴两虚者。后期则每因劳累，或复感外邪，使前期症状不断加重，如恶心呕吐频作，口中秽臭或有尿味，或泄泻，或便秘，肌肤干燥，甚则肌肤甲错，瘙痒不堪，或皮肤有霜样析出，呼吸缓慢而深，咳喘气促，胸闷心悸，或心前区疼痛，水肿较甚，尿量进一步减少，甚则不通，牙宣，鼻衄，肌衄，呕血，便血，四肢搐搦，狂躁不安，谵语昏睡，甚则昏迷，舌苔白厚腻或黄腻而干燥，或花剥，脉沉细、细数或结或代。

寒热错杂证在疑难病中亦颇为多见，尤其多见于病程较长，病情反复不愈者。其形成常与感受邪气不同、体质强弱、病程长短、用药偏颇、病邪从化、病机转化等多方面因素有关。疾病的各个阶段均可出现寒热错杂证，包括上热下寒、上寒下热、表热里寒、表寒里热等。其中上热下寒证，如既见胸中烦热，咽痛口干的上焦热证，又见腹痛喜暖，泄泻稀薄的下焦寒证；上寒下热证，如胃脘冷痛，呕吐清涎与尿频、尿痛、小便短赤并见，此为寒在中焦，热在下焦，中焦相对在下焦之上，故仍属上寒下热范畴；表热里寒证，多与阳虚体质复感风热有关，如发热，恶风，自汗，头痛，口干咽痛等表热证，与腹痛隐隐，喜暖喜按，小便清长，大便溏薄，手足逆冷等里寒证并见；表寒里热证，多与阳盛体质复感风寒有关，如发热，恶寒，无汗，头痛身痛等表寒证，与口疮，便秘，烦躁，口渴等里热证并见。寒热错杂证比单纯的寒证、热证，病程均易较长，治疗较难。对其辨证除了要辨别上下表里的部位之外，还应辨别寒、热的主次。

由于太阴湿土易于寒化，阳明燥土易于热化，故脾胃病更易出现寒热错杂证。其寒化、热化常同时存在，而病位有在脾、胃、肝、肠之别。脾寒胃热者，症见手足不温，脘闷纳差，气短乏力，牙龈红肿疼痛，舌质淡，舌中苔黄燥；胃热肠寒者，症见口臭，或口舌生疮，食冷食则腹胀便溏等；脾胃虚寒，大肠湿郁化热者，则既可表现脘腹冷痛，脘闷纳差，又可兼见大便干或黏滞不爽，舌体肥胖有齿痕，苔黄腻等；脾寒肝热者，而见脘腹阵痛，烦闷呕吐，时发时止，口干口苦，得食则吐，甚至吐蛔，手足厥冷，或久利不止，反胃呕吐，脉沉细或弦紧等。仅《伤寒论》中涉及与脾胃相关的寒热错杂证就有半夏泻心汤、附子泻心汤、甘草泻心汤、黄连汤、乌梅丸、干姜黄芩黄连人参汤、麻黄升麻汤等方证，足资临证学习借鉴。

5. 病机转归复杂

由于疑难杂病病因难明，病机复杂，症状纷繁，治疗较棘手，仅涉及的病因就有外感六淫、内伤情志、饮食，以及痰饮、瘀血、风动、湿毒等。病机方面如虚实相因，寒热转化，损阴动血等，加之脏腑相传，甚至内脏已病，而外象尚未显露，或大实有羸状，至虚有盛候等虚虚实实之假象，造成了疑难病病机的复杂性、多变性。《素问·阴阳应象大论》说："邪风之至，疾如风雨，故善治者治皮毛，其次治肌肤，其次治筋脉，其次治六腑，其次治五脏。治五脏者，半死半生也。"说明了掌握病机传变规律，实施早期治疗的重要性。临床若不察病机、不辨病位、不识虚实、不分寒热、不明表里、不别缓急等，就难于准确把握病机的转归。

如慢性病毒性肝炎的病机特点为肝郁脾虚、湿热留恋，肝郁日久不仅加重脾虚，且湿热既可伤阴耗气，又可深入血分，使病机转化为气阴两虚，湿热与瘀血互结。若病程久延，则正愈虚，湿热毒邪愈炽，而致本病缠绵难愈，甚至加重。再如水肿病的阴水证，其病机特点为脾虚不能制水，水湿泛滥，日久必损脾阳，脾虚及肾，肾阳亦衰。肾阳虚不能温煦脾土，则脾阳益虚，脾虚则土不制水而反克，肾虚水无所主而妄行，而水液潴留，泛滥为患，致使病情缠绵难愈。若本病进一步发展变化，转为关格，则病机转化极为复杂。可因脾肾阳虚，脾胃升降失常，肾阳气化失司，水湿内蕴，化为浊毒，上蒙心窍，或内陷心包，进而正不胜邪，气脱阳亡；亦可因浊毒壅滞，进一步加重脾肾阳虚，而致肾阳衰败，正虚不复，内闭外脱；甚至阳损及阴，阴虚阳亢，虚风内动，如耗尽真阴，则难免阴阳离决。

（二）要重视复杂性辨证思维的运用

复杂性辨证思维是用动态的、整体的观点来分析和处理临床中的疑难性、复杂性问题，即由“知常”而“达变”。疾病是一个不断变化的动态演变过程，只有用动态思维的方法去观察病情，才能全面、准确地把握疾病的发展趋势，进而予以合理的论治。由于人体是一个有机整体，对四诊所搜集到的病史、症状和环境因素等临床资料，进行综合分析，辨明其内在联系和病证间的相互关系，从而求得对疾病本质的认识。还必须辨病与辨证相结合，通过辨病，从总体上把握疾病全过程的基本矛盾，通过辨证，掌握疾病某一阶段的主要矛盾。尤其要重视中医学的宏观辨证与西医学的微观诊断互参，通过“四诊”与八纲辨证、脏腑辨证等宏观辨证，辨出病机、病性、病位、病名、病证等，同时运用西医学的检验、影像等诊断方法，以丰富中医学的辨证内容，亦可较好避免中医临床重宏观轻微观，西医临床重微观轻宏观的现象，从而进一步提高诊治水平。

通过复杂辨证思维的运用，可以使一些疑难病的诊断化难为易。如对于肝硬化的辨证，首先重视“肤色苍黄”的证候特点，因苍主肝气盛，黄主脾土衰，肝强脾弱，故令肤色苍黄，而绝非苍白或萎黄。其既集中反映了肝硬化肝强脾弱的病机特点，也系本病定位诊断的要点，最具诊断价值。就脉象而言，肝病之脉宜小不宜大，大为病进，小为病缓，脉滑或弦有力者多实，弦浮微细者多虚，脉弦细而涩者多为兼瘀血之象，脉微欲绝者，乃属气阴耗竭、元气将绝之危象。同时结合验舌苔与舌质，而辨邪正之盛衰，如舌苔厚者属实，其中舌苔白腻者多属气滞湿阻，苔白厚腻水滑者为寒湿中阻；舌苔黄腻或灰黑而润者为湿热蕴结；舌体瘦小，舌质红少苔或无苔者属虚，以肝肾阴虚为多见；舌质淡，舌体胖边有齿痕者属虚，以脾肾阳虚为多见。从临床分型看，大抵气滞湿阻、寒湿困脾、湿热蕴结、肝脾血瘀等证以实证为主；脾虚水停、脾肾阳虚、肝肾阴虚则以虚证为要。

再配合B超、血液生化等相关检查、检测，就可以为论治提供可靠依据。

由于疑难病的发生、发展是复杂多变的，常常会遇到“脉”与“证”不一致的情况。其证候有真象也有假象，有时假在“脉”上，有时假在“证”上。只有四诊合参，采用“舍脉从证”或“舍证从脉”之法，全面系统地了解、分析病情，才能做出正确的判断。诚如明代医家张景岳《景岳全书》所说:“凡诊病之法，固莫妙于脉。然有病脉相符者，有脉病相左者，此中大有玄理。”故李中梓《医宗必读》辨疑似之症尤其重视脉诊，如其在“疑似之症须辨论”中谓:“大抵症既不足凭，当参之脉理；脉又不足凭，当取之沉候。彼假症之发现，皆在表也，故浮取脉而脉亦假焉；真病之隐伏，皆在里也，故沉候脉而脉可辨耳。辨脉已真，犹未敢恃，更察禀之厚薄，症之久新，医之误否，夫然后济以汤丸，可以十全。使诸疑似之症，濒于死而复生之。”可见脉诊之辨伪析疑，具有重要参考价值。

二、论治疑难病，贵在从“杂治”

（一）“杂治”之要，在于“和中”

“杂治”之要，在于“和中”学术思想，为诸多疑难病的辨证论治提出新的思路，此不仅丰富了中医学理论，而且对于指导中医临床实践，提高临床疗效，皆具有重要的实际意义。

由于疑难病具有多病因复合，及寒热转化、虚实相因、阴阳互损等错综复杂的病机特点，又可多病并存，证候交叉等，故其论治常需复合立法，用药多方兼顾。通过温清合用、补泻兼施、气血同治、升降并投等“杂治”措施，以解决疑难病的“杂致”，避免单一治法造成的顾此失彼。亦可根据阴阳互根、气血同源、五脏之间相互资生与相互制约等的关系、邪正虚实消长及其主次而立法；还可根据药性理论，组成酸甘化阴、辛甘化阳、刚柔相济、辛开苦降等治法，以扩大立法思路，多途径寻求治法。不论从何角度立法，要力求“杂”而不乱，配伍严谨，主次分明。

和法含有调和或和解之意，即戴天章《广温疫论》所谓“寒热并用之谓和，补泻合剂之谓和，表里双解之谓和，平其亢厉之谓和”。可见，和法是一种无明显寒热补泻之偏，性质平和，全面兼顾，既能祛除病邪，又能调整脏腑功能的治法。和法具有脏腑、气血、表里、上下、三焦等多病位调和，或阴阳、寒热、虚实等多病性调和的作用。显然，和法既不同于汗、吐、下、清、消之法专主攻邪，亦不同于温、补之法的专主扶正，而是重在“调和”与“和解”。至于《伤寒论》中对某些经过汗、吐、下，或自行吐利而余邪未解的病证，运用缓剂或峻剂小量分服，使余邪尽除而不重伤其正，亦称为和法，属广义和法的范围。

《素问·至真要大论》提出的“谨察阴阳所在而调之，以平为期”，体现了中医学调节阴阳的整体治疗观，以“调之”为原则，“以平为期”是目的。张仲景恪守经旨，论治内伤诸疾，十分重视“调和”法的运用，其在《金匮要略》中论治虚劳病，也是立足调和，寓补于调。如小建中汤治疗中焦虚寒所致的腹中拘急疼痛，仍以调理脾胃与和里缓急并用，使脾胃得健，气血调和，营卫相贯，其痛自止。和法的应用范围较广，从脾为后天之本，气血生化之源，“脾胃内伤，百病由生”“治脾胃以安五脏”“四季脾旺不受邪”等理论出发，治病首当重视调和脾胃。脾为太阴湿土，胃为阳明燥土，脾宜升则健，胃宜降则和，脾胃升降是脏腑气机升降之枢纽。脾胃在生理上升降相因，纳化相助，燥湿相济，阴阳调和。在病理情况下，无论外感还是内伤，无论脾胃自病还是他脏影响，均可损伤脾胃。脾胃病的主要病理变化是纳运、升降、阴阳、气血功能的失调。调和脾胃之法，包括调纳运、调升降、调润燥、调阴阳、调寒热、调虚实、调气血、调表里、调上下、调三焦等方面，其中以调升降为关键。尤其是疑难病的脾胃功能多已受伤，故疑难病与脾胃的关系更为密切，临床常表现为各种与脾胃相关的证候，并易于表里相兼，虚实互见，寒热错杂，而脾胃之纳化又是药物吸收、发挥作用的重要途径。因此，对于各种疑难病的治疗，理当从调和脾胃之“和中”入手。

如临床对肠易激综合征的治疗，其病位在脾胃，与肝肾密切相关，而且可相互为病。其病因既有外感时邪，亦有饮食不节、情志失调、脾胃素虚等。外感、内伤诸因皆可伤及脾胃，使其纳化失调，气机阻滞，大肠传导失司，而致腹痛、泄泻或便秘。情志失调是引起本病的重要因素，脾胃素虚乃引发本病的病理基础。其病机演变尽管复杂多变，但其病理性质不外寒、热、虚、实四端。概而言之，实为邪气郁滞，不通则痛，或湿盛伤脾而为泄泻，或邪气内结而为便秘；虚为中气不足，气血不能荣养而腹痛，或脾虚健运无权而为泄泻，或气血阴阳亏虚，大肠传导失司而为便秘。四者往往相互错杂，或寒热交错，或虚实夹杂，或为虚寒，或为实热，亦可互为因果，互相转化。故对其治疗绝不能局限于“补”，而应首重调和脾胃。淡渗、升提、清凉、疏利、酸敛、甘缓、燥脾、收涩、固肾等法，视其证情，或一法独进，或数法合施。同时还应准确把握“通法”的灵活应用，若以腹痛为主者，当辨其偏实、偏虚、在气、在血，而选用温通、健脾、理气、化瘀等法。若以泄泻为主者，当代名家韦献贵认为：“久泻亦肠间病，肠为腑属阳，腑病多滞多实，故久泻多有滞，滞不除则泻不止。”其中属实证者，治疗仍当以“通”为主，辛开苦降、化瘀通络、健脾导滞、攻逐水饮等法，可随证而施。若以便秘为主者，通下法虽然是治疗便秘的常法，但应在辨证论治原则指导下选用寒下、温下、润下之法，或伍以益气、养血、益肾等法。如此立法遣药，虽不言“和”而“和法”自在其中。

1.“和中”以治痰瘀虚

痰、瘀、虚及其互患系疑难病的重要病理基础，其病机复杂，涉及多脏腑、多证候。三者以虚为本，以痰瘀为标，本虚而标实，痰瘀既是病理产物又是致病因子，在疑难病的发生、发展、转归中均起着重要作用。痰与瘀的病理变化，异流而同源，痰来自津，瘀本乎血。生理上“津血同源”，病理上“痰瘀相关”。从脾胃为后天之本、主运化水湿、主升清降浊、主统血，“津血同源”等理论分析，结合对某些疑难病的临床观察，提示痰、瘀的形成多与脾虚有关。

先谈“和中”以治痰。“脾为生痰之源”。脾为太阴湿土，居中州而主运化，其性喜燥恶湿，故湿盛脾必困，脾虚易生湿，湿聚则为痰。其病因多端，外感六淫、内伤七情、饮食劳逸等均可伤脾，使水津失布而酿成痰湿。即《症因脉治》所谓:“坐卧卑湿，或冲风冒雨，则湿气袭人，内与身中之水液交凝积聚。”痰的形成也离不开肾，肾阳虚则气化失司，使水液停聚而为痰，肾阳不能温煦脾阳，则脾阳更虚，而痰益甚。故张景岳指出:“痰之化无不在脾，痰之本无不在肾。”湿邪滞于中焦，则脾运不健，气机受阻；而气不布津，则反易停痰积饮，故痰的形成与脾胃气机升降密切相关。《济生方·痰饮论治》曰:“人之气道贵乎顺，顺则津液流通，决无痰饮之患。一失其宜，则气道闭塞，停饮聚于膈上，结而成痰。”此“气道闭塞”当与脾胃气机升降失常有关。不唯如此，且痰随气升降，内而脏腑，外而经络，遍及全身，无处不到，症状复杂，故有“百病皆由痰作祟”之说。如痰湿犯肺，致肺失宣降，则咳嗽、喘促；停胃令胃失和降，则脘痞、呕吐；阻于胸胁，气机不畅，则胁胀、胸闷；滞于经络，则肢体麻木、疼痛；留注肌肉，则肢体困重；痰阻脑络，则头晕目眩，甚或痴呆；痰阻心脉，则胸闷心悸；结于咽喉，则如物梗塞，吐之不出，咽之不下。其病理变化多端，常与他邪相兼，形成风痰、浊痰、瘀痰、痰热、寒痰等，而致病无穷，顽固难愈，故有“顽症多痰”之说。

治痰之要在“和中”，并关系到治肾。如《明医杂著》谓:“痰之本，水也，源于肾；痰之动，湿也，主于脾。”朱丹溪倡理脾之说:“脾气者，人身健运之阳气，如于之有日也，阴凝四塞者，日失其所，理脾则如烈日当空，痰浊阴凝自散。”而“脾家之痰，则有虚有实，如湿滞太过者，脾之实也”(《景岳全书》)，常用苦温燥湿之平胃散、清热利湿之四妙散、燥湿化痰之二陈汤等，以治脾之实痰。若“土衰不能制水者，脾之虚也”(《景岳全书》)，常用健脾化湿之六君子汤等，“使脾强胃健如少壮者流，则随食随化，皆成血气，焉得留而为痰”。此乃“和中”治痰之原则提示，临证当灵活变通。

如对脑卒中的治疗，其病位在脑，可涉及诸多脏腑、经络，属于本虚标实之证，心、肝、脾、肾亏虚为致病之本，风、火、痰、瘀为发病之标。痰浊常为发病之先导，患者多有高血压、高血脂等病史，痰象常较显著，继则痰滞而血瘀，血瘀而痰滞，因果为患。故注重从痰论治，切断病源，则可避免病情的发展，从而提高疗效。正如《丹溪心法·中风》所云："中风大率主血虚有痰，治痰为先，次养血行血。或属虚夹火与湿，又须分气虚、血虚。半身不遂，大率多痰，在左属死血瘀血，在右属痰有热，并气虚。"其急性期多以标实为主，风、火、痰、瘀互见。风邪致病主要表现在发病的初期阶段，即"风病入络"。随着病情的发展，痰、火、瘀之象渐显，痰热阻滞中焦，浊邪不降，腑气不通，而成痰热腑实证，治宜星蒌承气汤加减，以涤痰通腑开窍，化瘀通络，平肝潜阳；若痰热渐去，腑气得通，则转为痰瘀痹阻脉络证，治宜涤痰汤加减，以健脾化痰，祛瘀通络。抑或风痰渐去，本虚之象渐显，病情稳定，则成气虚血瘀证或阴虚风动证，而以前者居多，治宜补阳还五汤加减，以益气活血，化瘀通络。

其次谈"和中"以治瘀。瘀血是疑难病发生发展的关键环节，具有广泛的致病性。气滞、寒凝、热壅、湿聚、痰阻、气虚、血少、阳衰、津亏、外伤等均可致瘀，或成为瘀血的诱发因素。其中脾气虚弱是"久病多瘀"的重要病理基础，脾气虚则气血生化乏源，血失其帅而易致瘀；脾气虚则血失统摄，离经之血易致瘀；脾气虚则湿聚、痰阻，气血不和而易致瘀等。若从"脾胃内伤，百病由生"的角度分析，其他脏腑的病变致瘀亦无不关乎脾胃。从治疗的角度而言，逐瘀过猛无不损伤脾胃，脾胃气虚则瘀阻益甚；而欲有效活血化瘀，必以健脾益气为前提，方无化瘀伤正之虞，从而有效化瘀，否则胃气一败，百药难施。形成瘀血的病因不一，病位各异，其临床表现各具特征，可根据不同证型选方用药。《金匮要略》治疗经络之瘀血以通经活络为主，治疗离经之血以攻下瘀血为主，颇具指导意义。临证识瘀、治瘀的具体方法，"辨治瘀证，纲目分明"一节已予详述，可联系互参，兹不赘陈。

其三谈"和中"以治虚。疑难病之"虚"，多为年老体弱，或久病致虚，或因实致虚，但每多虚实夹杂，"虚实相因"为患。故《临证指南医案》云："治病固当审乎虚实，更当察其虚中有实，实中有虚。"虚中夹实者，以虚证为主兼见实证；实中夹虚者，以实证为主兼见虚证。随着病程的延长，虚实之主次往往处于动态变化之中，临证应权衡虚实的因果、主次、轻重、缓急，从而使治有主从。自李东垣首创“治脾胃以安五脏”之说以降，历代医家理虚都非常重视脾胃，其他脏腑的虚证，每从脾胃着手，意在使脾胃一健，则谷气充旺，可令五脏皆安。

“脾以运为健，胃以通为补”，所以调补脾胃，宜平补、运补，不宜峻补、呆补。也可据其虚实之主次，或扶正为主，扶正以祛邪；或祛邪为主，祛邪以扶正。如肝之“积块”的形成，具有“壮人无积，虚人则有之”的特点，故古代医家力倡“养正则积自除”。《金匮要略》更具体地指出“见肝之病，知肝传脾，当先实脾”。因此，补气健脾一法应贯穿其治疗的始终，尤其“积块”渐久而中气大伤者，治不宜攻，否则愈攻愈虚，只宜专培脾胃以固其本，或施以攻补兼施之法。“攻补之宜”还当于孰缓孰急中求之。若以实证为主，则应着重祛邪治标，根据具体病情，灵活选用行气、化瘀、利水之剂。若腹水严重，亦常酌情暂行攻逐，同时辅以补虚；若以虚证为主，则应侧重扶正补虚，视证候之异，健脾、温肾、滋养肝肾等法，或一法独进，或数法合施，并兼顾祛邪。再如脾气虚弱，痰蒙心窍之心悸，治重健脾，俾脾气健则心气旺，痰浊化则气血畅，不治心而心悸自安。《素问·玉机真脏论》谓“五脏相通，移皆有次”即为此义。

2.“和中”以治寒热毒

运用“和中”法治疗疑难病之寒热、邪毒，主要系指寒热错杂和“内毒”而言。寒热错杂证是临床常见的复杂证候，在疑难病中更为多见，病情难以把握，治疗棘手。《伤寒论》开寒热错杂证辨证论治之先河，涉及的方剂有半夏泻心汤、附子泻心汤、甘草泻心汤、黄连汤、乌梅丸、干姜黄芩黄连人参汤、麻黄升麻汤等。其形成多与伤寒误下，重伤脾阳，邪陷中焦，脾胃不和，升降失常，气机痞塞有关。无论缘于外感，抑或始于内伤，均责在脾胃纳运失司、升降失序、燥润失常。其证虽有脾寒胃热、脾寒肝热、肝寒胃热、上寒下热、上热下寒等不同，然病机总以脾胃升降失序为关键。治疗上自当以辛开苦降，调和脾胃法为主，若徒用苦寒清热则更伤脾阳，致邪恋不解；徒用温燥则反易助热。苦辛合用，取其味辛能通能开，味苦能泻能降。如此配伍，则泻中寓开，通而能降，且辛开无劫阴之弊，苦降无损阳之害，相得益彰，共奏温阳泄热，补虚泻实，顺应脾胃升降，恢复中焦气机斡旋之功。对辛开苦降法的具体运用，又当详察脾胃升降失调之主次，细辨气郁、食滞、湿困、痰阻、血瘀等兼证之不同，审明气、血、阴、阳偏虚之各异，权衡在脾在胃之偏重，随证配合相应治法。

如对慢性溃疡性结肠炎的治疗，其病因复杂，不只是肠腑局部的病变，与脾、肝、肾密切相关，病初多以湿热内蕴之标实为主，久则伤及脾肾，累及阴阳，由实转虚，又因虚致实，从而形成了本虚标实、寒热错杂的病机特点。脾阳亏虚为发病之本，湿热蕴结为发病之标，血瘀为局部之病理变化。无论初病或久病，在活动期的病机特点皆以标实为主，治疗关键在于祛邪，以先从标治，通其腑行其滞，而取效更为迅捷，故往往予附子泻心汤合芍药汤化裁。其中附子泻心汤“和中”以治寒热之妙在于，“按此证，邪热有余而正阳不足，设治邪而遗正，则恶寒益甚，若补阳而遗热，则痞满愈增。此方寒热补泻并投互治，诚不得已之苦心，然使无法以制之，鲜不混而无功矣。方以麻沸汤渍寒药，别煮附子取汁，合和与服，则寒热异其气，生熟异其性，药虽同行，而功则各奏，乃先圣之妙用也”。(《伤寒贯珠集》)“俟便次大减，黏冻、脓血俱除，始佐入补气益胃之品，祛邪而不伤正，扶正而不恋邪，以收全功”。(《古今名医临证金鉴·腹泻痢疾卷》)对标实证的治疗，虽不避寒凉之品，但燥湿清热之品不可太过，应同时顾护脾胃。脾气的盛衰是本病形成和预后的病机关键，活动期祛邪时勿过用伤脾，缓解期扶正而勿恋邪。对于久病不愈，大便次数较多，或滑脱不禁者，应适时伍用涩肠止泻，温补固摄之法。

疑难病从“毒”论治，多指“内毒”而言，且常需从调和中焦脾胃入手。“毒”在中医学文献中含义很广，如《素问·刺法论》曰：“余闻五疫之至，皆相染易，无问大小，病状相似……不相染者，正气存内，邪不可干，避其毒气。”认为毒乃“疫毒”。《金匮要略》有“阳毒”“阴毒”的记载，晋代王叔和尚有“寒毒”之说，金元时期刘完素将邪热偏盛谓之为毒。疫毒与火热毒、六淫化毒、药毒等皆属于“外毒”。清代医家尤在泾所著《金匮要略心典》认为“毒，邪气蕴结不解之谓”。喻嘉言提出“病久不解，可蕴结成毒”。可见，中医学的“毒”是一个与病因、病机、病名等相关的综合概念，涉及临床各科的许多疾病。“毒”作为一种病因，古代多用于阐释温病和外科之痈疽疮疡。当今随着对“毒”认识的不断加深，诸多内科疾病的病因及病变过程均与毒邪有关，毒邪不仅是疑难病的致病因素，也是不少疑难病难以治愈的关键所在。“病久不解，可蕴结成毒”属于内生之毒，“内毒”常以内伤杂病为基础，多由诸邪蓄积、胶结壅滞而致，毒邪既是疑难病之果，又是加重原发病的原因。

不论内伤七情、饮食，及劳逸失度，均可损伤脾胃，使脾胃升降失调，纳化失常，燥湿失济，水反为湿，谷反为滞，停痰积饮，清浊壅滞，入络及血，日久皆可“蕴结成毒”，从而加重病情，使气机升降更为逆乱。尽管“病久不解，可蕴结成毒”的成因、病机十分复杂，但脾胃升降失调，清浊壅滞多为病机共性，或为主要方面。因此，治疗以内伤为主的疑难病，必须以辨证论治为指导，以调和脾胃升降最为关键，率不可盲目“以毒攻毒”。俾脾胃升降之枢得复，气机通畅，则纳化常，出入调，清气升，浊气降，生化有源，邪有出路，以平为安。调脾气之升，贵在顺其“以升为健”“以运为补”“喜燥恶湿”之特性。如脾失健运，湿困中焦者，燥湿健脾以降浊；脾虚不运，清气在下者，益气健脾以升清。用药总以轻疏灵动为主，慎用滋腻呆补。调胃气之降，重在顺其“以降为顺”“以通为补”“喜润恶燥”之特性。如肝气犯胃者，疏肝理气以通降；腑气壅滞者，行气导滞以通降；食滞胃脘者，消食导滞以通降；实热客胃者，清胃泻热以通降；瘀阻胃络者，活血化瘀以通降；胃阴亏虚者，滋阴益胃以润降。务求以升复降，以降助运，脾胃同调，升降相因，清升浊降，而祛邪毒。

3.“和中”以治气血悖

气血是人体脏腑、经络等组织器官功能活动的物质基础，而气血的生成与运行又依赖于脏腑的功能活动。因此，脏腑发病必然会影响到全身的气血，而气血的病变也必然影响到脏腑。气血的病理变化总是通过脏腑生理机能的异常而反映出来。所以在病理情况下，气病必及血，血病亦及气，其中尤以气病及血为多见，故《素问·举痛论》说：“百病生于气也。”《仁斋直指方》进一步指出:“气为血帅，气行则血行，气止则血止，气滑则血滑，气寒则血凝，气有一息之不通，则血有一息之不行。”说明气血冲和，百病不生，气血不和，百病乃变化而生。疑难病的病机虽然错综复杂，但大多涉及气血失调。气的失常，主要包括气的生化不足、耗损过多或气的运行失常而形成气滞、气逆、气陷、气闭或气脱等病理状态。血的失常主要为血的生化不足或耗伤太过而形成的血虚病理状态，或血的运行失常而导致的血瘀、血热、血溢等病理变化。生理情况下气属于阳，血属于阴，气血阴阳相随、相互依存、相互为用。故在病理情况下，不论因邪盛，抑或因正虚，或因失治误治，必致气血同病，而表现为气滞血瘀、气不摄血、气随血脱、气血两虚等方面。

气血失调证的治疗应补其不足，损其有余。或从气治，或从血治，或气血同治，其中要立足于一个“和”字，通过调和气血而安脏腑，以达到“疏其血气，令其条达而致和平”的目的。气血失调证不论其偏虚、偏实，皆当重视“和中”。因脾胃为后天之本，气血生化之源，尤其是对偏虚者，应充分重视调补脾胃，以助生化之源；而偏实者，用理气、化瘀诸药治之，多有伤正之弊，故亦当祛邪与健脾并用而“和中”，以防伤正。且气血失调证大多虚实夹杂，“和中”尤当虚实兼顾，并权衡健脾与祛邪之主次。治疗气血失调的实证，当重视调和脾胃气机升降。因脾胃为气机升降之枢，若脾气失健而不升，胃气失和而不降，气机壅滞中焦，清浊相干，极易造成气滞湿阻、痰气郁结、气滞血瘀、痰瘀互结等，日久则正气受损，从而导致症状错综复杂，虚实相兼。通过调和脾胃气机升降多可防其病情发展，并有助于提高疗效。如辛开苦降法治疗湿热胃痛，桔梗配泽泻治疗气滞湿阻癃闭，葛根伍枳壳治疗湿困中焦泄泻，苏叶黄连汤治疗妊娠恶阻、关格呕吐等，皆属于升降脾胃气机法的具体运用。

4.“和中”尚需调体质

体质与健康、疾病的关系密切，不同病理体质在很大程度上决定着疾病的发生、发展及预后转归上的差异。病理体质对形成不同的“病”和“证”有着重要影响，体质因素和证共同反映着人体的病理状态。故中医临床将识别体质状况视为辨证的前提和重要依据，中医学的同病异治与异病同治也是多以体质为基础的，可见体质辨识和辨证论治关系密切。

体质禀赋于先天，充养于后天。体质的健壮，依赖脾胃化生之气血源源不断的温煦、濡养，故谓“脾胃为后天之本”。因此，脾胃与体质有密切关系。同时，体质的阶段性变化亦关系到脾胃功能的盛衰，如外感六淫、内伤情志、饮食、劳倦等皆易损伤脾胃，日久形成的脾胃气虚体质，其往往是其他病理体质形成的基础。而通过调理脾胃又可以改善脾胃气虚体质。再如原发性痛经多见于青少年初潮期，此期体质的阶段性变化有其显著特点，即肾气初盛，天癸初至，尚处于未完全成熟阶段，在经期或经后，精血更虚，胞宫、胞脉易失于濡养。而肾为先天之本，胞脉系于肾；“女子以血为本”，脾胃为气血生化之源，因此在治疗上要“因体治宜”，既重视温肾养血，也要兼调脾胃，滋其化源。

疾病的形成、发展变化及预后与不同病理体质密切相关。如《灵枢·百病始生》指出：“风雨寒热，不得虚邪，不能独伤人，卒然逢疾风暴雨而不病者，盖无虚，故邪不能独伤人。此必因虚邪之风，与其身形，两虚相得，乃客其形。”强调体质强弱是外感病是否发病的关键。感邪后邪气的寒化、热化也与体质阴阳的偏盛偏衰密切相关，即《医宗金鉴》所云：“人感受邪气难一，其形藏不同，或从寒化，或从火化，或从实化，故多端不齐也。”章虚谷进一步强调说：“六气之邪，有阴阳不同，其伤人也，又随人身之阴阳的强弱变化而为病。”内伤杂病的形成，体质同样具有决定意义，如《素问·经脉别论》所谓“勇者气行则已，怯者则着而为病”，即属此意。

不同体质类型既是立法用药的重要依据，也是制定个体化治疗方案，提高疗效的重要举措。《医学源流论·病同人异论》提出了据“病同而人异”论治的清晰思路，如谓：“天下有同此一病，同治此则效，治彼则不效，且不惟无效而反有大害者，何也？则以病同而人异也。夫七情六淫之感不殊，而受感之人各殊，或气体有强弱，性质有阴阳，生长有南北，性情有刚柔，筋骨有坚脆，肢体有劳逸，年力有老少，奉养有膏粱藜藿之殊，心境有忧劳和乐之别，更加天时有寒暖之不同，受病有深浅之各异。一概施治，则病情虽中，而于人之气体迥乎相反，则利害也相反矣。故医者必细审其人之种种不同，而后轻重缓急、大小先后之法因之而定。”此说既强调了辨体质的重要性，又提出了治疗原则的个体化特点，颇有临床借鉴价值。如阴虚质宜甘寒、咸寒清润，忌辛香温散、苦寒沉降，饮食又当避辛辣；阳虚质宜益火温补，忌苦寒泻火；气郁质宜疏肝理气，忌燥热滋补；湿热质宜辛开苦降，忌刚燥温热或甜腻柔润；气虚质宜补中益气，忌耗散克伐；痰湿质宜健脾化痰，忌阴柔滋补；血瘀质宜疏通血气，忌固涩收敛等。其中尤应重视调和脾胃，顾护胃气，俾祛邪而不伤正，“治脾胃以安五脏”。

疑难病的发病和病理演变与脾胃的关系尤为密切，故“和中”在疑难病的治疗中更具有重要意义。如随着人们生活水平的不断提高，与生活方式、饮食习惯有关的痰湿体质日渐增多。其病因多由饮食失调，或长期食欲亢进，或偏食膏粱厚味，或饮酒过多，加之运动偏少，以致脾失健运，运化转输无力，气机升降失常，水谷精微失于输布，则化为痰湿、膏浊，痰湿壅滞，反致气机运行不畅，渐成痰湿肥胖之躯。对此，《素问·奇病论》早有认识：“此人必数食甘美而肥也。”《脾胃论》亦谓：“脾胃俱旺，则能食而肥……或食少而肥，虽肥而四肢不举，盖脾实而邪气盛也。”痰湿体质多属本虚标实，本虚多为脾气虚，或兼心肺肾气虚；标实为痰湿、膏浊蓄积，或兼食滞、气滞、血瘀、水湿等，临床常有偏于本虚、偏于标实之不同。随着病程的延长，本虚标实可互相转化，如食欲亢进，过食肥甘所致之痰湿、膏浊属实，但长期饮食不节，可损伤脾胃，致脾虚不运，甚至脾病及肾，导致脾肾两虚，从而由实证转为虚证；而脾虚日久，运化失常，湿浊内生，或土壅木郁，肝失疏泄，气滞血瘀，或脾病及肾，肾阳虚衰，不能化气行水，可致水湿、痰湿加重，从而由虚证转为实证或虚实夹杂证。各种病理产物之间也可发生相互转化，如痰湿久积，阻滞气血，可致气滞血瘀，或痰瘀互结，或痰、湿、气、瘀日久化热，而成郁热、痰热、湿热、瘀热。上述之病机特点，使许多疑难病与痰湿、膏浊如影随形，为患甚广。举凡西医学之代谢综合征、高血压病、冠心病、脑卒中、糖尿病、痛风、

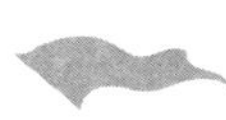

高脂血症、肥胖病，以及慢性胃炎、慢性结肠炎、梅尼埃病、颈椎病、体位性低血压、不孕、不育等，多数和痰湿体质相关。对其治疗，应在辨证、辨体质的基础上，针对其本虚标实的特点，当以补虚泻实为特色的“和中”为原则。既不能一味呆补，更不能一味攻伐。补虚常用健脾益气，脾病及肾，结合益气补肾；泻实常用化痰泄浊、消食导滞、清胃泻火等法，并视其兼症，合用理气、化瘀、利水、息风、通腑等法。其中化痰泄浊法是治疗痰湿体质的主要方法，应贯穿于治疗的全过程。病程日久，往往痰、瘀互结，应重视治痰、治瘀并举；痰、瘀常可化热，耗伤肝肾之阴，而阴虚阳亢，则可配合平肝潜阳法。

5.“和中”务求阴阳平

“人之疾病，或在表，或在里，或为寒，或为热，或感于五运六气，或伤于脏腑经络，皆不外阴阳二气”(《类经》) 失去相对平衡所致。故《黄帝内经》治疗疾病力倡以阴阳平衡为本。如《素问・阴阳应象大论》提出的“治病必求于本”，即指“本”于阴阳而言。结合《素问・生气通天论》所谓之“生之本，本于阴阳”来看，说明人体之脏腑气血，表里上下，皆本于阴阳。《素问・疏五过论》指出“圣人之治病也，必知天地阴阳，四时经纪”。意在强调治疗疾病，必须遵循天人相应规律，明确天地阴阳感应、四时气候变化对人体的影响。所以治病必须遵循自然规律，以调节生命体的阴阳平衡为根本。《素问・至真要大论》曰：“谨察阴阳所在而调之，以平为期。”也体现了中医学调节阴阳的整体治疗观，临证当详细审察病变的阴阳属性，加以调和，以阴阳平衡为目的，用药万万不可过度。

据前所述，“和中”治则可广泛用于疑难病的治疗，但“和中”的最终目的是促进、恢复机体阴阳的平衡。如何通过“和中”以求得阴阳的平衡，是一个值得深究的问题。一般而言，在立法遣药中顺应脾胃的生理、病理特点，方能把握论治规律。脾胃同居中州，两者一表一里，脏腑相合，阴阳相配，燥湿相济，升降相因，相互为用。脾乃太阴湿土，胃乃阳明燥土，胃属戊土，脾属己土，戊阳己阴，阴阳之性有别。脏宜藏，腑宜通，脏腑之体用各异。故《临证指南医案》曰：“太阴湿土，得阳始运，阳明燥土，得阴自安。以脾喜刚燥，胃喜柔润故也。”在病理情况下，凡内伤饮食、劳倦，每易致太阴之阳受伤，脾失健运，而内不能运化水湿，外又易感时令之湿，则寒湿内生，气失斡旋，壅滞中宫，虚与湿、寒兼见。症如脘腹满闷，食后益甚，大便溏薄，手足不温，肢体倦怠，面色萎黄等，甚则脾不摄血而为崩漏、便血等。故其治疗当以温运中阳之法调和之，方选仲景理中汤为基础，寒湿偏盛者，合平胃散，以燥湿散寒；湿热偏盛者，合半夏泻心汤，以辛开苦降；浊毒蕴积者，合升降散，以泄浊化毒；水泛肌肤者，合五苓散，以化气行水等。总之，治脾用药宜刚、宜燥，而慎用滋腻阴柔。但应注意脾胃的燥润相济，力求温脾阳而不燥伤胃阴，健脾益气而不呆滞胃气。同时，脾病湿易困，且湿性重浊黏滞，易阻气机，故健脾祛湿宜配合理气，调其升降，俾气行则湿行。

阳明燥土为患，多为外邪客胃，饮食伤胃，肝气犯胃等，以致胃气不通为滞，由降反逆，而呕、痛、胀诸症作矣。其治疗常法，分别以良附丸温胃散寒，以保和丸消食导滞，以柴胡疏肝散疏肝和胃，其中以通、降之法为共性。邪气在胃，不论寒凝、食滞、肝郁皆易化热或伤阴。若胃火炽盛而见胃脘灼热疼痛、口干、口渴喜冷饮、消谷善饥、牙龈肿痛，大便秘结等症者，则急当通腑泄热以存阴；若胃阴亏虚而见胃脘隐痛、饥而不欲食、干呕呃逆或反胃、口燥咽干、大便干、舌质红少苔或无苔、脉细数等症者，又当养阴益胃，兼清余热。总之，治胃用药应遵循叶天士“宜凉、宜润、宜降、宜通”之说，而重在润降，凡辛香刚燥之品均非所宜。

脾胃病论治，临床多宗东垣，但李东垣详于升阳治脾，而略于润降治胃。叶天士师法东垣而不囿故步，治分脾、胃、阴、阳，重视五脏相关，用药有刚、柔、升、降。常法之外，又有变法，颇多创建，为后世治疗脾胃病开创了新的领域。尤其是唐容川《血证论·男女异同论》重视脾阴，认为“李东垣后，重脾胃者但知宜补脾阳，而不知滋养脾阴。脾阳虚水谷固不化，脾阴不足，水谷仍不化也。譬如釜中煮饭，釜底无火固不熟，釜中无水亦不熟也”。并列举了脾阴不足的多种表现，提出若脾阴一有不足，则损及他脏，变症丛生，从而使脾阴虚的理法方药臻于完备。由是足以说明，只有脾胃燥润相济，升降相因，纳化如常，才能使其气血充盛，阴阳平和，而顽病可愈。

对脾胃系疾患的治疗，从调理脾胃入手，固不待言。对其他疾病，不论外感、内伤，在辨证论治时，重视调理脾胃，燮理阴阳，对提高疗效仍具有重要意义。尤其是“诸病不愈，必寻到脾胃之中，方无一失。何以言之？脾胃一伤，四脏皆无生气，故疾病日多矣。万物从土而生，亦从土而归。‘补肾不若补脾’，此之谓也。治病不愈，寻到脾胃而愈者甚多”（《慎斋遗书》）。以外感病而言，如桂枝汤治疗太阳中风，原文曰：“太阳中风，阳浮而阴弱，阳浮者，热自发；阴弱者，汗自出，啬啬恶寒，淅淅恶风，翕翕发热，鼻鸣干呕者，桂枝汤主之。”此证为风邪袭表，卫强营弱，营卫失和所致。其中的“汗自出，啬啬恶寒，淅淅恶风”症状，就是“阳浮而阴弱”，阴阳失调的明证。故方用桂枝、生姜以辛甘化阳；以芍药、甘草、大枣，补脾胃，养营阴。药后啜热稀粥，意在以粥益养脾胃而助汗源。显然，该方系以调阴阳为核心，解肌祛风，调和营卫。

以内伤病而言，如《金匮要略》所论治的虚劳病，是一类十分复杂的疑难病。其病机特点主要为阴阳俱虚，寒热错杂，其中脾胃虚弱尤为显著。在治疗上，若徒温其阳，必燥伤阴液；徒滋其阴，必滞碍中阳。以致进一步伤及气血生化之源，而影响虚劳之康复。诚如裴兆期所云：“今之不善补者，概用归地参术甘草黄芪等类，皆甜腻壅膈之物，胃强尚可，胃弱者服之，不胀则泻，不泻则呕吐，而不能食矣。病不转加者，未之有也。”《金匮要略》的肾气丸乃典型的温阳与滋阴相配之方，仲景用其治疗“虚劳腰痛，少腹拘急，小便不利者”，其组方之要虽在于温补肾阳，但并非峻补元阳，而是将少量温补肾阳药与大队滋阴药相配，旨在于阴中求阳，少火生气。同时补泻兼施，寓泻于补，使其补而不滞。尤其是方中山药与茯苓、泽泻合用，既能健脾益气，又能渗湿利水，防滋阴药腻胃助湿。仲景如此配伍，虽未提及“和”，而“和中”之意自在其中。至于薯蓣丸，为治疗脏腑阴阳俱虚而感受外邪，缠绵不愈诸虚劳损的主方，方中以薯蓣为主药，善于调理脾胃，补益肺气，并有平调阴阳，扶正祛邪之功，补阳而不燥，补阴而不腻，扶正而不留邪，祛邪而不伤正。仲景治疗疑难病，如此重视调理脾胃，燮理阴阳，时时注意顾护胃气，足资后世效法。

（二）“杂合以治”，必“顾胃气”

《素问·异法方宜论》所倡导的“圣人杂合以治，各得其所宜”，对后世影响深远，促使中医临床将各种传统的治病方法，由单一疗法向综合施治方向发展。长期的临床实践表明，采用“杂合以治”的综合疗法治疗疑难病，只要能够“各得其所宜”，就可以最大限度地发挥中医整体治疗优势，提高临床疗效。“杂合以治”之要，除中药内治外，情志调摄、饮食调理、外治疗法、运动健身等综合调治方法，均有较好疗效，具有科学性和实用价值，两种或两种以上合用疗效更佳，而“顾护胃气”则需运用于病程的始终。

1. 情志调摄

《素问·玉机真脏论》曰：“忧、恐、悲、喜、怒，令不得以其次，故令人有大病矣。”临床实践亦表明，许多疑难病的发病过程，与突然、强烈或长期持久的情志刺激密切相关，以致脏腑气机紊乱，阴阳气血失调，而损害人体健康。情志内伤致病尤多见于女性，如《备急千金要方》认为：“女人嗜欲多于丈夫，感病倍于男子，加以慈恋，爱憎，嫉妒，忧恚，染着坚牢，情不自抑，所以为病根深，疗之难瘥。”因此，历代医家都非常重视情志调摄，甚至认为情志的调摄有时比药物治疗还重要。具体调摄方法多种多样，可针对患者的性格特征及情绪的变化特点，选择运用节制法、疏泄法、以情胜情法、移情易性法等情志调摄之法，因势利导，以改变患者的感受、认识、情绪、态度和行为，使其保持舒畅、宁静的心理环境，树立战胜疾病的信心。首先要善于节制感情才能维护心理的协调平衡，即如《素问·上古天真论》所云：“恬淡虚无，真气从之，精神内守，病安从来。”其中，“恬”是安静；“淡”是愉快；“虚”是虚怀若谷，虚己以待物；“无”是没有妄想和贪求，致于自然。“恬淡虚无”实即摒除杂念，畅遂情志，神静淡泊，保持“静养”之意。

2. 饮食调理

孙思邈《备急千金要方》倡导以食治病，认为“夫为医者，当须先洞晓病源，知其所犯，以食治之。食疗不愈，然后命药。”由于脾胃为后天之本，气血生化之源，故脾胃强弱是决定疾病发生发展以及变化的重要因素之一，“土气为万物之源，胃气为养生之主。胃强则强，胃弱则弱，有胃则生，无胃则死，是以养生家当以脾胃为先”（《景岳全书·脾胃》）。脾胃健旺，水谷精微化源充盛，则精气充足，脏腑功能强盛，神自健旺，而有利于疾病的康复。饮食的调摄要因人、因时、因地而异，尤其要根据不同体质，辨证调摄饮食，谨遵“虚则补之，实则泻之，寒者热之，热者寒之”的原则。如气虚体质，应以补气健脾为主，可常食大枣、山药、扁豆、粳米等，不宜食苦寒之品；阳虚之体，应以温补阳气为主，可常食羊肉、狗肉、韭菜、胡桃、虾等，不宜食生冷寒凉之品；阴虚之体，宜滋阴润燥，可常食粥、汤、银耳、鸭肉和乳制品等，不宜食辛热香燥食物；痰湿体质，宜健脾化湿，应多食白萝卜、山楂、陈皮、冬瓜、赤小豆等，不宜食肥甘及滋补饮食；阳盛之体，宜清泄内热，宜多食芹菜、黄瓜、绿豆、苋菜等，不宜食温热辛燥、肥甘厚味等。

药膳的运用，必须以中医理论为指导，辨证施膳，选择相应的中药与食物相配伍，运用传统的烹调技术和现代加工方法，制成色、香、味、形俱佳的可口食品。它既是美味佳肴，又能治病和强身，是一种简便易行、行之有效的疗法，符合人们厌于药，喜于食的习惯，有助于疾病的康复，值得普及和推广。而食物与中药一样，也具有寒、热、温、凉四性之异和酸、苦、甘、辛、咸五味之分。如果食物的性味配合得当，则有助于保持人体的阴阳平衡状态，从而有益于健康，即所谓“谨和五味，平衡阴阳”；反之，若性味长期配合失宜，则不利于机体的阴阳平衡，从而损害健康。

3. 外治疗法

中医学的外治疗法非常丰富，包括针灸、推拿、敷贴、膏药、脐疗、足疗、耳穴疗法、熏洗、针刀及各种物理疗法等药物外治疗法和非药物外治疗法。随着科技的发展，传统的中药剂型也在不断创新，产生了片剂、胶囊剂、颗粒剂、气雾剂、注射剂、膜剂等，这些剂型大多也可为外治所用。临床实践表明，外治疗法具有疗效独特，作用迅速，简、便、验、廉等特点。尤其治疗疑难病，更能显示出其独特优势。清·吴尚先《理瀹骈文》云："外治之理即内治之理，外治之药即内治之药，所异者法耳。医药药理无二，而法则神奇变幻。外治必如内治者，先求其本，本者何明阴阳识脏腑也……虽治于外，无殊治在内也。"指出了外治法与内治法只是在给药途径上有所不同，但都必须"先求其本"，辨证而施。

4. 运动健身

通过运动健身来治疗疾病，越来越受到人们的重视。我国的传统健身术十分丰富，如各种气功、太极拳、八段锦、易筋经、五禽戏以及武术运动等。其套路或功法虽殊，但目的则无二致，即通过坚持正确的运动健身术，以强筋骨，利关节，行气血，通经脉，平衡阴阳，调养脏腑，从而对某些疾病发挥一定的治疗作用，或有利于促进疾病的早日康复。对于患者而言，由于其体质较弱，或正气大伤，因此对运动难度、运动强度和运动时间的把握，一定要循序渐进，节奏和缓，呼吸自然，练养相兼，不宜操之过急。

5. 顾护胃气

由于胃气的盛衰直接影响和决定着疑难病的疗效和预后，因此，顾护胃气即为治疗疑难病的重要原则。这一治疗原则与《素问·平人气象论》"平人之常气禀于胃。胃者，平人之常气也。人无胃气曰逆，逆者死"等有关论述的基本精神是一致的。《伤寒论》继承和发展了《黄帝内经》顾胃气之学术思想，治病十分重视顾护胃气，从治则、治法、方药运用，到治疗禁忌、煎药法与服药法等方面，处处以顾护胃气为本，或养胃气以祛邪，或祛邪而不伤胃气。如《伤寒论》曰："太阳病，发汗后，大汗出，胃中干，烦躁不得眠，欲得饮水者，少少与饮之，令胃气和则愈。"其"少少与饮之"，是胃中干的救治之法，仲景于此时不用任何药物，仅给予少量多次的饮水，使胃得滋润，润降恢复，方可"令胃气和则愈"。尤其是《伤寒论》在众多方药中应用生姜、甘草、大枣，以调理中焦，顾护胃气，以及辛开

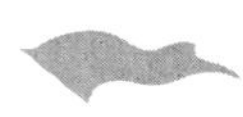

苦降、调和脾胃的用药特点，顺承胃气的治疗大法，和一些特殊的煎服法等，无不体现着张仲景顾护胃气的学术思想。迨至明代，《景岳全书》明确提出了“顾胃气”的治疗观，如谓“凡欲治病者，必须常顾胃气。胃气无损，诸可无虑”。上述学术思想和临证经验，具有很高的实用性和科学性，有效地指导着当今的临床实践。

三、走出三大误区，减少辨治疑难病的复杂因素

疑难病的形成，固然有其复杂病因，但由于医者之误、患者之误、用药致误等所造成的误区，常使辨证、论治出乎预料，徒增其难。对此，应予全面了解，以减少辨治疑难病的复杂性。

（一）医者之误

通常分析疑难病难于诊治的原因，多从疾病自身着手，事实上尚与有些医者的理论功底不扎实与临证经验不足有关，尤其是中医队伍中存在的“四化”倾向，令人担忧。如由于传统道德和传统文化教育未得到足够重视，并受“唯科学主义”思维方式的影响，以致出现临床重“西”轻“中”和中医思维弱化、中医学术异化、中医技术退化、中医评价西化的“四化”倾向。这是中医药被侵蚀的直观表现，其不仅大大降低了临床疗效，严重制约了中医药事业健康、可持续发展，尤其对年轻一代中医医师培养的负面影响很大。同时，在目前的医疗收费体制下，中医药“简、便、验、廉”的特色，反而变成了影响中医药从业者增加收入的不利因素，于是诊断疾病就存在过分依赖高精尖设备现象，以增加收入，而忽视了望、闻、问、切等传统中医诊疗方法，甚至束之高阁，中医的特色优势没有得到很好发挥。这是“市场竞争激烈，效益压倒特色”的典型表现，造成“先中后西、能中不西”的方针难以落实，而中医治疗率、中药使用率、中医参与率等刚性指标不能达标，因此，疑难病之难辨难治，亦不足为奇了。

俗话说“打铁还需自身硬”，审视这些问题的症结所在，从加强自身建设角度出发，主要是认识问题和学术水平问题。显然，解决好人才培养是

时代的迫切需要。要按照中医人才的成长规律，着重解决当前存在的中医思维弱化、基础理论功底不扎实、辨证论治能力不强等现象，尤其要使其坚定中医药信念，刻苦读经典，认真做临床，以培养忠诚于中医药事业的“好中医”。这既是实现中医人才战略的重要举措，也是提高疑难病诊治水平的应有之意。

（二）患者之误

患者之误主要为知医不真，择医不当。由于医生的学术造诣与临证水平确有高低、良莠之分，加之患者被满天飞的广告、招牌所蒙蔽，而盲目就医，未能选择到有真才实学的医生，以致贻误正确的诊断和治疗时机。或被个别媒体所谓的养生讲座所误导，随意购买其推销的“灵丹妙药”，也极易贻误病情，甚至引发不良后果。因此，《景岳全书》提出了“病家两要说”，强调“医不贵于能愈病，而贵于能愈难病；病不贵于能延医，而贵于能延真医……病之难也，斯非常医所能疗。故必有非常之人，而后可为非常之事；必有非常之医，而后可疗非常之病”。旨在劝告患者，不能盲目就医，而是要调查于就医之前，从而有利于延“能愈难病”的“真医”，或延能疗“非常之病”的“非常之医”。此外，对于非法医疗广告，除了有关监管部门加强监管外，患者也应注意识别。

（三）用药致误

用药致误是指药物本身或因运用不当而致病的一种因素，相当于通常所说的“药源性疾病”，尤其因药致病后不易察觉，而发展为疑难病。近年来有关中药毒副作用的报道，引起了人们对中药毒性的重视。《素问·五常政大论》说：“大毒治病，十去其六，常毒治病，十去其七，小毒治病，十去其八，无毒治病，十去其九，谷肉果菜，食养尽之，无使过之，伤其正也。”说明任何药物的作用均有其两重性，必须重视合理运用。有毒药物，如附子、乌头、全蝎、蜈蚣、朱砂、砒霜、川楝子、黄药子、雷公藤、关木通、广防己等，以及含铅、铜等金属的矿物药黄丹、铜绿等，含有毒性化学成分甚至剧毒物质，过量或误服必可致病，故使用必须慎重。有些无毒药物，用之不当也可因其偏性而致病，如黄连、黄芩、黄柏类清热泻火药，由于其过于苦寒，久服则易寒中败胃；人参虽为大补元气之品，但其药性过猛，若服用过多，或无须峻补，或余邪留恋者，皆不可盲投，以确保患者用药安全，否则必有大害。

第二节　内伤杂病临证启微

内伤杂病涵盖了《金匮要略》及后世内科学专著所述的脏腑、经络、气血津液等杂病，疑难病多属内伤杂病的范畴。因此，以问题为导向，突出内伤杂病辨证论治疑点、难点、重点、热点的研究，对临证辨治疑难病颇具有指导意义。所谓“启微”，意即善于发现细节，所述重点在于“病”，即从“病”的角度探究内伤杂病辨证论治的一些重要思路和方法。良好的中医思维方法和扎实的临证基本功，是发现内伤杂病临证细节的钥匙，对于辨治疑难病更具有穿透入里，直逼幽潜的特殊作用。思维能力和方法在一定程度上决定着医生技术水平的发挥。

一、筑根基，首重修德

医德是医务人员的灵魂，贯穿于医疗活动的全过程。只有医德高尚的人，才能彰显其医术的价值，发挥最佳的医疗效果和社会影响。所谓修德，可从《周易》“自强不息，厚德载物”谈起，其所表述的是中国传统文化的精粹。只有“自强不息”，才能选好人生的方向，努力进取，乐于奉献；只有“厚德载物”，才能具有强烈的责任心和使命感，不断提高自身的道德修养和文化品味。“医乃仁术”，医生以救死扶伤为己任，要求医生应具有高尚的医德、良好的人文修养、扎实的理论功底和临床能力。高尚的医德，来源于长期临床锻炼和全心全意为患者的崇高思想。首先表现在“以人为本”，关爱生命，把病人看作有病的人，从而时时将其作为“人”加以尊重和对待，不仅仅是看其躯体上的病，而只着眼于对病的去除。希波克拉底说："了解什么样的人得了病，比了解一个人得了什么病更重要。"其次讲奉献而不贪求，勤求博采而不浅尝辄止，热爱中医专业而不见异思迁，处处对患者生命、安全、健康高度负责，处处维护中医的职业尊严，维护中医学的合法地位。其三尊重和关爱患者，如善于耐心倾听病人的诉说，对患者态度和蔼可亲、体贴入微，把病人的利益放在第一位等。

扎实的理论功底和临床能力，来源于高度的学习自觉性和坚韧不拔的毅力。中医学既是一门自然科学，又是一门有关社会人文的科学，其内容博大精深，富涵文、史、哲、天文、地理、四时、物候等人文知识。《黄帝内经》中就要求习医者"上穷天纪，下及地理"。孙思邈在"大医精诚"中更明确指出学医者当"博极医源，精勤不倦"。其中，熟谙经典著作是学好中医的关键，因为经典著作是中医学的源头，必须精研《黄帝内经》《难经》《伤寒论》《金匮要略》等经典著作，打好基础，才能学有根底。并在实践中反复体验，甚至精研一生，最终才能得其精要，为临床工作奠定深厚的中医理论基础。如张仲景"勤求古训，博采众方"；徐灵胎沉潜深思，浏览之书多达万卷，批阅之书千余卷等。显然，没有经过艰苦的学习与研究，要想取得成功是不可能的。

学习经典著作，方法至为重要。著名中医学家孟庆云研究员将前贤研读经典之方法概括为六个方面，颇得要领，兹录之于下，以供借鉴：①"泛滥知其大概""重要学术问题得知其崖略""晓其大纲则众理可贯"；②研读方法要现代化，包括运用现代化工具书，计算机网络，先读现代人论著；③注疏考订要读，"不患其浅，患其陋耳"，但主旨是"学贵得之于心"，尤贵自得；④经典要言名句要背记一些，以备发挥"记忆思维"之用，《医宗金鉴·凡例》中说"书不熟则理不明，理不明则识不深"，对于源流派别要通晓；⑤中医学是整合在中国整体文化之中的，与传统文化、科技的广泛沟通交叠，要求学人如《素问·示从容论》所示，要"览观杂学，及于比类，通合道理"，多学科地开拓中医理论；⑥最重要的是实践，《内经》一再强调理论与实践的关系是"桴鼓相应"，古人未尝离事言理，在实践中带着问题研读经典，在实践中强化学术的主体性与独立性，将使学人大有获益，宋代词人姜夔在《白石道人诗集自序》中说："不求与古人合而不能不合，不求与古人异而不能不异。"学习中医经典，无论能否与古人合与异，都乐在其中。（中国中医药报 . 2013 年 3 月 14 日 3 版）

二、识病名，提纲挈领

临床上诊断疑惑的"疑"病（证），治疗上难以取效的"难"病（证），不胜枚举。欲取得可靠疗效，厘清病名的定义，做出正确诊断是重要前提，诊断不清是何病，治疗也就无从着手。喻嘉言所强调的"先议病，后议药"，其重要性就在于此。

病名的定义高度概括了该病特有的、区别于其他病的病因、病机和临床特征等。明确病名的定义，对辨治该病具有提纲挈领的作用。内伤杂病的命名原则主要是以临床症状和体征来命名，涉及病因、病机、病理产物、病位、主症、体征等方面。病名的定义非常严格，只有明确定义的科学内涵，才能对疾病做出正确诊断。

如"痰饮"，是指体内水液输布失常，停积于某些局部的一类病证。秦汉以前无"痰"字，"痰"通"淡""澹"。《说文解字》曰："澹，水摇也。"用以说明水液动荡之貌。诚如程门雪《金匮篇解》所说："《金匮》虽以痰、饮并称，而篇中所论，每每偏重于饮……饮者水也，故其论饮也，不离乎水，曰'水走肠间'，曰'水流四肢'，曰'水流胁下'，曰'水在心''水在肺''水在肝''水在脾''水在肾'，无一不从水言，是饮病皆由于水。""痰饮"与"痰证"，虽然有密切的内在联系，但在辨证、治疗等方面确有原则区别，而当前临床上存在"痰饮"与"痰证"不分的现象，常常将"温化痰饮"误治为"燥湿化痰"，这就是不明病名定义之故。"泄泻"，是以排便次数增多，粪便稀溏，甚至泻出如水样为主症的病证，其中尤以粪便稀溏为重要特征。若便次虽增，而粪质成形正常者，则不属泄泻之范畴。尤需指出，在临床上或文献中，常常可以看到将"泄泻"与西医学的"腹泻"混同现象，要知西医学的"腹泻"包括脓血便，而中医学将脓血便归属于痢疾的范畴。“黄疸”是以目黄、身黄、小便黄为主症的一种病证，其中目睛黄染是本病的重要特征。“积聚”是以腹内结块，或胀或痛为主要临床特征的一类病证，其“结块”为诊断本病的着眼点。因“积”为有形，固定不移；“聚”为无形，聚散无常。“积”与“聚”合称时，只能是“结块”，而不是“痞块”“积块”。至于“或胀或痛”表述，亦至为精当，两个“或”字非选择连词，而是无指代词，即“有的（指聚）胀，有的（指积）痛”。“鼓胀”临床以腹大胀满，绷急如鼓，皮色苍黄，脉络显露为特征。除腹大胀满这一基本特征外，其肤色只能是“苍黄”，而不能是萎黄或苍白，因苍主肝气盛，黄为脾土衰，本病系肝脾为患，故令苍黄。显然，“皮色苍黄”对本病的定位诊断具有重要意义。临床对“虚劳”各证型之“虚”，常常难以和散见于其他病中的“虚证”相鉴别，这也是不明定义之故。虚劳是以脏腑亏损，气血阴阳虚衰，久虚不复成劳为主要病机，其中“久虚不复，由虚成劳”系诊断本病的关键，多见于慢性虚弱性疾病的严重阶段。

三、察病机，融会贯通

内伤杂病的病种较多、范围甚广，任何脏腑气血阴阳的失调，均可导致内伤疾病的发生。病机既是临床辨证的依据，又是论治用药的前提，只有对病机有了准确的把握，才能真正在疾病的辨证论治中融会贯通，并以理论指导实践。同时，内伤杂病各有其临床特点和病机变化规律，只有掌握不同疾病的临床特点和病机，才能从整体上把握疾病的发展转归及其不同病证的鉴别。中医学的病因，不外外感、内伤及年老久病、禀赋异常等，但相同的病因引起不同疾病的关键，是因其病机不同，致使临床出现各种证候表现，发生不同的病证。如感冒、咳嗽、哮病皆可因外感引起，其中感冒以风邪为主因，常夹寒、热之邪，故以风寒、风热之证多见，病机则以卫表不和为主；咳嗽以风寒居多，其病机以肺气上逆为主；哮病有其痰伏于肺的发病“夙根”，每因外邪等病因引动而触发，故其病机则以痰气交阻，肺气不宣，引动伏痰为主。同时，还应视邪气的盛衰和患者体质的强弱等具体情况，权衡病机的主次，明确病位、病性以及病机转归。如痹证初期，邪在经脉，累及筋骨、肌肉、关节，经脉闭阻，不通则痛是其基本病机。若日久不愈，既可耗伤气血，损及肝肾，而虚实相兼；也可由经络累及脏腑，出现相应的脏腑病变，其中以心痹为多见。其病理性质虽有虚实之分，但虚实之间常可以相互夹杂或转化。可见谨察病机，才能和辨证论治融会贯通。

四、悉证治，通常达变

辨证精细，论治严谨，是诊治疾病必须遵循的基本原则。辨证要力求因名识病，因病识证，病证结合，辨析异同；论治则应立法严谨，机圆法活，依法统方，理法方药环环相扣，如此方可通常达变。

所谓“通常”，即要善于把握辨证论治的基本规律，从而执简驭繁。由于内伤杂病中涉及的疾病甚多，而证型更多，仅《中医内科学》教材中所涉及的内伤杂病证型就多达200余个，若单靠死记硬背，则难以把握证候规律，不便于临床诊断，这就需要从病证的分型规律入手。内伤杂病的分型以脏腑辨证为主要依据，故掌握脏腑辨证的基本证候和内科病证中该证型的证候特点即可化难为易。以脾气虚弱证为例，不论何疾病中的该证型，均必须具备脏腑辨证中的面色萎黄，少气懒言，肢体倦怠，脘闷纳呆，便溏，肌肉瘦弱，舌质淡，脉濡弱等基本证候，再加上内伤杂病中该证型的证候特点即为该证型证候的全部。如脾气虚弱型泄泻、便秘、头痛、水肿、癃闭，在脏腑辨证该证基本证候的基础上，分别加上大便时溏时泄，反复发作，稍有饮食不慎，大便次数即增多；大便干或不干，虽有便意，但排出困难，便后乏力；头痛隐隐，时发时止，遇劳加重；身肿日久，腰以下为甚，按之凹陷不易恢复；小腹坠胀，时欲小便而不得出，即为上述病脾气虚弱型证候的全部。

所谓“达变”，即要“观其脉证，知犯何逆，随证治之”(《伤寒论》)。内伤杂病往往复杂多变，尤其是疑难病往往多个病证、病机同时并存，或涉及多个脏腑经络，“证”的可变性，就决定了辨证论治的灵活性。如“心衰”的病变涉及五脏，以心为主。心主血脉，若感受外邪，内伤饮食，情志失调，劳累过度，或久病不愈，皆可致心气、心阳受损，而无力推动血行，致血脉不畅，日久则形成“心衰”。肾主水，与心之关系甚为密切，若肾阳不足，命门火衰，则心阳失助；或心阳亏虚，心火不能下交于肾则肾阳亏虚，使水失气化，加之脾阳不足，土不制水，以致水液内蓄，泛溢肌肤而为水肿；水气上凌心肺而喘促不安，或夜间阵发性呼吸困难，咯吐痰涎泡沫，甚或咯吐粉红色泡沫样痰。此外，若脾虚不运，既可致心失所养，亦可致饮邪上犯。由于气血瘀滞，水饮内停，久则肝络失和，经隧不利，可见右胁疼痛，肝脏肿大等。基于以上临床特征分析，认为“心衰”的基本病机是本虚标实，本虚以心阳虚为主，标实以瘀血、水饮为甚。水饮与血瘀互为因果，即所谓“血不利则为水”，“水蓄则血不行”。生理上的“津血同源”必然导致病理上的“痰瘀相关”，痰阻血难行，血凝则痰易生。故应重视痰瘀互结的存在，即痰瘀同病，而非单独的痰或单独的瘀。因虚致实，因实致虚，如此反复，终致心衰日重，甚则出现阳气欲脱或阳气暴脱之危候。因此，要对具体病情做具体分析，根据实际病情进行具体治疗，如标本兼顾，同病异治，异病同治，因时、因地、因人制宜等。

五、析纵横，辨别异同

运用归纳、类比的思维方法，并且善于从无字处求之，对相关内容进行纵向、横向的比较分析，不仅有利于把握重点，洞察病证间的区别与联系，使疑似诊断豁然开朗，并有助于使治疗化难为易。如能持之以恒，对提高诊疗水平将大有裨益。

在纵向方面，要对每一种疾病的病因特点、基本病机、辨证要点、治法要点、各证型的证候与理法方药要点、病机转归规律、预后等予以归纳总结。如郁证有“六郁”之分，所涉及的理论和证治内容十分庞杂，若据上述思路从纵向总结为以下内容，则可提纲挈领。郁证的病因以气机郁滞为先；其主要病机为肝失疏泄，脾失健运，心失所养，脏腑阴阳气血失调；病理性质有实有虚，病初以邪实为主，病久邪恋伤正可致虚实夹杂；理气开郁、调畅气机、移情易性是治疗郁证的基本原则，对于实证，首当理气开郁，据其是否兼有血瘀、痰结、火郁、湿滞、食积等证，分别采用活血、祛痰、清火、化湿、消食等法，虚证应根据所损及的脏腑及气血阴精亏损的不同情况而补之，或养心安神，或补益心脾，或滋养肝肾，虚实夹杂者，虚实兼顾。郁证一般病程较长，用药不宜峻猛。在实证的治疗中，应注意理气而不耗气，活血而不破血，清热而不伤胃，祛痰而不伤正；在虚证的治疗中，应注意补益心脾而不过燥，滋养肝肾而不过腻。尤其要注意比较同一病证中不同证型间的异同，如外感泄泻，多以表证兼湿为共性，应进一步比较寒湿、湿热、暑湿之异同；感冒中的风寒证与风热证病因、临床表现的异同进行比较等。

在横向方面，需要比较、归纳的内容较多，可从类病机、类病位、类病证、类证候、类治法、类方药等方面比较、总结其异同。如同为饮食停滞证，可分别见于呕吐、泄泻、腹痛等病证，其病机特点却不完全相同。呕吐为食积胃脘，胃气上逆；泄泻为食滞肠胃，脾胃纳化失司，清浊不分；腹痛为食滞胃肠，腑气壅滞，不通则痛。对于相似的病证，如中风与痫病、厥证，吐血与咳血，眩晕与中风，尿血与血淋等，要比较其异同。在类治法方面，如湿热泄泻治以清热利湿，含“利小便以实大便”之义；而湿热痢疾治以清热化湿解毒，调气行血导滞，禁利小便。在类方药方面，如心悸、不寐、郁证、血证都有心脾两虚证，治疗均用归脾汤，归脾汤在血证中的运用尤为广泛；黄连温胆汤既可治疗心悸、不寐之痰火扰心证，又可治疗眩晕之痰热上扰证；五磨饮子既可治疗肺气郁闭之喘证，也可治疗气厥实证等，此系“异病同治”的一面，但具体配伍又因异病而不尽相同，临床用药就要注意其配伍特点。如此类比、归纳，就能将相关内容融会贯通，从而辨析异、同，把握规律。

六、多临证，提高疗效

“熟读王叔和，不如临证多。”中医学是源于临床实践的科学，其生命力亦是源于临床实践活动。实践就是要临证，只有大量的临证实践，才能上升为能力。没有临证，就谈不上能力；临证不多，能力也大不了，临证多了，能力自然就提高了，这是再普通不过的道理。

临床实践需要理论的指导，没有理论指导的临床是盲目的临床，就不可能取得很好的疗效，也不可能推动临床学科的发展。临床学科的发展，临床疗效的提高，必须借助于科学的思维模式，借助于理论的继承与发扬。《褚氏遗书·辨书》所谓“博涉知病，多诊识脉，屡用达药”，指出了临证实践的真谛。其中“博涉”“多诊”“屡用”都是指广泛、大量、多次，是方法，“知病”“识脉”“达药”是目的。理论的正确与否，也必须通过实践加以检验，历史上凡是有所成就、有所创新的名医，均具有深厚的理论功底和丰富的临床经验。现代著名中医学家蒲辅周先生十分重视读书与实践并行的重要性，他深有体会地说，“我一生行医十分谨慎小心，真所谓如临深渊，如履薄冰。学医首先要认真读书，读书后要认真实践，二者缺一不可。光读书不实践，仅知理论不懂临床；盲目临床，不好好读书，是草菅人命。……我的一生就是在读书与实践中度过的”（《认真读书认真实践的一生》）。这不仅是蒲老一生的治学经验总结，也是古往今来的名医们所共同走过来的一条成才之道。

中医临床疗效是中医药学生存、发展的科学基础，是中医临床工作的出发点与归宿，没有临床疗效，中医学就不复存在。故中医学术的发展就应以临床为先导，以疗效为核心，这是中医学作为一门应用学科的性质所决定的。历史上的中医大家，尽管建树不尽相同，但有一点是共同的，就是表现在他们卓有成效的临床上，也因此使他们成为世代传颂的中医药学术和临床水平的杰出代表。换句话说，就是临床造就了代代名医。中医前辈们成功的从医之道，值得我们认真学习和借鉴。

如何提高中医临床疗效，是一个涉及中医药学基础理论、中医思维、临证基本功、中药质量、制剂开发研究等诸多方面的系统工程。诚然，以辨证论治为主要内容的临证能力的提高需要一个较长的过程，也是一个经验积累的过程。但作为一个中医人，在临床中必须坚持中医的临证思维，坚持中医特色，坚持在中医学理论的指导下吸收现代科学技术，融汇西医学的临床优势，拓宽、延长自己的诊断视野，积极探索防治疾病的规律，并熟练掌握药物的药性、适应证、禁忌证、配伍规律、服用方法，从而不断提高诊断、治疗水平。古人说得好，治而不效，未得其术也。通常情况下，疗效不佳不是病不能治，而是医生还没有掌握治疗的思路和方法。如果中医人具有不断钻研、勇于实践和探索的精神，那么中医疗效的提高就不会是无源之水，无本之木。

七、学医案，启迪思维

中医医案不仅是中医理论的有力验证和真实记录，也是中医理论与临床实践紧密结合的生动范例，贯穿着医生临床思维活动和理、法、方、药综合应用的具体过程，反映着医家的临床经验和学术特色。病证关系、方证关系、药证关系、临证思维等无不在医案中充分体现。由此可见，学习医案对借鉴前人经验，启迪思维，汲取精华，进而提高临床疗效，升华中医理论，都是十分重要的。可以说学习医案是每一位中医医师成长的必由之路，也是提升中医素养的必要手段。

对于中医医案的学习，古今医家都十分重视。清代医家周学海在《读医随笔》中说："宋以后医书，唯医案最好看……每部医案中，必有一生最得力处，潜心研究，最能汲取众家之所长。"因此，对医案的学习，重在揣摩名医的临证思维规律，感悟医家的学术特色，借鉴医家的诊疗思路，观察复诊转方变化，总结用药独特经验，掌握药物剂型剂量等方面，从而提高辨证论治的技能和培养知常达变的能力。学习医案，要由易到难，可以先从学习通俗易懂的当代名医医案入手，如《当代名老中医典型医案集》《蒲辅周医案》《岳美中医案医话集》等。待有一定基础，再选择学习一些有一定难度和重要价值的医案，如《清代名医医案精华》《名医类案》《临证指南医案》等。学习医案还要注意各个不同历史时期的学术特色，叙述风格，了解医案的大体优势及侧重，才能汲取其精华，避其不足。

八、勤总结，致力创新

中医临床研究必须重视经验的总结，旨在通过总结发现某些规律，并从中发现问题，使成熟的经验得以升华和推广应用，使存在的问题力求在今后的研究中加以避免。尤其是通过临床总结，有助于把实践经验提升到学术理论的高度。中医学有着总结临床经验的悠久历史与传统，既往许多一方一药、医案、医话，实际上就是临床经验的总结，如青蒿素的发现就体现了我国在中医药传承创新领域的总结和积极探索。中医临床研究必须立足于中医基础理论，面向现代化、面向未来、面向世界，充分运用现代科学理论、方法与技术开展中医临床研究，评价、阐明和深入认识中医临床理论和实践经验。中医临床研究的目的不仅仅是要证明中医基本理论的科学性，而且要对中医预防和诊治疾病的经验进行“科学的再加工”，去伪存真，去粗取精，加以总结和提高。随着疾病谱的改变，中医临床特色及优势体现的方式和程度也发生了很大变化。故目前的临床研究，应规范中医临床资料收集和整理方法，建立中医临床资料数据库，应用数据挖掘技术，进行中医临床资料的分析总结，并通过临床实践总结和提炼，丰富和发展中医学理论。

创新对中医学尤为重要，因为中医学是一门临床科学，其学术特色更多是通过理论指导下的实践来彰显。学术经验是精华，因为这不是固化的纸面经验，而是实践结合理论思索的过程，这本身就是中医学术的发展。创新能力就是悟性、前瞻性和创造力，是培养高层次中医药临床骨干人才必不可少的条件。不创新，中医就无法进步，就赶不上人们不断增长的健康需求。不了解医学发展的最新动态，就不能优化和更新知识结构，形不成自己独特的临床风格和学术专长。国家卫生和计划生育委员会副主任、国家中医药管理局局长王国强在祝贺屠呦呦研究员荣获2015年诺贝尔生理学或医学奖座谈会上表示，“面对当前世界性的医学难题，医学界和生物医药界纷纷将目光投向传统医药领域。中医药与现代科学理论、技术和方法渗透结合，很可能为生命科学和医疗卫生的突破做出更大贡献。大力推动，将资源优势、知识优势转化为技术优势、经济优势，促进健康产业发展，可以为实施创新驱动发展战略、转变经济发展方式做出更大贡献。屠呦呦获奖也告诉我们，中医药在维护人类健康方面大有可为，我们要进一步提振精气神，坚定信心”。这就为中医药科技创新指明了方向。在科学技术飞速发展的今天，我们要保持中医学的自身特点和优势，不断完善内伤杂病的诊治规范。要正确处理继承与创新的关系，一方面要以继承中医学的精粹为基础，加强内伤杂病和中医优势病种的研究，提高临床疗效，发挥学术优势；另一方面，从中医学自身的学术特点出发，运用现代科学技术手段，重视与相关学科的交叉渗透，积极开展研究工作，揭示其本质，探索其规律，拓宽学科领域，培植新的学科增长点，不断提高理论与临床水平，使其在新的历史时期得到更大的发展。

第三节　弘扬中医特色，引领疑难病临床研究

疑难病的辨证论治是一个系统工程，既需要中医学术理论体系的指导，又需要辨证论治经验的丰厚，更需要中医特色的引领。如何发挥中医的优势、突出中医的特色，就显得尤外重要。“中医的特色应如何体现，是一个带有方向性和全局性的问题。”（突出中医特色，扩大服务功能．健康报．1995年4月21日第一版）这是国家中医药管理局原局长张文康同志对弘扬中医特色重要性的科学论断。近年来，国内学者对如何保持和发扬中医特色，进行了多途径探索，虽开拓了思路，明确了一些方法，但仍属见仁见智。中医“特色”是其独特理论体系和丰富实践经验的综合体现，故从遵循中医理论体系出发，重视和处理好以下几个关键问题，对保持和发扬中医特色，促进疑难病学术和诊疗水平的提高，皆具有重要意义。

一、继承和借鉴

继承和借鉴是科学发展的客观规律，故继承中医独特理论体系之精华，借鉴历代医家丰富的学术、临床成就，是保持和发扬中医特色的当务之急。诚如著名科学家钱学森所说：“目前最急迫的是把古老的文化遗产继承下来，别走样。”（怎样发展我国传统医药．健康报．1983年5月8日第三版）

首先应认识到，中医学是在古代自然科学还没有形成的时候形成的一门自然哲学，其认识人体和世界有着独特的方法，即整体系统方法。此即中医特色的重要标志之一。西医学是从微观的认识出发，研究人体的生理、病理，利用解剖、化验等分析方法，认为使认识水平越来越细，才是进步，才是科学。中医学的整体系统方法所揭示的则是整体所具有的特殊规律，它所形成的关于人体和疾病的概念，与西医主要应用分析方法所取得的认识结果有着本质的差别，同时也是单纯应用分析方法所不能达到的。明确中、西医在方法论上的区别，才能有利于中医特色的保持和发扬。系统论、控制论、信息论是在现代科学技术基础上产生的系统方法，其与传统的整体系统方法有许多相似之处，保持和发扬用整体系统方法认识人体的特点，结合现代的系统方法来发掘、总结和提高中医学，是适当和必要的。

中医学是大量实践的结晶，并能接受实践的检验。中医理论研究或教学，一旦脱离临床实践，就失去了特色和优势，所以保持和发扬中医特色，从加强临床实践，提高疗效着手，仍是一个重要途径。历代名医，如张仲景创“三阴三阳辨证”论外感热病，金元四大家刘河间之主火热，张子和之主攻邪，李东垣之主补土，朱丹溪之主滋阴，乃至叶天士创“卫气营血辨证”论温病，无一不是在继承前人理论的基础上，通过自己的长期实践，甚至毕生的精力，而在学术上有所发展，有所创建。他们所取得的学术成就，是继承中医学术的典范，对发展和创新中医学做出了突出贡献。这些经验虽有其时代的局限性，但时至今日，无论其学术思想和研究方法仍具有重要的借鉴价值。当前的临床研究，对许多病种缺乏系统观察，用个案形式去总结临床成功经验的多，忽视证治规律和失败教训的总结；有些实验研究对围绕临床，说明中医疗效，确立诊断方面注意不够；更严重的是，许多中医教学单位缺乏临床基地，带教指导的师资力量不足，教学质量难以保证，以致学生在临床实习中，耳闻目睹与课堂所讲的往往对不上号，真正接受中医的训练不多。凡此种种，使中医学许多宝贵的理论知识未被真正的掌握应用，失去了对临床的实际指导意义，同时也严重影响了临床疗效。长此以往，中医辨证论治的实际水平就难以提高，尤其使中医许多

"活人"之术有被丢掉的危险。因此，中医科研、教学应当与临床实践紧密结合，要尽快纠正中医科研、教学专业人员脱离临床的现状。临床研究应在一个病、一个案逐一进行总结的同时，结合理论研究专题，选择大宗病例，进行临床分析比较，从中吸取正反两方面的教益。比如在诊断、急救、用药、护理等一系列问题上，有些"绝招"未能继承和应用，急需发掘、整理和提高。

名老中医经验是中医学的宝贵财富，是在继承前人理论、经验的基础上，所取得的各种技术专长和独到的学术见解，亦应做好继承工作。其重点应是客观总结他们的学术见解和医疗成就，要注意把名老中医的一些独到的专长和规律性的经验继承下来，并尽可能地便于别人重复。这项工作做好了，中医学许多独到的学术精华就可以得到继承和发扬。

继承和发扬是一个统一的整体，继承的目的是发扬，没有继承，发扬就没有基础。任何发扬，都必须以中医学固有的特点为基础，偏离了这个基础就没有中医特色可云。

二、创新和争鸣

中医学理论由于较早就形成了体系，其没有经历认识世界方法论的重大变革，因而有一定的封闭性。而今，中医学作为一门应用科学，亦应吸取当代最新的科学知识来充实自己。尤其应该正视的是，比起有些学科，中医界的学术空气还不够活跃。这些在一定程度上限制了中医特色的保持和发扬。因此，在中医界提倡创新和开展学术争鸣，显得尤为重要。

对传统的学说、理论质疑，这是人类认识史发展中的必然现象。如果对于传统的学说、理论不敢质疑，提不出一点问题来，那只能使这种学说、理论处于僵化状态，更不能解释和指导发展着的实践。我们不能满足于中医学已经建立的理论体系，还要善于观察，善于思考，敢于质疑，敢于修正错误。只有这样才能站在"巨人肩膀上"有所前进，有所突破。而每一新说的出现，既丰富发展了前人的认识，又为后人开拓了新的领域。历史上凡是对中医学理论有贡献的医家，不惟学识渊博，经验丰富，而且思想活跃，师古而不泥古，善于把经验上升到理论高度加以总结，达到新的升华，而形成自己独到的学术见解。金元四大家乃至吴又可、叶天士、唐容川、王清任等，敢于标新立异，自成一家之说，实为创立新说的典范。时至今日，我们的视野和经历是前人所想象不到的。世界上没有“终极的真理”，而是在相对的真理中不断向新的高度发展，永远不会完结。中医学也是如此，需要我们赋予它崭新内容，使之从理论体系、指导思想、研究方法诸方面皆有较大突破。同时科学发展到今天，各个分支学科之间的相互联系和相互渗透愈来愈密切，加强与其他学科的相互渗透，防止和克服孤军作战和故步自封倾向，必将提高中医理论的研究水平。

历史经验提示，某一新说的建立，往往会遭到非议，甚至要经过一个相当长的时期才会被公认。因此，对有客观依据的新理论要抱积极态度，不应不屑一顾，更不应压制。要重视和扶植新的学术观点，鼓励著书立说。

中医学术要进行广泛的交流，既要发展学派，又要积极贯彻“双百”方针，敢于解放思想，冲破禁区，支持不同学术观点的自由讨论。浓厚而活跃的学术空气，有助于开展学术交流，取长补短，启发思路，提高学术理论水平。从历史上来看，任何一个时期的文化、科学技术的发展，无不与学派争鸣有关。如春秋战国时期，诸子蜂起，蔚成中国古代文化的昌盛时期，也是中医学奠定理论基础的时期。他如金元四大家的学术争鸣，经方时方之争，温病学派的兴起，王清任的革新主张等，都大大推动了中医学的发展，并对后世产生了深远影响。可见中医界必须活跃学术氛围，提倡群言堂、群英堂，发挥学派争鸣的杠杆作用，促进中医学术的提高和发展。同时要严格区分“学术争鸣”与“门户之争”的界限，以利排除干扰因素，保持活跃的学术空气。还应指出的是，在开展学术争鸣的过程中，要善于发现和扶植人才，在学术问题上，要平等地对待权威、名家和“小人物”。要注意从中青年中培养和造就一大批骨干力量，没有一支朝气蓬勃的中医队伍，要把中医理论发展到高水平，要保持特长、发挥优势，那是非常不现实的。

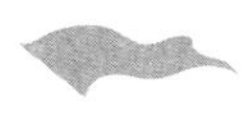

三、标准和规范

从事任何一门学科的研究，均应有一个共同的准则。长期以来，由于中医学某些基本概念含混、不规范，加之某些诊疗手段的不客观、不标准等因素，严重影响了中医医疗、科研和教学的健康进行。如对三焦之有形、无形，命门之部位，阴火之实质，脾阴虚与胃阴虚，肝气与肝阳之辨析等的争论，持不同意见者，往往偷换概念或任意延伸，扩大其内涵，使之争论不休，得不出结论。以四诊而言，其从病人或医者的主观感觉多，客观指标少，定性内容多，定量内容少，往往以“虚实错杂”或“心肾不交”等一类术语代之。即便是同一诊法的临床意义，也是各家学说多，统一见解少。学派众多是学术发展的标志，但作为诊疗手段来说，见解纷纭令人莫衷一是。到目前为止，辨证标准尚不够统一，同一病人，不同医者做出的辨证结论不一致是经常可以看到的事实，没有标准化和规范化就谈不上科学技术的发展。随着整个自然科学的发展，时代向我们提出了中医现代化的要求，但是必须看到，中医现代化，必须首先标准化和规范化。没有这个前提，是难于一下子便与现代科学技术联系起来的。逐步实现中医理论的标准化和规范化，是国内外医学界共同期望和关注的。这是一项创造性的工作，意义极大，实现了，将为中医事业的发展开创新局面。

首先应对中医学的许多重要理论、概念、名词术语进行认真的研究整理，明确其确切的定义和内容。如果这个前提得到逐步解决，可以使我们从诸多无谓的争论中解放出来，从而充分发挥中医学的优势。诊法、辨证的标准化和规范化等项研究也需要结合进行，从国内已研制成功的脉象仪、舌象仪及运用电子计算机辨证来看，说明诊法和辨证的标准化、规范化是可行的。这些仪器在运用过程中虽还存在一些问题，但这一可喜的尝试，随着认识的不断深入，必定会促进和加快标准化、规范化的研究进程。辨证标准的统一，还需要通过大量临床资料的总结，在客观上寻找共性的内容，明确辨别主症、兼症的指征，探索证与证之间的关系及其传变规律等，才能获得可靠的客观依据，以利把中医临床证治的系统性及特色继承和发扬出来。

在历史上，中医曾自辟蹊径，在世界医林中独树一帜，又有所领先。如今在社会主义现代化建设中，我们要保持特长，发挥优势，继续雕琢中医这块瑰宝，以不断提高中医学的学术水平和医疗质量，争取为人类的保健事业做出新贡献。

第四节　辨治瘀证，纲目分明

在活血化瘀法运用范围日益扩大的今天，对瘀证的辨证论治有两种值得注意的倾向：一是临床但见舌黯、疼痛、肿块等症象就直断为瘀证；一是临证处方用药，不视病人的具体情况，便主攻其瘀，一方到底，从而影响了疗效，甚或弊端蜂起。韦师深究致瘀之理，详察瘀证之证治规律，以辨“证”“象”主次，洞悉原委为纲，以详审病位病性，细察证候轻重缓急为目，辨证客观，论治有据，通常达变，其对提高瘀证的诊疗水平，有效防止活血化瘀法的滥用，具有重要的现实意义。

一、辨“证”“象”主次，洞悉原委

（一）有瘀象未必皆是瘀证

“瘀象”与“瘀证”不尽相同。“瘀证”可总括“瘀象”，本属定理，无须非议，但从众多临床实例来看，确有可议之处。其主要表现之一，据西医的诊断而用药，缺乏中医的辨证依据。如对冠心病、慢性肝炎、脑出血后遗症等疾病的治疗，不论其瘀象的多寡、主次，概用冠心Ⅱ号、血府逐瘀汤、补阳还五汤等主攻其瘀；其二，辨证欠周密，捉襟见肘。如气滞、痰阻、湿郁、水聚、寒凝、热壅等所致的病证，只要兼有瘀象者，亦必以桃、红之类攻逐之，似乎活血化瘀法可通治百病。这些不同的病证，有时虽有“瘀象”，但未必皆以其为主证，亦未必以瘀血为主因，是故不能与“瘀证”等量齐观。所谓“瘀证”，当指血行不畅或阻滞、蓄积于脉道之内

外所致的一系列综合征。临床辨证，只有权衡“瘀象”之主次，才能抉择化瘀之主从。如《伤寒论》对热入血室之辨治，实为识别瘀证真、假之范例。此证虽与瘀血阻滞有关，但主要系妇人经期感受外邪，邪热陷入血室而不得外泄所致。若症见胸胁下满，如结胸状，谵语者，则用刺期门法，俾邪热随血外出而解；症见寒热如疟，发作有时者，则用小柴胡汤和解枢机，俟枢机一转，则陷入之邪即可随之而出。可见仲景治疗此类“血结”证，有刺期门法，有和解法，就是不用活血化瘀法。嗣后之不少医家误解仲景用药心法，认为必须伍用凉血化瘀药，如叶天士主张加入生地黄、桃仁、山楂肉、牡丹皮或犀角，钱潢认为应加桃仁、牛膝、牡丹皮之类，实不足取法。尚需提及的是，李东垣《脾胃论》对脾胃病诸证兼夹血瘀者的治疗，独重视“补土以调和气血”，这反映在他的一系列升阳、益气、养血、除湿等方剂中，常配伍治血或祛瘀药，殊少径用活血化瘀法。他甚至谓其“胜湿”“升阳”方中用葛根、羌活、防风以及加用附子，皆有“通经脉”“通其经血”之用。足见其治瘀不拘陈规，亦为有瘀象未必皆是瘀证的实例。

（二）“无”瘀象未必皆非瘀证

据瘀象而确定瘀证，是辨证之常。“无”瘀象（证候不显著）可凭，亦可诊断为瘀证，是辨证之变。故临证识瘀必知其常而达其变，方能了然于胸中，做出正确的诊断和治疗。

识瘀之变，自《黄帝内经》以降，多以病史推断之，如《素问·痹论》就指出久病可以致瘀。清·叶天士秉承经旨，以“久病入络”立论，意在说明“脉络自痹”，病位较深，以痛为主，并创制“辛润通络”法，起沉疴，愈顽疾。周学海认证则不局限于久痛，他认为“凡大寒大热病后，脉络之中必有推荡不尽之瘀血”。唐容川《血证论》从治疗学角度则径谓：“一切不治之症，总由不善祛瘀之故。”足见唐氏识瘀之灵活。后世对无明显脉证可凭的瘀证，多以“怪病多瘀”“奇病多瘀”立论，殆即源此。结合辨治瘀证的实践而言，如有些顽固性头痛，有时虽无明显的瘀象，但在以其他原因难以解释时，则宗前贤“久痛入络”“不通则痛”之明训，立通窍化瘀法，主攻其瘀。根据其相关兼症，分别伍用平肝潜阳、清泻肝胆、滋阴养血诸法，获效多佳。对久治未愈的末梢神经炎，凡症见手足麻木疼痛、入夜及感寒后疼痛尤甚者，则按寒凝血瘀论治，用活络效灵丹合阳和汤化裁，多可应手取效。值得深思的是，“怪病多瘀”“奇病多瘀”之“怪”“奇”，含义笼统，规律欠明，难以掌握，似属辨证无力之遁词。因此，识瘀证之变的着眼点，应以整体恒动观为指导，将局部病变与症状、体征、病史、治疗史等综合考虑，以探明其规律。否则，时至近代科学技术迅猛发展的今天，仍以“怪”“奇”名之，岂不可笑！基于上述，并验诸临床，其辨证之要约有五端：①局部与整体相结合：即根据体表组织及脉络检查所见（如肌肤色黯、渗出、肿胀、脉络迂曲、充血、出血、栓塞等），结合全身的相应兼症来考虑。②结合病史：患者多有久痛、失血、外伤、手术、七情内伤、月经不调等病史。③结合治疗史：对屡服他药、变更治法罔效的病例，而试用活血化瘀法取效者，多属瘀证。④有些疾病虽无明显瘀象，而宜用血管扩张剂治疗以改善循环，促进恢复者（如眼肌麻痹、视神经萎缩、中心性视网膜病变等），亦可协助诊断。⑤结合实验室检查：近年来，结合实验室检查辅助诊断，显示了可喜的苗头。诸如用甲皱微循环观察微血管的形状、轮廓、排列，以及血色、血流等；用心电图检查心肌供血情况；用血液流变学研究血液的黏滞性、流动性和血细胞间聚集性；用血流图测定脑血流、肺血流、肝血流及肢体血流等。中医研究院（现中国中医科学院）西苑医院论治冠心病，在临床症状不多，而心电图有缺血改变，或血液高黏、高凝、高血脂的情况下，认为也是瘀血的一个侧面，经用活血化瘀法治疗，效果较为满意。从而丰富了固有的认识，扩大了临床适应证。若能推而广之，探索多种“因瘀致病”的实验室依据，不仅有利于诊断和鉴别诊断，对阐明瘀证本质、药理药化以及疗效的观察和评定，也将大有裨益。

二、详审病位病性，细察证候轻重缓急

由于瘀证大多并非独立存在，往往与气滞、湿郁、痰阻、寒凝、热壅

等邪实阻滞有关，或因气血阴阳亏虚而致，且体质、病位、病性、病程以及病情轻重、缓急等不尽一致，证候每多错综复杂，故应详审病位病性，细察证候轻重缓急。

（一）定病位

瘀血为患，多瘀结于某一局部，或某一脏器，而反映出不同的证候特点。据其病位之别，而立法遣药同中有异。故古代擅长治瘀而卓有成效的医家，莫不重视定病位。如清·唐容川认为，据瘀“在脏腑之心肺”“在经络之间”“在上中下三焦”“在表在里”之不同用药，则“治法百不失一”。王清任诸逐瘀汤的创立，亦多以瘀阻之部位为依据，如用通窍活血汤治头面五官瘀血；用血府逐瘀汤治胸胁部瘀血；用膈下逐瘀汤治腹内瘀血等。元·王好古论治损伤性瘀血，倡分上、中、下三部用药，瘀在上部以犀角地黄汤为首选；瘀在中部又当以桃核承气汤为主；瘀在下部以下瘀血汤为要。这些不同的定位方法，从脏腑、经络、三焦、表里、上中下分部等角度，指导不同病位瘀血之论治，外感、内伤、损伤无所不括，可谓细腻灵活，足资临证效法。

（二）辨病性

瘀血虽属有形之实邪，但患者禀赋、体质有别，病程长短不一，故其病性每有寒热虚实之殊，临证必须辨析之，以加强论治的针对性。辨证之法虽有多端，但概要而言，不外以素体阳气偏盛偏衰辨寒热，以病程长短辨虚实。以寒热言，形体素盛阳气旺者，而易见热象；形体素弱阳气不足者，而易见寒象。诚如日人丹波元坚所云：邪“既乘入也，随其人阳气之盛衰化而为病，于是有寒热之分焉”。清楚地说明了病机之寒化热化与体质阴阳属性的关系。举凡胸痹、胸痛、眩晕、头痛、顽痹等证之瘀热互患或寒凝血瘀，无一不关乎体质。以虚实言，大凡瘀血始成，正气未伤者，实证居多；病程久延，正气受损者，则多偏于虚证，或虚实夹杂。临床所见，冠心病、肝硬化、脑血管病后遗症、硬皮病、视网膜中央静脉栓塞等属

“因瘀致病”者，其证之偏虚偏实常因病程之长短而异。仅以肝硬化为例，其发病之初，多以胁下积块、胀痛有定处之气滞血瘀表现为显著，尚无整体之虚候；病至晚期，则形体消瘦，面色萎黄，饮食锐减等正气大伤之象显露。因此，在瘀证的病变过程中，必须注意虚中夹实，实中夹虚，补虚勿忘其实，治实当顾其虚。正确处理“正”与“邪”，“补”与“攻”的辩证关系。即使正气未衰，而欲有效逐瘀时，亦当稍佐扶正，以免损伤正气。

（三）识轻重

前已述及，瘀证的病理改变有血行不畅，或血行阻滞、蓄积等不同程度，故其证候自有轻重之别。据此立法，则难以“活血化瘀”一法统括之，必分“活血”“化瘀”“逐瘀”三等，用药始能丝丝入扣。仅以其特征言，大凡痛势较剧，痛多于胀，舌质青紫，或妇女经行不畅，量少而并无紫黯血块者，多属血行不畅之轻证，当用四物汤类方活血养血；痛如针刺，痛有定处，入夜痛甚，舌质紫黯，或妇女经行不畅，量少色黯成块者，则属血行阻滞而证情偏重，宜用桃红四物汤类方化瘀、养血兼顾；凡血液蓄积不散，形成癥积、痞块者，则属重证无疑，治用大黄䗪虫丸类方破血逐瘀。不唯如此，用药剂量之轻重尤当权衡，同一味活血药，轻用则活血，重用则化瘀，故瘀重则用重，瘀轻则用轻。由此说明，组方峻缓之分寸，用药剂量之大小，皆据瘀证之轻重而定。否则，理法不明，用药漫天撒网，无从着手。

（四）察缓急

瘀证在发展过程中，证情较缓者为多，但常因受主、兼证之间的转比，及“表里夹杂”“新旧夹杂”等矛盾的影响，而证情有缓有急，则活血化瘀法的运用需分先后、主次。首先，从主、兼证的转化来看，有些证候本非瘀血之主流，而因病机转化上升为主要矛盾时，则当急治。如瘀血崩漏，本当化瘀以止血，但在出血过多，气随血脱，肤色夭然不泽，大汗淋漓，脉微欲绝之时，则急当回阳救逆固脱，俟血止阳复，继予活血化瘀。再从

"新旧夹杂"来看，瘀血旧病导致新的病理变化且证情较急时，亦当急治。如"因瘀致热"诸证，当高热心烦，甚至神昏谵语，齿鼻衄血等热象突出时，则又当急予清热解毒，凉血开窍，佐以化瘀，至其热势已衰，方可主攻其瘀。至于"表里夹杂"，当先表后里。如仲景所论治太阳蓄血证，尽管"其人如狂"，但在表邪未解的情况下，则谆谆告诫"尚未可攻，当先解其外"，俾表邪解，"但少腹急结者"，乃用桃核承气汤攻逐其瘀。辨证主次分明，立法次第井然，如此方不致贻误病机。

第五节　通法治疗久泻实证心法

长期以来，受"久泻必虚"之说的影响，滥用补益固涩之弊日甚一日。诚如徐灵胎评《临证指南医案·泄泻门》所云："若滥加人参、五味，对正虽虚而尚有留邪者，则此证永无愈期。"有鉴于此，韦师指出："先父韦献贵老中医论治久泻常从通降入手，颇具心得。其尝谓'久泻亦肠间病，肠为腑属阳，腑病多滞多实，故久泻多有滞，滞不除则泻不止'，宜取《灵枢·九针十二原》治疗久病的'拔刺''雪污''解结''决闭'之义，首重通降，庶无留邪之弊。"并根据其记忆所及，结合自身的临证经验，择要介绍如下辨治心法。

一、辨证候：虚实夹杂，因实致虚

邪实正虚的虚实兼证是久泻实证的证候特点，往往虚实互见，寒热错杂，病程缠绵。多见于西医学的腹泻型肠易激综合征、溃疡性结肠炎、感染性腹泻、吸收不良综合征等病。其见证虽然错综复杂，然辨识其属于实证者，当以辨虚实原发、继发之不同，整体、局部虚实之各异为据，洞察标本，权衡主次。一般而言，实证多属原发，重在大肠壅滞之局部，以腹痛、腹胀，泻下不畅，或时溏时秘，间夹黏液，或肠鸣辘辘，泻下稀薄等症为重要特征。虚证多属继发，重在整体正气不足之虚候。随着病程的延长，精微外流，气血生化乏源，则渐见面色萎黄，形体消瘦，肢体倦怠，神疲乏力，甚或腰膝酸软等正气受损之兼症。因邪实致泻，因久泻致虚。此时若能当机立断，大胆施以通法为主，则邪去而泻自止，泻愈而体虚自复。若主次不分，源流莫辨，被虚象障目，众多实候尽不见察，四君、四神类方信手拈来，则愈补愈滞，愈滞愈泻，终致微恙衍为沉疴。戴思恭所言“隔年及后期腹泻，有积故也”，堪称卓识。

二、察病机：腑气壅滞，清浊相混

腑气壅滞，清浊相混是久泻实证的病理基础。《景岳全书》曰：“泄泻之本，无不由于脾胃。”现行中医内科教材阐释其义则径言脾虚是泄泻的基础，此言泄泻病机之常。盖肠胃为市，无物不受，易被邪气侵犯盘踞。泄泻日久，患者常自以为体虚而强食滋补，糖、蛋、奶、肉无不倍尝，甜助湿，甘中满，油腻难化，积滞于中；或进补益收涩之剂太早，邪未尽去，留恋于肠胃之间；或起居不慎，外邪入中；或情志内伤，气机郁滞……致使脾胃受损，升降失司，水反为湿，谷反为滞，腑气壅滞，清浊相混，而致泄泻。积滞伤脾，脾伤则积滞反不易除，隐伏曲肠，气机壅滞愈甚，而致泄泻迁延难愈。不论其病机寒化或热化，伤阴或伤阳，腑气壅滞是共同的，寒则凝，热则壅，伤阴则涩，伤阳则塞。浊气壅滞胃肠，易致血瘀、湿郁、食滞、痰结、寒凝、火郁之变，且常相因为患，其中尤以瘀阻肠络为病机之关键，即叶天士所谓“初为气结在经，久则血伤入络”。若邪气久羁，泄泻不止，则正气益伤，脾虚肾损之变由生。此乃实中夹虚，非为病机之主流。

三、立治法：以通为主，兼养胃气

以通为主，兼养胃气是久泻实证的立法关键。前已述及，腑气壅滞，清浊相混是久泻实证的病理基础，而气滞易与血瘀、湿郁、食滞、痰结、寒凝、火郁相因为患，故其治法当立足于一个“通”字。久泻病程较长，正气已伤，用药以轻疏灵动为贵，剂量不可过重，重则伤正，反为不利。

俟便次大减，腹痛、腹胀、泻下不畅或间夹黏液俱除，宜佐入补气益胃之品，俾祛邪而不伤正，扶正而不恋邪，以收全功。祛邪务尽，以防缩积未净，新邪又生。即使兼见明显虚象，只要正气未至虚劳之境，仍当以通为主。因邪气久恋终究应予驱除，若必待正复而后逐，则疗程延长，终属被动。兹列举证治四法如下：

（一）理气通降法

泄泻每因抑郁恼怒，木郁乘土，脾失健运，聚湿生痰，痰湿流注肠间而发者，症见腹痛即泻，兼夹黏液较多，甚或纯为白冻，欲便不爽，泻后痛减，须臾复痛，伴脘胁胀满，嗳气不舒，食欲不振，腹痛、泄泻随情志波动而增减，舌苔薄白腻或白厚腻，脉弦滑。治重理气通降，佐以燥湿祛痰，宜四逆散合二陈汤加桔梗。桔梗与枳壳同用，一升一降，以协调脾胃之气的升降，兼取其排脓之功，以除黏冻。脾虚证象显著者，加白扁豆、苍术健脾祛湿；黏冻未除时，慎用参、术，恐其滞邪；更加防风升清，以疏肝气胜脾湿；里急后重甚者，加薤白，以通阳行气。

（二）化瘀通络法

湿、食、痰、寒、热诸邪蕴积日久，壅滞气机，血行不畅，皆可导致瘀阻肠络，清浊不分而作泄泻。症见泄泻缠绵不已，止发无常，泻下不畅，间夹黏冻或污血，泻后有不尽之感，腹痛有定处，泻后痛不减。不论有无舌黯脉涩可凭，皆属瘀血为患。治当化瘀通络，理气和中。宜张锡纯活络效灵丹合化滞丸出入。乳、没用量宜重，其不惟化瘀止痛，擅“止大肠泄”（《本草拾遗》），且能消肿敛疮，对久泻之属于溃疡性结肠炎者，确有良效，山楂炒炭用，则有导滞与化瘀止泻兼备之能。加田三七，以增加祛瘀生新，止痛敛溃之效。

（三）苦辛通降法

《金匮要略·呕吐哕下利病脉证并治》曰：“下利已差，至其年月日时复发者，以病不尽故也，当下之。”验诸临床，久泻实证之“病不尽”多以湿热为主。每因复感外邪或饮食不节，以致湿热夹滞蕴结肠道，阻碍气机，伤及血络，发为泄泻。症见肠鸣泄泻，大便黏腻，泻下不爽，或脓血杂下，里急后重，泻下始安，腹部胀痛，脘闷纳呆，伴体倦乏力，或兼身热溺黄，舌苔黄腻，脉濡数或滑数等。治当辛开苦降，两解湿热。宜以半夏泻心汤增损。姜、夏味辛能通能开，芩、连苦能泻能降。如此相合，辛开无助热之弊，苦降无损阳之害，共奏泻热除湿，宣畅气机之功。恐参恋邪，宜弃之，加苏、藿梗，以畅中化湿。若湿重于热，大便中杂黏液加秦皮，杂白冻加苍术；热重于湿，便脓血者加白头翁，兼瘀者加乳香、没药。

（四）攻逐水饮法

饮邪为患，有新久深浅之别。若饮积于中，日久则脾阳益伤，运化愈加呆滞，致饮邪深伏，流注肠间，而泄泻难愈。患者泄泻缠绵不已，泻下清稀或如泡沫状，肠鸣辘辘，舌苔滑腻垢浊，舌体胖大有齿痕，脉沉弦或沉滑者，皆水饮留肠之候也。其体质或肥胖，或素盛今瘦，或兼畏寒乏力，面色晦滞，胸脘痞塞胀满等。治此不可概以“温药和之”，当以控涎丹逐饮为先，俟邪势已衰，再议培补。方中遂、戟、芥三味等量研细，炼蜜为丸，如黄豆大。仅晨起空腹以温姜汤送服 5 克，可连用 3 ~ 5 天，体弱者用量酌减，得水泻后，进食稀粥。方中三味药合用，攻逐峻猛，直达水饮窠囊之处。其较之攻补兼施，实无相互掣肘之弊，而收事半功倍之效。此方之妙，在于用蜜，以其甘缓能安中，又能缓和甘遂之毒性。

第二章　辨治疑难病临证基本功

目前对于疑难病的临床诊疗，多从怪病、罕见病及痰、毒、瘀、虚等角度入手，疑难病的形成虽然与其自身因素及其特殊性有关，但从加强中医药队伍自身建设，不断提高诊治疑难病水平的角度而言，就必须认识到其主要原因与中医临床医生缺乏临证基本功修炼有关，如辨证论治简单化，强调辨证结论的多，对辨证论治程序和方法运用的相对较少；中医院校毕业的有些青年中医过早确定专业，致使其知识面过窄，缺乏中医思维，临床能力不强；有些中医医院“西化”现象严重，用理化检查代替中医的“四诊”，过分依赖辅助检查结果，用西药代替中药，辨证论治束之高阁等。凡此种种，不但使中医学诊治疑难病的特色、优势难于传承和发挥，甚至危害到中医药事业的根基，后果极其严重！明代医家张景岳在《景岳全书》中明确提出择医贵在择“真医”，因为“病之难也，斯非常医所能疗。故必有非常之人，而后可为非常之事，必有非常之医，而后可疗非常之病”。因此，要提高诊治疑难病的学术和临床水平，就必须加强临证基本功的修炼，切实重视真中医人才的培养，致力于临床疗效的提高，这是开展中医疑难病临床研究工作亟待解决的问题。

纵观全球医学的发展趋势，随着医学模式和人们健康观念的转变，疾病谱的变化，医源性、药源性、心身疾病以及老龄性疾病在全球范围内的日益增多，尤其是一些化学药品的毒副作用带给人们安全用药的恐慌，促使对疑难病治疗的重点转向天然药物和中医药，目前在世界范围内正在兴起一股“回归自然”的潮流。医学模式也正从单纯的“生物医学”模式向“生物－心理－社会”模式，或“生物－心理－社会－自然”模式转变。这些均为中医药诊治疑难病提供了良好的发展机遇和发展空间。临床实践表明，中医药长于诊治多系统、多器官、多组织的综合疑难病，如精神、神经、内分泌、免疫系统疾患，病毒性疾病以及功能性、原因不明的病证等。此外，一些经西医判定的“不治之症”，或经化验、透视、拍片等检查无法诊断的疾病（如眩晕、失眠、健忘、不明原因发热等），或经服用西药有过敏反应和副作用，以及长期服用西药产生抗药性者，而采用中医药治疗往往能有满意的疗效。所有这些，充分展示出中医学诊治疑难病的独特优势。

所谓临证基本功，是指在辨证论治过程中依次实施的各项诊治原则、方法和步骤，涵盖了患者就医过程中“诊察、辨证、论治”的三个阶段。辨证论治既是中医学认识疾病和治疗疾病的基本原则，又是诊断和防治疾病的基本方法，更是中医基本理论、基本知识、基本技能的综合运用。临证基本功就是辨证论治思维的过程，属于中医学诊治疑难病的核心内容。

中医临证基本功的修炼，要在整体恒动观的指导下，首先运用四诊收集临床资料，并根据“审证求因”的原则，辨别发病的病因；再根据“审察病机，无失其宜”的原则，结合地理环境、时令、气候，患者的体质、性别、职业等情况具体分析，从而辨识疾病的病机、病位、病性等，得出辨证结论；最后依据“谨守病机，各司其属”原则，依次确定治法、选方、遣药、医嘱。在临床实践中，要力求辨证精细、治法严谨、处方简约、用药灵活，不断提高诊治疑难病的理论水平和实际能力。

第一节　整体诊察，诊法合参

中医诊察注重整体恒动观，用以研究自然、社会与身心一体化的人，不但诊察“人之病”，更注重诊察“病之人”，因而避免了那种割断联系的、静态的认识和分析方法上的缺陷。中医学的诊察方法注重形象思维与抽象思维结合，以形象（直觉）判断为主，但注意结合抽象（逻辑）论证，具有善于从整体上把握病证的诊断思维特点。其虽然缺少定量指标，但注重对病因、病性等的综合分析，从整体上把握病、证的本质。中医诊察方法的逻辑论证，是在中医理论指导下对临床资料的思维过程。这种直觉思维与逻辑思维的统一，比西医偏重逻辑的证明，忽视直觉思维的诊断思维具有一定优越性。传统的望闻、问、切、诊法虽看似简单、模糊，却简便、无创伤、无痛苦而全面，更加上诊察与思辨的交互诊断过程，远非单项检查手段所提供的信息所能替代。要进一步总结传统的诊法经验，不断延伸、扩展诊法手段，尤其要注重病情资料的客观化及主观思辨能力的提高，即宏观与微观、主观与客观、定性与定量、传统诊法与现代科技手段的结合，这是提高中医诊治疑难病能力的趋势、方向和出路。

整体诊察即全面诊视察验病情，通过对诊法与辨证客观化、规范化的研究，提高中医学诊治疑难病的理论与技术水平。望、闻、问、切“四诊”各有其独特的作用，又各有一定的局限性，不能互相替代，必须诸诊法合参，才能全面收集辨证论治所需要的全部资料。《难经·六十一难》谓：“望而知之谓之神，闻而知之谓之圣，问而知之谓之工，切而知之谓之巧。”前贤对四诊的重视程度由此可见一斑，但并非将四诊的意义分成神、圣、工、巧四个等级，而是强调其各自的重要性以及掌握这些技巧的难易程度。历代医家在长期的医疗实践中，积累了丰富的诊察经验，形成了独特的整体诊病体系。临床诊察，从收集病情资料，到做出病、证诊断，是中医学基本理论知识和辨证论治思维的综合运用，要提高临床诊断水平，就要善于运用辨证论治的思维方法。历代中医名著中所记载的疑难病诊察思维方法与经验，值得认真学习和借鉴。

诊法合参则是将诊察内容“彼此反观，异同互证，而必欲搜其隐微”（《类经·五卷·脉色类》）。即通过综合分析，辨别疑似，去粗取精、去伪存真，理清内在联系，并结合天、地、人“三才”并察，为疾病本质的正确判断提供依据。诚如《医门棒喝·四诊合参与脉证从舍论》所说：“四诊互证，方能知其病源，犹匠之不能舍规矩而成器皿也。”

一、全面诊察

诊法是以“有诸内必形诸外”以及“以表知里”“知常达变”等理论为基础，对人体生理现象和病理表现及其与自然界周围事物的联系进行推理反证，所总结出的独特诊断方法，具有重视时、地、人的差异性，以及诊察全面、比类奇恒、司外揣内等诊察特点。包括对患者进行全面检查，收集辨证所需的全部临床资料，运用正确的思维方法分析病证的临床特点与病情变化规律，进而确定疾病的诊断，为治疗提供依据。这些资料内容包括患者的一般情况，如姓名、性别、年龄、籍贯、职业、工作单位、主诉、现病史、既往史、个人史、过敏史、婚育史、家族史等。应根据就诊对象的具体情况，有针对性地诊察，如望患者的神、色、形、态及局部情况，闻声音和气味的变化，询问门诊或住院等与疾病有关的情况，切按脉象和体表局部的变化等。诊察既要全面系统，又要重点突出，力求详而有要，简而不漏。要防止无目的的望，不必要的闻，当问不问和应切未切等缺点，使四诊资料更好地为辨证论治提供必要依据。

明末清初医家喻嘉言《寓意草·卷一·与门人定议病式》中所确立的“议病式”，既寓有详细的病历范式，诊察内容又颇为全面系统。其中包括“某年、某月、某地。某人年纪若干，形之肥瘦、长短若何？色之黑白、枯润若何？声之清浊、长短若何？人之形志苦乐若何？病始何日？初服何药？次后再服何药？某药稍效，某药不效？时下昼夜孰重？寒热孰多？饮食、喜恶多寡，二便滑涩有无？脉之三部九候，何候独异？二十四脉中何脉独见？何脉兼见？其症或内伤，或外感，或兼内外，或不内外，依经断为何病？其标本先后何在？汗、吐、下、和、寒、温、补、泻何施？其药宜用七方中何方？十剂中何剂？五气中何气？五味中何味？以何汤名为加减和合？其效验定于何时？一一详明，务令纤毫不爽，起众信从，允为医门矜式，不必演文可也”。

这一“议病式”为何如此详尽，而且还要“一一详明，务令纤毫不爽”呢？喻嘉言进一步指出：“某年者，年上之干支，治病先明运气也。某月者，治病必本四时也。其地者，辨高卑、湿燥、五方异宜也。某龄、某形、某声、某气者，用之合脉，图万全也。形态苦乐者，验七情劳逸也。始于何日者，察久近传变也。历问病症药物验否者，以之斟酌已见也。昼夜寒热者，辨气分、血分也。饮食、二便者，察肠胃乖和也。三部九候何候独异，推十二经脉受病之所也。二十四脉见何脉者，审阴阳、表里无差忒也。依经断为何病者，名正则言顺，事成如律度也。标本先后何在者，识轻重次第也。汗、吐、下、和、寒、温、补、泻何施者，求一定不差之法也。七方——大、小、缓、急、奇、偶、复，乃药之剂，不敢滥也。十剂——宣、通、补、泄、轻、重、滑、涩、燥、湿，乃药之宜，不敢泛也。五气中何气，五味中何味者，用药最上之法，寒、热、温、凉、平，合之酸、辛、甘、苦、咸也。引汤名为加减者，循古不自用也。刻效于何时者，逐款辨之不差，以病之新久，五行定痊期也。”显然，喻嘉言“议病式”的内容相当系统、详尽，其不仅包括患者的姓名、年龄、地址、体质、性别、职业、季节、气候、就诊日期等一般诊疗项目，还有居住环境、生活习俗、声音的高低、情绪的变化、发病的时间，以及发病后的情况、用药后的病情变化、饮食、大小便、脉象等情况，然后做出正确的疾病诊断和证候辨别诊断，进而选方投药，并提出用药后要检验治疗效果。这一“议病式”不仅具有较高的使用价值，而且对于总结临床经验，提高学术、临床水平，乃至医疗档案的保存，均具有重要借鉴价值。

对于疑难病的诊断，要重视运用现代科学技术手段与实验检测的方法，以拓展中医“四诊”诊察的范围，尤其是对“无症可辨”的患者，更有利于从宏观到微观、从直接到间接、从定性到定量，提供诊断、治疗依据。已经研制出的脉象仪、舌诊仪、腹诊仪等诊断仪器，对促进诊断手段的客观化，也发挥了积极作用，但其获取的信息量不够、欠灵敏，不能多层次、多部位反映病理本质，与临床实际运用尚有较大差距，有待进一步深入研究。

二、突出重点

临证诊察要突出疑难病的特点，如其病性多寒热错杂、虚实互见，或大实现羸状，或至虚有盛候等，难以“伏其所主，而先其所因”；病位广泛，或多脏腑受累，或多系统失调；病证难于诊断，病程缠绵，或先天禀赋不足，或随着社会的发展出现新的疾病，而缺乏认识；在治疗上因病邪深伏，正气无力抗邪，难于一时取效等。因此，诊察病人欲突出重点，就要有明确的目的，诊察的目的性决定了选择性和专注性。诊察的目的愈明确，对诊察对象所反映的病情就会愈清晰、愈完整和愈准确。四诊所收集的各种病情资料，是诊察病证的原始依据，为了使其准确可靠，对诊察内容应突出以下三个重点。

（一）抓主症

所谓主症，是病人的主要症状和体征，其一般由医生从患者的主诉中加以分析确定。而主诉是指病人感觉最明显、最痛苦的症状、体征，或就诊的主要原因，一般应包括 1 ～ 2 个主要症状或体征的发生及其持续时间。抓主症要以主诉为线索，以兼症为佐证和鉴别，既条分缕析，又全面综合，以利于重点突出、简明扼要地诊察。任何病证都有包括主症在内的基本临床表现，在诊察过程中，应尽早确定主症，并围绕主症收集临床资料，从而避免无目的地罗列症状。主症往往反映着疾病的主要病机，如内科常见的痞满病证，其临床证型较多，其中若具备“腹中雷鸣下利”这一主症，即说明该证型的病机特点为“胁下有水气”，而治之以生姜泻心汤。许多疑难病是以主症命名的，如鼓胀、哮喘、噎膈、关格、消渴、痴呆、癫痫等，其既是主症，又是该病证的名称。不同系统的病证有其不同的主症特点，如肺系病证以咳、喘为主，心系病证则以心悸、心痛、胸闷为主等。应围绕主症，了解其发生的部位、性质、程度、持续时间、缓解或加重因素等，从而为辨证论治提供可靠依据。尤其是在诊治疑难病或急重症过程中，常遇到症状繁多、病因复杂、病性交错、病位难分、虚实互见的情况，这就更要抓主症，解决主要矛盾。

（二）完整性

人体以脏腑为中心，四肢百骸、五官九窍、皮肉筋脉骨等无不通过经络与脏腑相联系，形成完整统一的整体。局部有病可通过经络影响全身；脏腑、气血的病变也可通过经络而表现于局部。同时，人体的生理机能与地理环境及自然界相统一。因此，患者的症状和体征涉及各个方面，在收集病情资料时，应耐心细致地了解疾病发生、发展的全过程，力求完整。忽视病情资料的完整性，遗漏或过于简单，则难以做出准确结论，或导致漏诊、误诊。因此，对病情资料的收集必须“四诊合参”。不能片面强调或夸大某一诊法的作用，而必须对患者进行全面系统的诊察，将四诊综合运用，多层次、多角度、多方面收集病情资料，如问诊时按“十问”的顺序进行，以免遗漏。同时，注意患者与自然、社会的关系，考虑四时气候、地域水土、生活环境、职业性质、工作条件、生活习惯、性格爱好、精神情志、体质强弱等对病情的影响，做到察形与察神、察人体与察环境的统一。在不脱离中医理论指导的前提下，还可以借助现代科技补充四诊信息，作为望、闻、问、切的延伸，进行微观辨证，丰富辨证依据。如对无症状性冠心病做心电图检查，无疑有助于中医的诊断。对头痛、三叉神经痛患者进行脑电图、头颅 CT 检查，则有助于对颅脑器质性病变的排除，准确把握其预后与转归，辨证论治就更有的放矢。还可根据治疗前后检查结果的改善情况，为中医疗效的判定提供量化指标。

（三）准确性

由于疑难病的病情错综复杂，往往不易确诊，收集临床资料时也难免不够准确和客观，从而影响诊察内容的正确判断。判断诊察内容的准确与否，应从医生和病人两个方面着手。医生要认真负责，实事求是地对病情资料进行反复调查和动态观察，防止主观性和片面性，避免先入为主，或主观臆测。如问诊时不能暗示或诱导，更不能只“问其所需”，否则就损害了临床资料的准确性，甚至失去其临床价值。病人如实、准确地反映病情也很重要，但由于病人受年龄、文化程度、表达能力、神志状况等因素的影响，有时表达不够准确、全面，甚至有隐讳、夸大等情况，医生应及时纠正、完善，以保证诊察内容的准确可靠。

三、程序灵活

诊察的程序即四诊的运用程序。四诊的孰先孰后往往因医生的知识结构、习惯与从事专业等的不同而不尽一致。在脉诊方面,《素问·脉要精微论》认为“微妙在脉，不可不察”。然而由于脉诊“心中易了，指下难明”，往往令年轻学者颇以为难。但脉诊历来被视为中医诊疗疾病最具特色的诊法之一，很多疾病的性质、吉凶顺逆皆以脉断。因而中医历代经典著作无不重视脉诊。《黄帝内经》中专门论脉的就有《素问·脉要精微论》等六篇,《难经》论脉者占四分之一多，确立寸口脉法并为后世所宗。医圣张仲景更是将脉诊置于首要位置，每篇皆名“辨某某病脉证并治”，即依据脉之变化来确定病证。《古今医案》亦谓:“脉为医之关键。”故有先切脉者，根据脉象先对病证做出初步判断，然后再运用望、闻、问深入详细诊察。

在问诊方面，古代医家提出“未诊先问，最为有准”。明·张景岳称问诊为“诊病之要领，临证之首务”。清代医家赵晴初在《存存斋医话稿续集》中也说:“脉居四诊之末，望、闻、问贵焉。其中一问字，尤为辨证之要。”肖龙友先生在新刻《三指禅》序中，对问诊重要性的阐述尤为具体，如谓:“惟问乃能关于病人，故余诊病，问最留意。反复询究，每能使病者尽吐其情。盖五方之风气不同，天之寒暑湿燥不定，地之肥瘠高下燥湿有别，禀赋强弱习惯各殊，而病之新旧浅深隐显变化，又各人一状。例如南人初来北方一时水土不服，倘若患病仍当照南方治法，胃部方能受而转输各脏腑而不致有害。北人移到南方者治亦然。但病同状异者多，自非仍详问，不能得其致病之由。”故有先问诊者，以患者的主诉为主线，系统而有目的地询问，从而获得准确而有效的信息，然后再配合望、闻、切诊察。

《素问·阴阳应象大论》将察色置于四诊之首，并指出:“善诊者，察色按脉先别阴阳，审清浊而知部分……”《灵枢·本脏》篇云:“视其外应，以知其内脏，则知所病矣。”故有先望诊者，其既可诊察内脏病变，还可了解人体精、气、神的动态变化情况。由于小儿气血未充，加之小儿寸口部位短小，难容三指，且语言不通，往往在临诊时畏怯啼哭，影响气息脉象，切诊亦难准确，故儿科望诊尤为重要。

闻诊系通过“听”声音和“嗅”气味的变化，以推断正邪盛衰和疾病种类。《难经》将闻诊与其他三诊并列，以望、闻、问、切为序，确立了闻诊在四诊中的位置，强调了闻诊的重要性。声音和气味都与五脏相应，是五脏功能活动的反映，因而其异常变化可反映出内在病变，然而闻诊在当今之中医临床似嫌重视不够，难免造成漏诊、误诊，故当予以重视。

不论“四诊”当中孰先孰后，在辨证分析时，仍需遵循“四诊合参”的原则。不能片面强调或夸大某种诊法的作用，而必须发挥医者的主导作用，对患者进行全面系统的诊察。四诊合参是认识疾病的过程，望、闻、问、切取得的诊断资料，是疾病的外部表象，有真有假，还没有把握疾病的内在本质。要认识疾病的内在本质，就必须将四诊有机地结合起来，由此及被，由表及里，去伪存真，分析综合，推理判断，才能确定诊断。这是一个完整的思维认识过程，只四诊不合参，就等于只有感知，没有推理判断，认识处于感性认识阶段，没有上升到理性，就难以做出正确的诊断。

由于“四诊”收集临床资料，与辨证是密切相连的，医生往往一边“四诊”，一边辨证分析，故诊察与辨证很难截然划分，只是两者各有所侧重而已。

第二节　辨证七步，次第井然

治疗疑难病的前提贵在辨证，通过对四诊所收集的临床病情资料进行综合分析，揭示疾病发生发展过程中某一阶段的病因、病位、病性、病机、病势等要素，并且结合辨体质，进而辨识为某种病证，此“辨证七步”层层递进，次第井然。它是一种结合时令、环境、地域，及患者的性别、职业与疾病特点等综合分析的辨证方法。辨证是论治的前提和依据。辨证的关键是“辨”，“辨”即“分辨”“辨别”，“辨”的过程就是在“四诊”的基础上，运用相应的辨证方法，予以分析、归纳，做出病证名称和证候名称诊断，“辨”的最终结果是得出“证”。这个过程也是将感性认识上升到理性认识，再回到临床中进行验证，并不断进行修正、不断深化认识的过程。要以中医文献及临床资料为依据，并结合现代医学的实验指标，明确病、证、症的关系，尽可能制订诊断标准，力求辨证规范化。

中医学的辩证观，既兼顾了人体生理、病理矛盾的普遍性、复杂性，又重视了矛盾的特殊性及其转化规律，运用于辨证施治的实践中，易把握疾病的本质。既注重从宏观整体上“审证求因”，又强调因人、因时、因地制宜，注重研究和把握不同的疾病在不同个体、不同时间、不同季节、不同气候和地理环境下，发生、发展、演变的客观规律，以及所反映出的不同证候特点，具体情况具体分析，根据辨证分析得出诊断。临床常用的辨证方法有八纲辨证、脏腑辨证、气血津液辨证、病因辨证等。对某些外感时病，有时尚需结合六经辨证、卫气营血辨证、三焦辨证。这些辨证方法，各有其各自的特点，对不同疾病的诊断各有侧重，又是互相联系和互相补充的，并以脏腑的生理病理为基础，以八纲辨证作为总纲。

一、辨病因

疑难病的病因甚为复杂，不仅可多病多因，亦可多病共因，临床应详察细辨，拓宽思路。辨病因是辨证的重要内容，中医学从病因角度将疾病分为外感时病和内伤杂病两大类。两类疾病的发生发展规律不同，辨证论治的方法也迥异。外感时病用六经辨证，或卫气营血、三焦辨证，而内伤杂病则用脏腑辨证，或八纲辨证、气血津液辨证、病因辨证等。所以，辨证应首先从病因上分清外感、内伤，以便于进一步辨病位、病势等。《灵枢·顺气一日分为四时》概括了病因的主要内容，即“夫百病之所生者，必起于燥湿、寒暑、风雨、阴阳、喜怒、饮食、居处”。其所论述的病因主要为天气因素（风、寒、暑、湿、燥、火）、情志因素（喜、怒、忧、思、悲、恐、惊）和饮食起居（饮食、劳逸、房事、起居等）三大方面，而疑难病的病因多为内伤。

《黄帝内经》分析病因，一方面系以六气加以概括。如《素问·至真要大论》云：“夫百病之生也，皆生于风寒暑湿燥火，以之化之变也。”六气各有其特性和致病特点，所致疾病的临床表现各异，临床可通过六气的变化探求疾病发生的原因。另一方面，强调“审察病机，无失气宜”。气宜，是指六气的循序主时。“无失气宜”就要在审察、分析病因病机时，从六气主时出发，重视季节气候变化对人体疾病的影响，而在治疗时不违背六气主时的规律。《黄帝内经》这一分析病因病机的方法，为后世的病因辨证乃至辨证论治奠定了基础。对其具体运用，应突出以下要点。

（一）重视整体

中医学认为，人体内部各脏腑组织之间，以及人体与外界环境之间是一个统一的整体。因此，中医学将人体与自然环境，人体内部各脏腑组织的功能联系起来，用整体的、联系的、发展的观点，来探讨致病因素在疾病发生、发展、变化中的作用。中医学在“天人一体”“五脏一体”整体观的指导下，用普遍联系和发展变化的观点，辩证地探求气候变化、饮食劳倦和精神活动等在发病过程中对脏腑生理功能的影响，进而分析出疾病的病因。如肝属木，在四时应春，在五味为酸，在六气为风，在七情为怒，在体合筋，开窍于目，与胆相表里。故五味失调的“酸”、六气异常的“风”、七情过激的“怒”等，均可成为肝之发病的病因，而致肝系之胆、筋、目等的病理变化。

（二）辨“旧病因”

辨病因不能等同于“审证求因”。因为中医学的病因包括“旧病因”与“新病因”，“旧病因”系导致疾病的原始因素，多具有相关病史，一般通过“问”甚至做相关检查才能了解，其属于病因学范畴。如肺痨的旧病因为“痨虫”，疟疾的旧病因为“疟虫”，若因外感诱发或加重则其仅仅是新病因，此类情况必须“问”“查”结合，才能辨其旧病因。再如暴怒伤肝导致的中风，居住阴寒潮湿所致的腰痛，其旧病因分别为“暴怒”“寒湿”，也需要通过问病史来辨之。

（三）辨“新病因”

“新病因”一般需“审证求因”，属于辨证学范畴。如外感病，病因是风寒或是风热，只有对临床表现分析后才可以确定；瘀血、痰饮等病理产物作为继发性病因，也是通过“审证”而“求因”的。由于病因的性质和致病特点不同，以及机体对致病因素的反应各异，所以表现出来的症状和体征也不尽相同。因此，根据疾病反映出来的临床表现，通过分析疾病的症状、体征来推求病因，就可以为临床治疗提供理论依据。如《素问·痹论》提出的“风寒湿三气杂至，合而为痹也。其风气胜者为行痹，寒气胜者为痛痹，湿气胜者为着痹也”，即是根据病邪偏胜及病症特点而确定的，系“审证求因”的范例。

二、辨病位

辨病位就是辨别确定病证发生的部位，此系针对病机而言。由于疑难病的病程较长，故而其病位可随着疾病的发展而变化。如水肿的风水证，急性期其病位在肺，慢性期病位在脾肾，病至关格期则病位可涉及五脏。若对疾病定位不准，即不明脏腑、经络，自然难以确定诊断，治疗也就很难中肯。

一般而言，外感病发于表，发展变化过程是自表入里、由浅而深地传变，所以外感病的基本传变形式是表里之间的传变。内伤病起于脏腑，发展变化过程是由患病脏腑波及其他脏腑，所以内伤病的基本传变形式是脏腑之间的传变。

掌握病位的传变规律，对临床有着重要的指导意义。临证时运用动态的观点对待疾病，在病已发而未深，微而未甚之时，便能见微知著，掌握病势发展趋向，从而抓紧时机进行治疗，可以防止疾病的发展与传变，将疾病治愈在初期阶段。

病位是形成一系列临床症状、体征的根源所在。疾病的发生，总是有一定的病变部位，如五脏、六腑、经络以及气血等都可能成为病位，而病位并不等同于个别症状表现的部位。辨病位一般是运用以五脏为中心的整体观，分析综合临床资料后做出疾病的整体定位。五脏是人体脏腑组织器官的总概括，包括各自所主的腑、体、窍、华、经脉等“五脏系统”，而五脏又分属五行，各有其特殊的功能特点，故疾病的临床表现虽然千差万别，但总能根据其不同的功能特点来确定病位。辨病位不仅要落实在脏腑等具体部位上，而且还应结合其具体病理变化来探求病位之所在，如感冒的病位在肺卫，咳嗽的病位在肺系，肺痨的病位在肺等。另外，病证传变的层次也可视作病位，如表与里是病位，卫、气、营、血也是病位等。由于病位与病因、病性、病势等密切相关，故辨病位在辨证中具有重要意义。临床常用的定病位方法有脏腑定位、经络定位、表里定位、上下定位和气血定位等。

（一）脏腑定位

脏腑定位是根据脏腑功能失调所表现的症状，以判断其病变部位。由于脏象学说以五脏为中心，脏腑与全身各部位的沟通，系依赖于经络，故脏腑与经络在定位中往往密切相关。脏腑定位涉及的范围很广，应根据脏腑的功能、归属部位、症状特点，脏腑与季节气候、病因等的关系和影响，以及脏腑与体质、年龄、性别等的关系和影响，进行定位。

1. 以脏腑的生理、病理特点定位

如肺为五脏六腑之华盖，上连气道、喉咙，开窍于鼻，合称肺系。肺主气，司呼吸，朝百脉而助心行血，通调水道而为水之上源，外合皮毛而煦泽肌肤。肺为娇脏，不耐寒热，性喜清肃，其气以下降为顺。因此，肺病主要表现为呼吸功能异常、水液代谢失调、卫表功能失常，以及气的生成、血液循环障碍和某些皮肤疾患等。肺主气司呼吸，以宣降为顺，故咳喘类病证均可定位在肺。肺与大肠相表里，大肠为传导之官，主津。传导糟粕和吸收水分为其功能特点，故凡病位在大肠者，主要表现为大便的异常，如泄泻、痢疾和便秘等。肺与大肠的病理也常互相影响，如肺热移肠、肺虚致大肠传导无力，或肠腑不通，而肺气不降等。

2. 以五脏与五体、五志、五液等的关系定位

如肝开窍于目，在体为筋，其华在爪，在志为怒，在液为泪，故这些范围的病证皆可定位在肝。

3. 以脏腑所属经络定位

如肝之经脉绕阴器、抵少腹、布两胁等，因此这些部位的病证可定位在肝。

4. 以脏腑与病因的关系定位

如风伤肝、火伤心、湿伤脾、燥伤肺、寒伤肾等。

5. 以脏腑与季节相应的关系定位

如春病在肝、夏病在心、长夏病在脾、秋病在肺、冬病在肾等。

《素问·至真要大论》所述的病机十九条，历代先贤皆十分重视，并代有发挥，其对探讨疾病的病机、病性、病位等意义重大，又切合临床实用。其中的诸风掉眩，皆属于肝；诸寒收引，皆属于肾；诸气膹郁，皆属于肺；诸湿肿满，皆属于脾；诸热瞀瘛，皆属于火（心）；诸痛痒疮，皆属于心；诸厥固泄，皆属于下；诸痿喘呕，皆属于上等八条，系脏腑定位的重要依据，对分析一些比较复杂的症状往往有执简驭繁的作用。

（二）经络定位

经络是经系统和络系统的总称，包括经脉和络脉。经脉包括十二经脉和奇经八脉两部分。由于经络内属脏腑，外络肢节，当人体感受外邪或由于内伤导致气血失调时，经络及其所络属的脏腑必然会产生相应的病理变化。经络的病理变化，既与各经脉所络属脏腑的病理变化有关，又与各经络的循行路径和经脉气血运行通达与否相关。

1. 十二经脉定位

十二经脉各有不同的循行路径，经络的生理功能异常，就会通过其所循行的有关部位，反映出各种症状和体征来。每一经脉所出现的证候，其原因较为复杂，性质也有寒热虚实之异。此仅以手三阳经定位为例：①手太阳小肠经证候：耳聋，目黄，颊肿，咽喉肿痛，头部转侧不利，肩臂外侧疼痛；②手阳明大肠经证候：鼻衄，流清涕，齿痛，咽喉肿痛，颈肿，口渴，颈、肩前、上肢疼痛，食指疼痛而不能运动；③手少阳三焦经证候：耳聋，咽喉肿痛，目外眦痛，面颊肿痛，耳后疼痛，肩、臂、肘外侧疼痛。

2. 奇经八脉定位

奇经八脉贯穿于十二经脉之间，具有调节十二经气血的作用。所以，奇经八脉的病变亦关系到全身，多与肝肾密切相关。其中冲、任、督、带四脉的病证较为常见，多表现为气血失调，生殖功能障碍。如督脉上络于脑，下络于肾，总督一身之阳气，所以阳经的病证多关系于督脉。其与冲脉同起于胞中，所以其病变又常与妇科疾患有关。任脉与冲脉，亦同起于胞中，上络于唇口，隶属于肝肾。冲任二脉的疾病主要表现在性机能及生殖机能异常方面，尤以妇产科病为多见，如月经不调、崩漏、带下、不孕、流产、恶露不尽、乳汁减少、奔豚等。带脉为病和妇产科有关，如胎漏、滑胎、带下等。

（三）气血定位

气血定位是辨别病证在气、在血的定位方法。由于脏腑的病变可以影响气血的变化，而气血的病变也必然要影响到脏腑的功能，故气血病证是与脏腑密切相关的。一般而言，新病在气，久病及血；温病在发生发展过程中，病情轻浅者，邪在卫分、气分，病情深重者，邪入营分、血分。但气血常可相互影响，临床既见气病又见血病，而为气血同病，如气滞血瘀、气虚血瘀、气血两虚、气不摄血、气随血脱等。

（四）上下定位

上下定位是根据人体上、下不同部位所做出的症状定位，其多在外感疾病中运用。如《素问·太阴阳明论》说："伤于风者，上先受之，伤于湿者，下先受之。"由于邪气中人，随其性质之不同，故侵犯人体的部位各异，从而形成了上、下不同部位的临床表现，如上部多见伤风证、热证、火证、热毒证；下部多见湿证、湿热证。温病中的湿热病上、中、下三焦辨证，也是这一定位法的具体运用。

（五）表里定位

表里反映着病位的深浅、病情的轻重和病变的趋势，临床表现有表证、里证、表里同病之别。表证的病因虽有风、寒、暑、湿、燥、火之别，但病位均在卫表，同属表证。故临床以起病急，病程短，发热，恶寒，苔薄，脉浮为特征。

里证的病位有深浅之别，如在腑、在脏、在骨髓等。一般而言，病证如能排除表证和表里同病，均可归属于里证。里证所包括的临床证候甚广，并有虚、实、寒、热等的不同，所以对其具体病证病位的判定，必须落实到脏腑、气血等，具体情况具体分析。

表里同病是指患者表证、里证并见的证候。临床应详审标本主次，辨明轻重缓急和虚实寒热。其病位一般有三种情况。

一是外感病中的表里同病：多见于外感病由表入里的传变过程中，或在发病初期即见表里同病，或感受外邪后，伏而不发，复为新邪引发而成。临床往往先见表证，后见表里同病。或为以恶寒无汗，发热，形寒肢冷，腹痛，喜温喜按为特征的表里俱寒证；或为以发热恶寒，头痛，口渴，烦躁，便秘，脉数为主要特征的表寒里热证；或为以发热恶风，身痛，口渴，烦躁，便秘为主要特征的表里俱热证。

二是内伤兼外感的表里同病：多为在内伤病证的基础上，复感外邪，而形成的表里同病。由于既往内伤之因的不同，所以临床常表现为以下四种证候：①表里俱实证，临床以发热，恶寒，无汗，脘腹疼痛拒按，便秘，脉实为特征；②表里俱虚证，临床以自汗，发热，恶风，气短乏力，脘闷纳呆，肢体倦怠，脉弱为特征；③表实里虚证，临床以发热恶寒，无汗，头痛，腹痛，喜温喜按，大便溏泄为主要特征；④表虚里实证，临床以自汗，恶风，腹痛，便秘，舌苔厚腻为特征。

三是宿疾兼新感的表里同病：多为在素有宿疾里证的基础上，因正气虚弱，复感外邪，而兼见表证。

著名中医学家方药中教授在其所著的《辨证论治研究七讲》一书中，以中医脏象学说为依据，结合其临床经验，确立了脏腑定位的七个方面：①从患者临床表现部位上的特点进行定位，主要根据脏腑归属部位及经络循行部位来定位；②从各脏器功能上的特点进行定位；③从各脏器在体征上的特点进行定位；④从各脏器与季节气候方面的关系和影响来进行定位；⑤从各脏器与病因方面的关系和影响来进行定位；⑥从各脏器与体型、体质、年龄、性别的关系和影响来进行定位；⑦从发病时间及临床治疗经过上的特点来进行定位。这七个定位方法执简驭繁，颇合实用。

三、辨病性

辨病性就是辨别病证的基本性质。一般而言，疾病在总体上属于阴阳或正邪的偏盛偏衰，而具体表现为寒、热、虚、实四证，所以寒、热、虚、实是其基本病性。疑难病的病性，多为寒热错杂、虚实兼夹，或大实有羸状，至虚有盛候，甚或阴盛格阳，阳盛格阴等情况，往往主次、真假难辨，或真假误辨，辨证难度颇大。所以辨病性除了辨寒与热、虚与实外，还应注意权衡它们之间的主次与真假。

（一）寒热定性

从阳盛则热，阴盛则寒，阳虚则寒，阴虚则热等病性规律分析，在外感疾病中，常可揭示邪气的性质，在内伤杂病中，则可揭示体内阴阳盛衰的变化。在某些情况下，病性与病因不尽一致，如阳盛体质之人，感受寒邪可从阳化热而表现为热证；在内伤杂病中，某些病证并无明显的偏寒或偏热属性，如肾精亏虚证、肝气郁结证、中气下陷证等。

“阳盛则热”的病性特点，多表现为发热、烦躁、舌质红苔黄、脉数等实热证。同时还会出现口渴、小便短少、大便干燥等阳盛伤阴，阴液不足的症状，故称“阳盛则阴病”；“阴盛则寒”的病性特点，多表现为形寒、肢冷、喜暖、口淡不渴、苔白、脉紧等实寒证。由于“阴盛则阳病”，故可同时伴有轻度的阳气不足，兼见溲清便溏、舌质淡、脉沉紧等。在一般情况下，热可以由于阳盛，也可以由于阴虚；寒可以由于阴盛，也可以由于阳虚。一实一虚，一寒一热，最当分辨。寒热在疾病发展过程中，还可以互相转化，“寒极生热”，“热极生寒”。一般而言，由热转寒者，多由于正气损伤，病多难愈；由寒转热者，多是正气来复，病较易治。寒、热病性尚有真假，尤当明辨。

（二）虚实定性

根据“邪气盛则实，精气夺则虚”等病性规律分析，大凡外感六淫、内伤情志、食积，以及痰饮、瘀血等所致的病证，多可定性为实证；而先天禀赋不足、后天调摄失宜、久病重病、房劳过度等所致病证，则多可定性为虚证。若从病程特点定性，则新病多实，久病多虚；从体质特点定性，则体质强壮者多实，素体虚弱者多虚。

虚实在一定条件下往往互相转化或错杂，如脾虚水肿证、气虚血瘀证，为虚中夹实；温热病后期之阴虚内热证，为因实转虚。分析虚实转化、错杂的病机，应根据邪正之孰缓孰急，虚实之孰多孰少，来确定其主次。虚实病性尚有“至虚有盛候”的真虚假实，和“大实有羸状”的真实假虚，当予详审。

四、辨病机

辨病机就是辨别疾病发生、发展与变化、转归的本质特点及其基本规律，旨在揭示疾病的本质，因而也是认识疾病证候，并进行辨证、预防治疗的内在根据和理论指导。其具体内容包括病因、病性、证候、脏腑气血阴阳虚实等的变化机制。“病机”二字，首见于《素问·至真要大论》的“审察病机，无失气宜”和“谨守病机，各司其属”。病机之“机”与“机理”的含义不同，前人释为“病之机要”“病之机括”，故“病机”含有疾病之关键的意思。

病机是从整体上和动态中对患病机体所呈现的病理状态和病理变化的高度概括，辨病机就是阐明病证发生发展变化的关键。从《素问·至真要大论》所述的病机十九条来看，病机包括病因、病位、病性、病势等要素，形成了对病证本质整体、动态的概括性认识。病因、病位、病性、病势等都只是侧重于表明疾病过程中某一侧面的病理要素，而证候的病机则综合、概括了这些要素，因而能全面地解释所有临床表现产生的总机制，揭示疾病现阶段的病理实质及其特征。辨病机主要依据对证候的分析，有的单凭症状或体征即可反映部分病机，如盗汗为阴虚，舌质红苔少亦为阴虚。但有的症状病机复杂，需结合其他伴随症状、体征等病情资料辨别、分析，如潮热，可由阳明腑实、湿温、阴虚等多种病机引起，因而仅凭潮热一症难以确定其病机。

辨病机，重在根据《素问·至真要大论》“谨守病机，各司其属”的原则，分析主病之关键病理机制。其主要方法是以疾病表现之象为对象，根据中医学理论有关五脏、六气的特性，运用类比的方法，进行分类归属、辨别判断。探求其发生的六气之因、五脏之位等，即找出病象与病因、病位等的所属关系，分析五气中何气偏盛，五脏中何脏受伤等。辨病机，尤其对分析一些比较复杂的症状具有执简驭繁的作用，临证必须联系具体病情，全面分析，才能切合实际。其具体内容包括从整体上探讨疾病的发生、发展、变化和结局的基本规律，如邪正盛衰、阴阳失调、气血失常、津液代谢失常等；从脏腑、经络等某一系统研究疾病的发生、发展、变化和结局的基本规律，如脏腑病机、经络病机等；探讨某一类疾病的发生、发展、变化和结局的基本规律，如六经传变病机、卫气营血传变病机和三焦传变病机等；研究某一种病证的发生、发展、变化和结局的基本规律，如眩晕、中风、鼓胀、哮喘、痰饮等的病机；研究某一种症状的发生、发展的病机，如疼痛、失血、发热等的病机；研究由于气血津液、脏腑等生理功能失调所引起的综合性病机变化，如内生“五邪”。

五、辨病势

辨病势就是预测病证发展、演变的趋势，辨别病情轻重、缓急的程度，推测病证的预后与转归。病势主要取决于正邪交争的盛衰。具体而言，是对患者体质、病邪性质及受邪轻重、病位浅深、治疗及调养等因素综合辨识的结论。

预测病势有其规律可循，如外感时病发展、演变的趋势，或具有卫气营血辨证的传变规律，或具有三焦辨证的传变规律，或具有六经辨证的传变规律。其共性多为由经脉传至脏腑，诚如《素问·缪刺论》所说："邪之客于形也，必先舍于皮毛，留而不去，入舍于孙脉，留而不去，入舍于络脉，留而不去，入舍于经脉，内连五脏，散于肠胃，阴阳俱感，五脏乃伤，此邪之从皮毛而入，极于五脏之次也。"这是邪气由浅入深，由经脉而脏腑传变的一般规律。如风寒之邪客于手太阴肺经等，必内舍于肺而致肺失宣肃，发生咳嗽、喘促等。而内伤杂病的传变与五行生克制化规律有密切联系，其传变的一般规律不外相乘、反侮、母病及子、子病及母四个方面，再加上本脏自病，则为五种不同情况。如《素问·五运行大论》所云："气有余，则制己所胜而侮所不胜；其不及，则己所不胜，侮而乘之，己所胜，轻而侮之。"就是说，按五行生克乘侮规律分析，五行中若某一行之气太过，则对其所胜（我克）之行过度制约，而发生相乘。而对其所不胜（克我）之行发生相侮，即反克。若某一行之气不足，则克我之行必过度制约而乘之。而己所胜者，即我克之行必因我之不足而反克相侮。如以木克土为例，则木太过者即"木亢乘土"；木不及者即"木虚土侮"。说明内伤杂病发展、演变的趋势，具有"所胜""所不胜"的脏腑病机转化规律。总之，五脏相通，移皆有次，脏腑之间，亢则害，承乃制。所以《素问·玉机真脏论》说："五脏受气于其所生，传之于其所胜，气舍于其所生，死于其所不胜。病之且死，必先传行至其所不胜，病乃死。此言气之逆行也，故死。……故病有五，五五二十五变，乃其传化。"这是内伤杂病五行生克制化传变的一般规律。由于患者的正气强弱不一，体质各异，病因不同，病性多变，而疾病的传变也有不以次相传者。所以，不能将此传变规律视为固定模式，临证必须动态观察病情，全面分析，方能准确预测病势。

辨病势还应结合病证的相关因素，具体情况具体分析。如表证病较轻，里证病较重；新病多急，久病多缓；外感病证病势多较急，内伤杂病病势

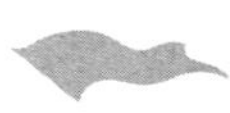

多较缓；感受火热之邪病势多急，感受寒湿之邪病势多缓；体质强而感邪重者病势多急，体质弱而感邪轻者病势多缓；体质强或感邪轻者病势较轻，体质弱或感邪重者病势较重。感邪轻浅者预后较好；感邪深重者预后较差。正气胜邪气者病向愈，病邪胜正气者病恶化。治疗调养得当者病向愈，反之则病当加重或内传。

六、辨体质

中医体质学说认为，体质是指人体生命过程中，在先天禀赋和后天获得的基础上所形成的形态结构、生理功能和心理状态方面综合的、相对稳定的固有特质。辨体质“即以人的体质为认知对象，从体质状态及不同体质分类的特性，把握其健康与疾病的整体要素与个体差异，制定防治原则，选择相应的治疗、预防、养生方法，从而进行‘因人制宜’的干预”(《国医大师王琦医学演讲录》)。因此，辨体质有着重要的临床应用价值。辨体质要以整体观念为指导，运用望、闻、问、切，广泛而全面地收集体质资料，而不能只看到局部的体质状况，并结合时、地、病的特殊性，对人体肥瘦、寒温、强弱等体质状态进行全面分析，综合判断。《中医体质分类与判定》将体质分为平和质、气虚质、阳虚质、阴虚质、痰湿质、湿热质、血瘀质、气郁质、特禀质九个类型，为体质辨识及与中医体质相关疾病的防治、养生保健、健康管理等方面提供了依据。

体质的强弱之别，与疾病的发生、发展变化密切相关。素体强壮者，一般不易感邪，一旦感邪则传变较少，病程亦较短暂；素体虚弱者，则易于感邪，且病程缠绵而易传变。体质的阴阳之偏，还影响病邪的“从化”。素体阳盛者，则邪多从热化，疾病多向实热或虚热演变；素体阴盛者，则邪多从寒化，疾病多向实寒或虚寒演变。而体质的偏颇也是造成机体易于感受某病的重要因素，如肥人多痰湿，善病中风；瘦人多火，易得痨嗽；年老肾衰，多病痰饮咳喘等。即《医宗金鉴·伤寒心法要诀》所说：“人感受邪气虽一，因其形脏不同，或从寒化，或从热化，或从虚化，或从实化，故多端不齐也。”上述说明，体质的类型，不仅决定对某些病邪或疾病的易感性，而且也决定着疾病的发展过程。因此，体质是辨证的基础，体质决定临床证候类型。同一致病因素或同一种疾病，由于患者体质各异，其临床证候类型则有阴阳表里寒热虚实之不同。如同样感受寒邪，有的人出现发热恶寒，头身疼痛，苔薄白，脉浮等风寒表证；有的人一发病就出现畏寒肢冷，纳呆食减，腹痛泄泻，脉象缓弱等脾阳不足之证。前者平素体质尚强，正气御邪于肌表；后者阳气素虚，正不胜邪，以致寒邪直中太阴，故出现上述情况。又如同一地区、同一时期所发生的感冒，由于病邪不同，体质各异，感受也有轻重。因此，其临床类型有风寒、风热两大类别，以及夹湿、夹暑等不同兼证。

辨识体质是治疗的重要依据，也是制定个体化治疗方案，提高疗效的重要举措。《医学源流论·病同人异论》谓："天下有同此一病，同治此则效，治彼则不效，且不惟无效而反有大害者，何也？则以病同而人异也。夫七情六淫之感不殊，而受感之人各殊，或气体有强弱，性质有阴阳，生长有南北，性情有刚柔，筋骨有坚脆，肢体有劳逸，年力有老少，奉养有膏粱藜藿之殊，心境有忧劳和乐之别，更加天时有寒暖之不同，受病有深浅之异。一概施治，则病情虽中，而于人之气体迥乎相反，则利害也相反矣。故医者必细审其人之种种不同，而后轻重缓急、大小先后之法因之而定。"这一论述既强调了辨体质的重要性，又提出了治疗原则的个体化特点，有效地指导着临床实践。

七、辨病证

"病"与"证"可以从不同角度揭示疾病的本质。病和证的关系，表现在同一疾病可以有不同的证，而不同的疾病可以有相同的证，证在横的方面涉及许多的病，如同属于"饮食停滞证"，可分别表现在胃脘痛、腹痛、呕吐、泄泻、便秘等疾病之中。只有辨证与辨病相结合，才有利于对疾病本质的全面认识。诚如朱肱《南阳活人书》所说："因名识病，因病识证，如暗得明，胸中晓然，无复疑虑，而处病不差矣。"中华人民共和国国家标准《中医临床诊疗术语》的颁布，已基本建立了病证结合的诊断框架。

（一）因名识病，提倡“四辨”

病，又称疾病，是在病因的作用下，机体邪正交争，阴阳失调，所出现具有一定发展规律和转归的全部演变过程，具体表现出若干特定的症状和各阶段的相应证候。《说文解字》云“疾，病也”，“病，疾加也”。说明“病”与“疾”的字义基本一致，但又不尽相同，疾轻而病重。“病”主要是由“症”体现出来的，反映了病理变化的全过程和发生、发展、变化的基本规律。徐大椿在《医学源流论·病症不同论》中明确提出病的概念，即“凡病之总者，谓之病，而一病必有数症。……如疟，病也，往来寒热、呕吐、畏风、口苦，是症也，合之而成为疟”。由于辨病能够把握疾病全过程的特点与变化规律，同种疾病应当具有共同的病因、病机、病状、演变、预后等本质与特征，应有共同的治疗规律和治法方药，因而辨病论治具有疾病的共性突出，治疗的针对性强等特点。

“因名识病”即对疾病的病种做出判断，得出病名诊断。疾病的病名，是对该病全过程的特点与规律所做出的概括与抽象。《黄帝内经》所记载的病名多达200余种，《伤寒论》首创辨病与辨证结合的模式，该书诸篇皆先“辨某某病”而后“脉证并治”，以病统证。《金匮要略》论内伤杂病也是以病为纲，病证并重，所载疾病40余种。中医的许多病名，如历节风、痛风、中风、感冒、痢疾、霍乱、疟疾、鼓胀、癫痫、痹病等，其命名科学确切，见名知义，易于掌握，一直沿用至今。任何疾病，都有其自身的规律可循、病因可审、病机可察、治法可立、预后可测。通过辨病，将“证”明确在某一疾病之中，就可以缩小辨证范围，减少辨证的盲目性。所以应高度重视辨病，以利总揽病变全局，把握疾病本质，实施针对性较强的治疗措施等。

辨病尚无固定的模式可循，经长期的临床实践探索，初步认为从辨发病特点、辨病因、辨病史、辨主症或特征性症状等“四辨”入手，实可执简驭繁。

1. 从发病特点辨病

如中风、痫证、厥证均可见突然昏仆，不省人事，但中风同时伴见口眼㖞斜、半身不遂，清醒后多有后遗症；痫证同时伴见四肢抽搐，口吐涎沫，二目上视，或口中发出叫声，醒后一如常人；厥证同时伴见面色苍白，四肢厥冷，无口眼㖞斜及手足偏废，亦无四肢抽搐等症。

2. 从病因辨病

若能了解疾病发生的特殊原因，则有利于对疾病的诊断。如神昏者，虽不可能了解病人的自觉症状，但若有头部外伤、暑热高温下劳作、暴遇寒冷、过量饮酒、服食毒物等病因者，可分别考虑为头部内伤、暑厥、寒厥、酒厥、食物或药物中毒的可能。

3. 从病史辨病

即了解既往患病情况，并根据其病情演变趋势而推测当前疾病。如肺胀与哮证均以咳而上气、喘满为主症，有其相似之处，但肺胀具有多种慢性肺系疾病的病史，而哮证是反复发作性的一个独立疾病。有的本有严重心痛病史，若突然出现心痛剧烈难忍，面色苍白或青紫，肢厥，冷汗淋漓，脉结代或微者，则为真心痛；平素眩晕，头痛，血压高，突然仆倒，神志昏迷者，多为中风。

4. 从主症或特征性症状辨病

疑难病往往症状错综复杂，有时难以确定病名诊断，如眩晕、失眠、心悸可同时出现，其属于何病，可从发病先后的因果关系上加以辨别，若因顽固失眠而渐见眩晕、心悸者，则属眩晕病，若因心悸久病不愈而渐见眩晕、失眠者，则属心悸病。有些特征性症状对病名诊断具有重要意义，如癫痫病之口吐涎沫，二目上视，口发怪叫；哮病必有喉间哮鸣声、呼吸喘促的特征；偏头痛则以反复发作，或左或右的头角剧烈疼痛为主症。

中医病名的命名尚存在一些问题，如有些病名的定义欠确切，内涵与外延不够清晰；对病、证、症概念的认识不够统一，至今仍有争议；存在一病多名或多病一名的现象；有的病名实为病类概念等。这些问题提示，中医病名标准化研究亟待加强。

（二）因病识证，严守“四要”

“因病识证”即是认证、识证的过程。证候，是疾病发生和演变过程中某阶段本质的反映，它以一组相关的症状，不同程度地揭示出疾病的病因、病机、病位、病性、病势、邪正关系等。证虽然是由症状组成的，但它不是若干症状的简单相加，而是透过现象分析其内在联系，从而揭示疾病的本质。因而，“证”比“症”更全面、更深刻、更正确地揭示了疾病的本质。辨证名就是确定辨证的最后结论。因此，证名诊断就是用规范性术语高度、准确地概括疾病现阶段的病机类型。辨证名要严格遵守四个要点。

1. 病证结合，辨析异同

疾病的证型，从纵向看，同一疾病在不同的发展阶段，可以表现出不同的证型；从横向看，不同的疾病在其发展过程中又可表现出同样的证型，而且具有一定的规律性，如脾胃系诸多的疾病中皆可出现“脾胃气虚”证，而诸多的情志内伤疾病中皆可出现“肝气郁结”证。故病证结合，辨析“病”“证”之异同，就是“同病异治”或“异病同治”的理论依据。

2. 辨析病程，动态观察

辨“证”是一个动态的过程，“证名”随着病程的延长、证候的变化而变化。故要对证候进行动态观察，如“胁痛”一病，若发病初期表现为以胁肋胀痛为特征的“肝气郁结证”，病程日久，以胁肋刺痛为主时，则转化为“气滞血瘀证”。再如“咳嗽”，初起为上气咳逆阵作，咳时面赤的“肝火犯肺证”，日久则可转变为干咳，咳声短促的“肺阴亏耗证”。

3. 辨兼夹证，勿囿分型

疑难病往往数证兼夹、复合，如“阴虚夹湿证”“痰瘀互结证”“脾肺气虚，痰郁化热证”“肝肾阴虚，湿热下注证”等。若拘泥于“辨证分型”，在数证兼夹、复合时就难以做出证名诊断，故应根据证候的实际，概括为正确、规范的证名。

4. 严守规范，统一证名

长期以来，对“证名”的诊断不够统一，如“脾胃虚弱”这一证名就不够规范，因为脾胃气虚、脾胃虚寒、中气下陷、脾胃阴虚四证皆属于“脾胃虚弱”，此四证的证候表现及理、法、方、药不尽相同，若皆以“脾胃虚弱”证名诊断，则无临证基本功可言，而疗效也无从谈起。类似情况较为多见，故证名诊断务必规范，不可独出心裁，可参照中华人民共和国国家标准《中医临床诊疗术语》或历版权威《中医诊断学》《中医内科学》等有关教材。

症、证、病既有区别又有联系，三者均统一在人体病理变化的基础之上。“症”和“证”从文字上说是可以通用的，所以历代医家对此并未严格区分。近几十年来，为了能阐明证候和症状的关系及二者的不同含义，因而将其区分开来。“症”是病变所反映出的个别症状、体征；“证”则反映了疾病某个阶段的病变本质，它将症状与疾病联系起来，从而揭示了症与病之间内在联系的证据；而“病”是由一组具有临床特征的症状构成，反映了病理变化的全过程，并各有其不同的演变规律。《医学源流论·知病必先知症论》曾说：“凡一病必有数症，有病同症异者，有症同病异者，有症与病相因者，有症与病不相因者，盖合之则曰病，分之则曰症，同此一症，因不同，用药亦异，变化无穷，当每症究其缘由，详其情况，辨其异同，审其真伪。”这里所说的“症”，即症状，而不是证候，所谓“辨其异同，审其真伪”就接近于证候了。

综上所述，辨病与辨证相结合是中医学诊断疾病的精髓，对病和证的分层认识，具有较强的互补性，“病”之与“证”是“纲”和“目”、统领和从属的关系，犹如经纬纵横相贯。通过辨病和辨证，确定病名与证名，使诊断更为全面准确，这是中医诊断的最终归宿。辨的重点不是着眼于“病”的异同，而是在“证”的辨别上，通过辨证而进一步认识疾病。例如，胸痹是一种疾病，通过其胸部闷痛，甚则胸痛彻背，喘息不得卧等临床症状，而诊断为“胸痹”病，但由于病因、病机、病性等的不同，临床则可表现为心血瘀阻证、痰浊闭阻证、气阴两虚证等，只有辨清了胸痹的证，才能确立相应的治法、方药。这是与用同一方药，治疗同一疾病的辨病治疗的根本区别。

第三节　论治法则，纲举目张

论治，又称为“施治”，即根据辨证的结果，确定相应的治则、治法和措施。治则是在辨证论治指导下制定的，其对于疾病治疗的立法、选方、遣药具有指导意义。治法从属于治则，是在其指导下制定的对某一疾病的治疗大法和对某一证候的具体治法。如治疗外感疾病，在“祛邪”治则指导下，确立“汗法”这一大法，而“汗法”又有“辛温解表”“辛凉解表”等具体治法。

“论治”较“施治”更强调了“论”的意义，“论”的过程贯穿了理、法、方、药的各个环节，包括治则、治法、选方、遣药等具体内容。因此，论治的过程，是在辨证论治思维指导下进行的。

一、治则六要，尤重调摄

治则，即治疗原则。治则的内容颇为丰富，通常情况下，主要包括治病求本、治未病、扶正祛邪、同病异治与异病同治、分期论治、综合调摄六项重要内容，其中包含着许多辩证法思想，在临床治疗上起着重要指导作用。由于疑难病病情复杂，病程较长，顽固难愈，综合调摄就显得更为重要。

（一）治病求本

“本”是相对于“标”而言的。标本常用以概括说明事物的本质与现象、原因与结果、先与后、主与次等关系，包含范围广泛。因此，中医学的标本理论可以从不同角度概括说明疾病变化过程中各种矛盾的关系。如以邪正关系言，正气是本，邪气为标；以病因与症状言，病因是本，症状为标；从发病先后来分析，旧病、原发病为本，新病、继发病是标；从病变部位言，病在内为本，病在外为标等。在一般情况下，应当先治其本，后治其标，这是因为随着病变主要矛盾的解决，许多次要矛盾也往往迎刃而解。在特殊情况下，则应该根据病情的轻重缓急，以“急则治其标，缓则治其本”，或“标本同治”原则为指导，确定具体的治疗步骤。

《素问·阴阳应象大论》中的“治病必求于本”，旨在说明治病必须寻求疾病的“阴阳变化”之本。后世对“治病求本”的认识多有发挥，主要是指治疗某些疾病时，必须要寻求其根本原因，并针对根本原因进行治疗，丰富了其内涵，也颇合临床实际。

1. 先治其本，后治其标

在通常情况下，病必从本治。因为疾病的“本”是其发生、发展和传变的关键。如治疗暴泻，若患者泄泻清稀，甚则如水样，腹痛肠鸣，属于寒湿内盛证，则其“寒湿内盛”为病之本，而泄泻仅是其标，故治疗时就应散寒化湿以治其本，寒湿除而泄泻自愈。若久泻不愈，始可收涩止泻以治标。

2. 急则治其标

《素问·标本病传论》曰：“先热而后生中满者治其标……先病而后生中满者治其标……小大不利治其标。”这里所说的“标”，是指病证中较危急的症状，如果不及时处理，病势就可能急转直下，甚至危及生命。所谓“中满”，是指腹部胀满；“小大不利”，即大小便的不通。此时病势较急，必先“逐水”以治其标，待腹水宣泄之后再调治其本。在处理新病与痼疾的关系上，仍应先治新病（标），后治痼疾（本）。如患喘证“宿疾”，复因风寒感冒而急性发作，一般应按急则治标原则，先治其风寒感冒新病，然后治喘证宿疾。

3. 缓则治其本

缓者，指病势缓而邪气衰。一般而言，急性病的恢复期、缓解期，或慢性病，其大多处于病邪已去其大半而正气尚未复原阶段。此时的治疗多侧重于扶正，以治其本。如阴虚燥咳，则阴虚为本，燥咳为标，治当滋阴润燥以止咳，阴虚之本得复，则燥咳之标自除。许多疾病的“冬病夏治”，也是本着缓则治其本的原则制定的。

4. 标本兼治

标本兼治指治标与治本同时兼顾的原则，多用于标、本皆急，不宜单独治本或治标者。如体虚感冒，体虚为本而外感为标，若单纯以解表法治其外感，则恐更伤正气；若仅补其虚，则易助邪。此时的标本兼顾，就应视其具体情况，选用益气解表、滋阴解表、助阳解表、养血解表等法。标本兼顾还包括表里同治，新病、久病同治等。

此外，《素问·汤液醪醴论》尚有“病为本，工为标；标本不得，邪气不服”之论。对此，可从两方面理解：就医患关系而言，病人为疾病的主体，所以患者为本；医生治病解除患者的痛苦，所以医生为标。就疾病与治疗手段而言，疾病本身为本，所采取的治疗方法、药物为标。缓解紧张的医患关系尤应遵照“病为本，工为标”的思想，这一论述当今仍具有现实的指导意义。

（二）治未病

中医学的治未病原则，主张“预防为先”“不治已病治未病”“以表知里”“见微知著”“已病防变”等，十分强调“未病先防”和“已病防变”。“未病”包含无病状态、病而未发、病而未传、愈后未复等多层含义。故“治未病”的原则对应其四个方面，即未病养生，防病于先；欲病救萌，防微杜渐；已病早治，防其传变；瘥后调摄，防其复发。“治未病”是早在《黄帝内经》中就提出来的防病养生谋略，如《素问·四气调神论》说：“是故圣人不治已病治未病，不治已乱治未乱，此之谓也。夫病已成而后药之，乱已成而后治之，譬犹渴而穿井，斗而铸锥，不亦晚乎！”这一重要论述从正反两方面强调治未病的重要性，已成为“治未病”的座右铭。

中医学的“治未病”，是指采取一定措施，防止疾病的发生、发展和复发。治未病原则的内容十分丰富，有着独特的理论和丰富经验，涉及各个方面的综合调摄，是中医养生防病的一大优势。其基本原则包括以下四个主要方面。

1. 未病养生，防病于先

未病养生，防病于先是指在未病之前，采取一定的措施维护健康状态和预防疾病的发生。《素问·上古天真论》曰："上古之人，其知道者，法于阴阳，和于术数，食饮有节，起居有常，不妄劳作，故能形与神俱，而尽终其天年，度百岁乃去……夫上古圣人之教下也，皆谓之虚邪贼风，避之有时，恬淡虚无，真气从之，精神内守，病安从来？"说明中医学对人类养生保健的高度重视。通过顺应四时，调摄情志，食饮有节，起居有常，适度劳作等，力求达到形与神俱，而尽终其天年的健康状态，和"正气存内，邪不可干"的疾病预防目的。另外，在传染病流行季节，还可采用药物消毒防病，如用雄黄、艾叶、苍术等熏烟以防疫疾。

2. 欲病救萌，防微杜渐

欲病是指患者有多种异常表现和体验，而通过常规的物理、化学等检查方法难以做出疾病诊断的状态，其与现代所谓之为亚健康状态大体相同。《素问·序》指出"消患于未兆"，其"未兆"即未有显著疾病的征兆，属于欲病状态。此阶段经过调理恢复则健康，若继续发展便是疾病，故此时是"治未病"的最佳时期。欲病状态养生，要突出两个重点。

（1）生活方式科学：预防和消除欲病状态，其重要前提是养成科学的生活方式，诸如饮食有节、起居有常、情志调畅、劳逸适度、运动锻炼，以及戒除不良嗜好等，且要持之以恒，方可收效。

（2）适当调养干预：针对不同体质，结合四诊合参，以辨证施"养"。主要采用针灸、推拿、刮痧、气功、食疗等非药物疗法进行调治。必要时也可遵循《黄帝内经》"寒者热之，热者寒之，虚者补之，实者泻之"的治疗原则，适当运用药物调理，以促使机体恢复到阴阳平衡的状态。

3. 已病早治，防其传变

人体在患病之后，要及时采取有效措施，早期诊断，早期治疗，预防疾病的发展和传变。《素问·阴阳应象大论》指出："故邪风之至，疾如风雨，故善治者治皮毛，其次治肌肤，其次治筋脉，其次治六腑，其次治五脏，治五脏者，半死半生也。"此即强调了早期诊治的重要性。

（1）早期诊治：指在患病之初，就要采取积极的措施，防止疾病进一步加重。如外感病的传变，多由表入里，由浅入深。因此，在表证初期，就应及早诊治。有些疾病在发作前，每有一些预兆，此时及早诊治，可收到事半功倍效果。如中风病在发作前常有眩晕、肢体麻木等先兆症状，如能抓住这些预兆，早期诊治，多可避免中风的发生。

（2）预防传变：人体是一个完整统一的整体，某一脏腑组织有病，往往会影响到其他脏腑组织，使病情复杂或加重。因此，要根据脏腑相关学说、五行生克制化、经络与六经传变等理论，分析、判断疾病的传变规律，采取“扭转截断”治疗措施，同时保护人体正气和未受邪之地，以阻止疾病的进一步传变。《金匮要略》所谓“见肝之病，知肝传脾，当先实脾”的原则，其宗旨是防止疾病的传变。

4. 瘥后调摄，防其复发

疾病初愈，往往正气尚虚，邪气留恋。此时若不注意调摄，每可使病情复发或加重。故应给予适当的善后调治，防止复发。

（1）祛邪务尽：疾病初愈之时，若失于善后调治，则正虚邪恋可缠绵不已。如周学海《读书笔记》云：“盖凡大寒大热病后，脉络之中，必有推荡不尽之瘀血，若不驱除，新生之血不能流畅，元气终不能复，甚有传为劳损者。又有久病气虚，痰涎结于肠胃，此宜加涤痰之品。”故病后邪气虽已去大半，但为了防止邪气留恋而病复，当尽除余邪。

（2）防止复发：疾病初愈，若调养不当，可使其在一定条件下复发。预防之法，当着重防食复、防劳复、防情志复、防重感复、防药复。

防食复：食复是指疾病愈后，脾胃尚虚，因饮食失节而导致疾病复发者。食复，轻者损谷自愈，重者消导方瘥。

防劳复：劳复是指疾病初愈，余邪未清，因过度劳累而致疾病复发者。劳复一般分为劳力复、劳神复和房劳复三种。所以疾病初愈之际，以充分休息，节欲惜精，保养精气，作为病后调摄的重要原则。

防情志复：多为疾病初愈，由于情志过激而致旧病复发。预防之法，当注意调节其情志，保持精神恬静愉悦，以防因情志因素伤及脏腑气机。

防重感复：是指病后正虚，余邪未尽，又复感新邪，而致旧病复发。此重感致复多发生于热病新瘥之后，即所谓“瘥后伏热未尽，复感新邪，其病复作”（《重订通俗伤寒论·伤寒复证》）。注重病后调护，防寒保暖，慎避外邪，对防止复发有着重要的意义。

防药复：疾病瘥后，运用药物调理失当而致复发者，称为“药复”。疾病新瘥，可以辅之以药物适当调理，但不可急于求成，既不能迭进大补而壅滞助邪，更不能不辨证而致药证相悖，每致病情复发。应遵循扶正宜平补，勿助邪；祛邪宜缓图，勿伤正的原则。

（三）扶正祛邪

所谓“扶正”，就是运用多种方法增强人体的正气。“扶正”并不完全等同于药物的“补虚”，它既包括运用气功、保健操、食疗等多种养生法，也包括运用药物治疗的补气、养血、滋阴、温阳等治法以扶正，重视运用养生法扶正更具有积极意义。所谓“祛邪”就是运用汗、吐、下、清、消等治法以祛邪，多种养生方法也有祛邪的治疗作用，可同时运用。

扶正祛邪原则的具体运用，应详审邪正的消长盛衰，权衡主次、先后，灵活变通。扶正以祛邪，用于正虚为主者；祛邪以扶正，用于邪盛为主者；先祛邪后扶正，则用于邪盛而正虚不甚者；先扶正后祛邪，则用于正虚而邪不盛者；扶正与祛邪并用，则用于正虚邪实者，即所谓“攻补兼施。”但应分清虚实的主次，或以扶正为主，祛邪相辅，或以祛邪为主，兼顾扶正。务求“扶正不留邪，祛邪不伤正”。

（四）同病异治与异病同治

“同病异治”治则源于《黄帝内经》，如《素问·五常政大论》指出：“西北之气，散而寒之；东南之气，收而温之，所谓同病异治也。”《素问·病能论》也指出：“有病颈痈者，或石治之，或针灸治之，而皆已，其真安在？岐伯曰：此同名异等者也。夫痈气之息者，宜以针开除去之；夫气盛血聚者，宜石而泻之，此所谓同病异治也。”《黄帝内经》中虽无“异

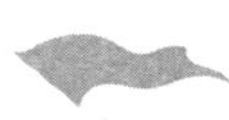

病同治”治则的文字表述，但已体现了与“同病异治”相对的治疗思想，尤其是《金匮要略》在辨证治疗方法和具体方药的运用上已经充分体现了“异病同治”原则。由于疾病在发生、发展过程中，往往因为病因、病位、病程、体质、时令等的不同，同一种病在病程中可以出现不同的证，而不同的病在病程的某一阶段，又可出现相同的证。因此，在临床治疗中，就可根据辨证结果，分别采取“同病异治”或“异病同治”的原则。无论同病异治，还是异病同治，其着眼点主要在于“证”的异同。由于“证”的实质反映着病机特点，故“同病异治”“异病同治”的关键在于病机之异同。

所谓“同病异治”，是指病同而证不同，则采用的治法也不一样。如《金匮要略·水气病脉证并治第十四》所述的“诸有水者，腰以下肿，当利其小便；腰以上肿，当发汗乃愈”，说明同为水气病，若见腰以下肿，因腰以下肿为阴，属里，水湿之邪在里在下，故用利小便法，使水湿从小便而去；若见腰以上肿，因腰以上为阳，属表，水湿之邪在表在上，故用发汗法，使水湿从汗液而散。再如同属内伤咳嗽，若系由他脏病变累及于肺系，则可在病程中，分别表现出脾虚痰壅、肝火犯肺、肾气不足等证，而治疗则分别从健脾化痰、清肝泻肺、补益肾气论治，这就是“证异治亦异”的原则。

所谓“异病同治”，是指病异而证相同，则采用相同的治法。如《金匮要略·百合狐惑阴阳毒病脉证治第三》记载的“病者脉数，无热，微烦，默默但欲卧，汗出，初得之三四日，目赤如鸠眼；七八日，目四眦黑。若能食者，脓已成也，赤小豆当归散主之”。《金匮要略·惊悸吐衄下血胸满瘀血病脉证治第十六》治疗“下血，先血后便，此近血也，赤小豆当归散主之”。这些病虽然病因、病名、病证不同，但病机相同，均为血中有热，湿毒不化，所以同用赤小豆当归散清热利湿，活血化瘀排脓。对于临床常见的胃缓、脱肛、阴挺、崩漏、慢性泄泻等病，如果辨证都属于“中气下陷”之证者，则皆可运用“补中益气”法治之，这就是“证同治亦同”的原则。

（五）分期论治

在疾病的发展变化过程中，由于邪正盛衰、阴阳消长等病理因素，使疾病往往处于传变阶段与相对稳定阶段。疾病的阶段性，不仅能反映出病情的轻重、病势的进退，还能揭示 出病机的变化，进而作为分期论治的依据。

1. 外感病证的分期论治

外感病证的初期阶段，邪气未盛，正气未衰，病位较浅，当从表治，及时发散祛邪；中期阶段，表证已罢，病邪深入，则当从里治，予以清、下、消等法，以祛其邪；后期阶段，邪气渐衰，正气未复，治当扶正以祛邪，或祛邪以扶正，俾邪去正复，而获治愈。

2. 内伤病证的分期论治

内伤病证，有体质之别、久暂之分、缓急之异，故宜审视病程、病势等，分期论治。如祛邪与扶正，孰先孰后，孰主孰次，妙在随机应变，庶不致贻误病机。一般而言，病之初起，正气尚强，无论病情轻重，用药宜猛不宜缓，以速祛其邪；病之中期，正气渐衰，当施以猛缓相济之药，方能中的；病程久延，正气渐亏，惟宜扶正为主，俟正气充足，邪气自除，此时用药万勿猛烈，须缓图而不可急功。

清·程国彭《医学心悟》分期治疗积聚的经验，堪称范例，对指导内伤病的分期论治，具有很高的借鉴价值。如谓："治积聚者，当按初、中、末之三法焉。邪气初客，积聚未坚，宜直消之，而后和之。若积聚日久，邪盛正虚，法从中治，须以补泻相兼为用。若块消及半，便从末治，即住攻击之药，但和中养胃，导达经脉，俾荣卫流通，而块自消矣。更有虚人患积者，必先补其虚，理其脾，增其饮食，然后用药攻其积，斯为善治，此先补后攻之法也。"

（六）综合调摄

所谓调摄护理，就是要采取顺应四时、调摄情志、食饮有节、运动健身、合理给药等综合调摄原则，以促进患者的顺利康复。调摄的内容十分丰富，兹择要述之于下。

1. 顺应四时

中医学强调养生要符合四季寒暑变化等自然规律，这就是《黄帝内经》的“天人相应”观。正如《素问·四气调神大论》所说：“故阴阳四时者，万物之终始也，死生之本也，逆之则灾害生，从之则苛疾不起，是谓得道。”由此可见，四时阴阳的变化规律，是万物由生而死、由始而终的根本法则。如果违背这些自然规律，就会损害身体，导致疾病。因此，顺应四时，就要适应自然，避免外邪，使人体的内环境与外环境相统一，才能达到防病健身，促进健康之目的。要指导患者养成健康的生活方式，如在一年之中，春防风，夏防暑，长夏防湿，秋防燥，冬防寒。

2. 调摄情志

喜、怒、忧、思、悲、恐、惊七情，概括了复杂情感过程的基本状态及情绪、情感等心理活动。适度的情志活动是身心健康的标志，过度或不良的情志活动则对疾病的发展、转归有着重要影响。要调摄情志，就必须保持乐观的情绪，开朗的性格，良好的涵养，开阔的胸怀，从而达到情志畅达，避免七情失调。医护人员应鼓励患者表达自己的想法、观点和感受，同时表示理解、同情和乐于倾听，使患者感到自己是安全的、被人理解的，从而增强其继续交流的信心和兴趣。还应根据患者的性格特征观察其情绪的变化，努力使患者保持良好的情绪状态，可综合应用移情、疏导、相制等的矫正方法，改变患者的感受、认识、情绪、态度和行为，使其保持舒畅、宁静的心理环境，树立战胜疾病的信心。如《素问·阴阳应象大论》中的悲胜怒、恐胜喜、怒胜思、喜胜忧、思胜恐，就是一种“以情胜情”的心理疗法。这是依据五行相胜的制约关系，用一种情志去纠正相应所胜的情志，从而有效地治疗疾病。再如，中医学的“移情易性”疗法，可以排遣情思，将患者的注意力转移他处。如可以让患者放风筝，在风和日丽的天气踏青问柳，登山赏花，临溪戏水等，以陶冶性情，使其情志与大自然相适应，充满勃勃生机。也可以通过学习、娱乐、交谈等方式，排除内心的悲愤、忧愁等不良情绪，达到促进康复之目的。

3. 饮食有节

饮食为人体气血生化之源，是维持人体生命活动不可缺少的物质基础。《素问·平人气象论》说："人以水谷为本，故人绝水谷则死。"从生死的角度强调了饮食的重要性。《寿亲养老新书》认为"食者生民之大，活人之本也"，并提出了食生气、气生精、精养气、精气维持生命活动的论点。如果饮食不当，则可导致疾病的发生或病情恶化。如《素问·生气通天论》曰："膏粱之变，足生大疔。"说明偏嗜肥甘厚味，易于助湿生热，而形成痈疽疮疡。《素问·通评虚实论》认为嗜食膏粱厚味可导致消瘅、仆击等病，如谓："凡治消瘅、仆击、偏枯、痿厥、气满发逆，肥贵人，则膏粱之疾也。"晋代葛洪《抱朴子》总结出饮食偏食的致病规律，即"五味入口，不欲偏多，故酸多伤脾，苦多伤肺，辛多伤肝，咸多伤心，甘多伤肾，此五行自然之理也"。

饮食调摄对提高疗效，促进患者的康复具有重要意义。故《养老奉亲书》强调："凡老人有患，宜先食治；食治未愈，然后命药……是以善治病者，不如善慎疾；善治药者，不如善治食。"饮食调摄必须重视辨证，因证施膳。应根据病证的寒、热、虚、实及患者的年龄、体质等因素，结合中药的四气、五味、升降浮沉及药物归经等理论，选择食物。并根据"寒者热之，热者寒之，虚则补之，实则泻之"的调治原则，注意不同疾病的饮食宜忌，做到因时、因地、因人、因证施膳。如春季是阳气升发，万物复苏的季节，易养肝。饮食要增酸减甘，宜食一些辛散之品，以振奋阳气。夏季炎热，宜食苦寒清热之品。三伏天暑湿较重，宜食健脾化湿之品。秋季气候干燥，宜食甘润之品。冬季气候寒冷，宜予温补之品。同时地域不同，饮食也有差别。再如阴虚证，饮食宜甘凉、清淡，可多食蔬菜、瓜果，忌食辛辣；气虚证，饮食宜甘淡，忌食肥甘厚味；阳虚证，饮食宜甘温，忌食生冷。由于味辛者散，味酸者收，味苦者坚，味咸者软，若过食某类食物可能会因其食性之偏而损害脏腑功能，所以饮食应全面，五谷不可偏废。正如《素问·生气通天论》所说："是故谨和五味，骨正筋柔，气血以流，腠理以密，如是则骨气以精。谨道如法，长有天命。"说明"谨和五味”是气血流畅、身体健壮的前提条件，不但可以使筋脉柔韧、骨骼粗壮，而且还是健康长寿的重要因素。

4. 起居有常

《素问·宝命全形论》云：“人以天地之气生，四时之法成。”人生活在大自然之中，要想获得健康，生活起居就必须适应自然界的变化。《灵枢·顺气一日分为四时》就有“以一日分为四时，朝则为春，日中为夏，日入为秋，夜半为冬”的记载，用以说明人体阳气的消长盛衰依照自然界一日中的阴阳消长，故病情在一日之中，有旦慧、昼安、夕加、夜甚的不同表现。现代研究也表明，人体各种指标，如体温、脉搏、血糖、血压、肝脏的代谢等，几乎都有 24 小时节律性的变化。所以《素问·上古天真论》把“起居有常”作为重要的养生方法之一。“起居有常”就要顺应一日之中四个时段的阴阳消长变化。一日都在阴阳变化之中，一昼夜阴阳交会之时在子时，子时是指半夜 23 点到 1 点之间。中医学主张起居应顺应自然界的规律，按时作息，睡觉应在子时以前，每天熬夜不宜超过深夜 12 点。同时起居还要顺应一年四季气候的变化，以春季为例，《素问·四气调神大论》认为：“春三月，此为发陈，天地俱生，万物以荣，夜卧早起，广步于庭，被发缓形，以使志生，生而勿杀，予而勿夺，赏而勿罚，此春气之应，养生之道也。”春天为阳气生发的季节，此季草长莺飞，万物复苏，而肝属木，喜条达，与春季阳气生发相应，故此时养生应注重养肝。其具体运用应根据每个人的年龄、体质、地区、习惯、条件等不同情况，因人、因时、因地制宜。如根据四季气候的不同特点，合理安排作息时间，对年老体弱的人来说，冬天宜早睡晚起，夏天宜晚睡早起。居住环境应无污染、无噪音、安静、清洁，住宅建筑应避开高压线、强电场、强磁场和有超声波、放射线的地方。在条件允许的情况下，宜在住宅区域种植些花草、树木，既可以防尘，又可以减低噪音和调节空气，从而优化居住环境。

5. 运动健身

适当运动可以强筋骨，利关节，行气血，通经脉，调养脏腑。常用的运动健身项目很多，但对于患者而言，要选择那些运动强度较小的慢活动为宜，如散步、太极拳、五禽戏、八段锦、气功等。还应根据天气的冷、暖、晴、雨，掌握活动的时间和场所，如寒冷季节不宜在室外活动，炎热季节应避开烈日等。

6. 合理给药

给药方法是否恰当，对疗效有一定的影响。给药方法包括服药时间、服用方法、服药次数，以及药后调摄等。其具体运用，详见“四、遣药精当，用法周详”。

二、治法严谨，通常达变

治法是以病机理论和治则为指导，针对不同病证采用的具体治疗方法与手段。在临床辨证论治的过程中，辨证的目的在于确定病机，论治的关键在于确立治法，治法是针对病机而立，故治法是指导遣药组方的依据，而方剂又是治法的具体体现。方与法二者之间是相互为用，密不可分的。如果只有治法，而无方药，治法就不能体现出来，也就不能完成辨证论治的全过程。故前人有“方从法立，以法统方”的理论。治法包括治疗大法和具体治法，常用的治疗大法有汗、吐、下、温、清、和、消、补八法。如在“汗法”之中，又有辛温解表、辛凉解表、清暑解表等具体治法。

治疗大法的运用，应根据患者的具体情况，可一法独用，或两法、多法并用。如表里同病者，常规的治法是先解表后治里，倘若表里俱急、内外俱实者，就应表里双解，汗下并用。又如上热下寒，或上寒下热证，单以温法或清法治之皆不适宜，又当温清二法合用。因此，临证时会出现消补并用、攻补兼施、汗补并用、和下兼施等多种治法。

由于病证有常，亦有变，故具体治法亦有常法和变法之别。所谓“常法”，是指在论治中运用针对性很强的常用治法，上述的辛温解表、辛凉解表、清暑解表等具体治法皆是常法。所谓“变法”，是指针对病人的体质、兼症、宿疾等情况，在运用常法的基础上，针对病证的变化而对常法予以变通应用，故临证选用具体治法时，应知常达变。如治疗血瘀证，用“活血化瘀法”治疗是其“常法”，但在血瘀证形成和发展过程中，由于病因、体质、病程等的不同，临床往往有寒凝血瘀、热壅血瘀、气滞血瘀、气虚血瘀、阴虚血瘀、阳虚血瘀等不同之证，而治疗上采取的散寒化瘀、清热化瘀、理气化瘀、补气化瘀、育阴化瘀、温阳化瘀等相应治法，即为活血化瘀法的“变法”。具体治法的多样性，是中医学宝库瑰丽丰富的体现。

中医药学在治疗西医学认为的一些所谓难治性、疑难性疾病（包括一些常见病和慢性病）中所显示出的治疗优势，已逐渐被国际医药学界所重视。这些在西医看来没有什么好办法治疗的疾病，也确实有被中医治愈的。但因为是个案或少数病例，因此又容易被认为是偶然的、不可重复的。其实，疑难疾病本身就是比较罕见、治疗比较棘手的疾病。对于这些疾病的治疗，只有在中医药理论的指导下，经过富有经验的中医师的辨证论治才能得以治愈。所以，我们在对这些疾病进行治法研究时，也只有在中医药理论指导下去进行实验设计和对照分析，才能得到创新成果，而且不至于研究结果和结论被他人质疑和否定。清代医家宝辉所著《医医小草·精义汇通》文字十分精炼，意在补治法之偏，也是临床用药的警示语，颇具临床指导意义。兹将全文录之于下，以供临床参考。

“滋腻妨中运，刚烈动内风；辛热耗营液，温补实隧络；
苦寒伤生气，咸寒蔽太阳；外感忌酸收，内症戒消导；
二妙不尽妙，四神亦非神；白虎固金佳，青龙驱水捷；
理中伤胃脂，逍遥劫肝阴；牛黄损离火，黑锡夺坎水；
温寒须行气，清热要活血；命方良有以，制剂岂徒然”。

三、组方六要，机圆法活

选方是依据治法，选用与之相应、相宜的方剂。方剂是以法为凭，依据治法选方，方可做到方合于法，药合于病。“方从法出”是辨证论治原则的体现。反之，无法选方，或无法无方，临时凑药，就违背了辨证论治原则。

（一）依法统方

根据“方从法出，法随证立”的逻辑关系，方剂配伍要与辨证立法一致，达到方证对应的目的。按治法选方的要点有三：①明辨方剂作用异同。如降气方剂，临证常用的有四七汤、旋覆代赭汤、橘皮竹茹汤、丁香柿蒂汤、大半夏汤、四磨饮、定喘汤、苏子降气汤等。由于气逆病既有肝、肺、胃气逆之别，虚实寒热之分，又有兼痰热、寒饮等的不同。因此，以上方剂虽同属一类，但配伍特点各异，其主治功用亦不同。故在选方时，当同中求异，务使其切合治法。②辨证结合辨病选方。证型虽然相同或相近，由于疾病不同而用方各异。如同属于肝气郁滞证，但在呕吐、胁痛、泄泻、便秘、聚证等不同疾病中，由于病位、病机不尽相同而分别选用四七汤、柴胡疏肝散、痛泻要方、六磨汤、逍遥散。③了解方药的相关注意事项。如胸痹证用薤白，但气虚者应慎用，阴虚证宜用生地黄，若有痰则应慎用，血虚证宜用当归，如大便溏则应慎用。

（二）君臣佐使

君臣佐使是指方剂中药物间的主从和相须、相使等配伍关系。清·吴仪洛《成方切用》谓："主病者，对证之要药也，故谓之君，君者，味数少而分量重，赖之以为主也。佐君者谓之臣，味数稍多，而分量稍轻，所以匡君之不迨也。应臣者谓之使，数可出入，而分量更轻，所以备通行向导之使也。此则君臣佐使之义也。"一般来说，君药是指针对主病或主证起主要治疗作用的药物。君药为针对病因和主证而选，药力应居方中之首，为方剂的灵魂。臣药是辅助君药加强治疗作用的药物，或是针对兼病兼证起主要治疗作用的药物。佐药有三种意义，一是佐助药，即配合君、臣药以加强治疗作用，或直接治疗次要兼证的药物；二是佐制药，用以消除或减弱君、臣药峻烈之性或毒性的药物；三是反佐药，是根据病情需要，在方中配伍少量与君药性味或作用相反而又能在治疗中起相成作用的药物。使药，是引经药和调和药。在一首方剂中，君药是不可缺少的，而臣、佐、使是否均需具备，以及其药味的多少，则应根据病情和治疗的需要以及所选药物的作用来决定。

君臣佐使在临床的具体运用，应针对证候的主要因素和次要因素、发

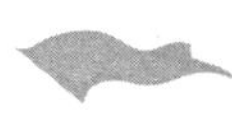

病的主要环节和次要环节等，按照“主病之谓君，佐君之谓臣，应臣之谓使”(《素问·至真要大论》)的原则选药配伍。如《伤寒论》的麻黄汤，主治恶寒发热，头痛身痛，无汗而喘，舌苔薄白，脉浮紧为特征的风寒表实证。方中麻黄辛温解表，宣肺平喘，针对主证为君药；桂枝辛温解表，通达营卫，助麻黄峻发其汗为臣药；杏仁宣肺降气，助麻黄以平喘为佐药；甘草调和麻黄、桂枝峻烈发汗之性为使药。

（三）按药性配伍

根据治则、治法的要求，以药性理论为依据组方用药，恰当配伍。其主要包括以下两个方面。

1. 按五脏苦欲补泻配伍

《黄帝内经》的“五脏苦欲补泻”是根据五脏的功能特性来指导处方用药的理论。如《素问·脏气法时论》云“肝苦急，急食甘以缓之”，“心苦缓，急食酸以收之”，“脾苦湿，急食苦以燥之”，“肺苦气上逆，急食苦以泄之”，“肾苦燥，急食辛以润之”。又说“肝欲散，急食辛以散之，用辛补之，酸泻之”，“心欲软，急食咸以软之，用咸补之，甘泻之”，“脾欲缓，急食甘以缓之，用苦泻之，甘补之”，“肺欲收，急食酸以收之，用酸补之，辛泻之”，“肾欲坚，急食苦以坚之，用苦补之，咸泻之”。五脏之苦的“苦”，即病症，病理状态，由多种因素导致的其自身收散升降等生理功能失常，其表现形式或太过，或不及。“欲”，即顺其脏腑特性，或顺其脏腑功能则为欲。正如《医宗必读·苦欲补泻论》所云：“违其性则苦，遂其性则欲。本脏所恶，即名为泻；本脏所喜，即名为补。”后世许多医家将“五脏苦欲补泻”理论作为临床用药的指导原则，李中梓甚至有“夫五脏之苦欲补泻，乃用药第一义也，不明乎此，不足以言医”(《医宗必读·苦欲补泻论》)之论。当然，临证治病时必须结合脏腑的喜恶、病变的表里虚实寒热性质、药物的气味特点等因素综合考虑，才能提高疗效。

王好古《汤液本草》所提出的五脏苦欲补泻具体药味，是对五脏苦欲补泻配伍理论的发挥，也系经验之谈，可供临床参考。如谓：“肝苦急，急食甘以缓之，甘草；欲散，急食辛以散之，川芎；以辛补之，细辛；以酸泻之，芍药。”“心苦缓，急食酸以收之，五味子；欲软，急食咸以软之，芒硝；以咸补之，泽泻；以甘泻之，人参、黄芪、甘草。”“脾苦湿，急食苦以燥之，白术；欲缓，急食甘以缓之，甘草；以甘补之，人参；以苦泻之，黄连。”“肺苦气上逆，急食苦以泻之，诃子皮，一作黄芩；欲收，急食酸以收之，白芍药；以辛泻之，桑白皮；以酸补之，五味子。”“肾苦燥，急食辛以润之，知母、黄柏；欲坚，急食苦以坚之，知母；以苦补之，黄柏。以咸泻之，泽泻。”

2. 根据药性理论配伍

一是相辅相成的配伍，将功效性能相似的药物同用，以增强药效。如大黄配芒硝，泻火通便；石膏配知母，清热泻火；附子配干姜，回阳温中；乳香配没药，化瘀止痛。二是性味相异的配伍，以提高主药的疗效。如酸甘化阴，辛甘化阳，辛开苦降。三是功效相异的配伍，以标本兼顾。如益气补血、理气活血、益气活血、解表清里。四是相反相成的配伍，将性能相反的药物配伍同用，以适应复杂多变病情的需要，或降低某些药物的毒副作用，以提高疗效。如补泻兼施、寒热同用、散敛相合、刚柔相济、润燥互济、动静结合等。

（四）随证化裁

以经典成方为核心，针对证候的具体情况加减配伍，临床习惯谓之核心方剂加减配伍法。临证用方时，一般不能固执一方以应无穷变化之病，且病有轻重缓急之分，方有大小缓急之别，证有因时（季节）、因地、因人之殊，法有主次、先后之异，故应随着病情的变化，以及体质、年龄、性别、季节、风土习惯等的不同，灵活加减运用，做到“师其法而不泥其方”，才能切合病情，知常达变。

1. 药味加减的变化

方剂常因药味的加减，而改变其功用和适应范围。如桂枝汤具有解肌发汗，调和营卫的作用，主治“发热、汗出、恶风、脉缓”的太阳病中风证，如因太阳病中风引发旧病喘息，就当加厚朴、杏仁，以下气泄满，降逆定喘，此方即为桂枝加厚朴杏子汤；又如桂枝汤证因误下而胸满，此时桂枝汤证仍然存在，因方中有芍药之酸收，不利于胸满，就当减去芍药，以专解肌散邪，此方即为桂枝去芍药汤。必须注意，方中药味加减的前提是主证未变，若主证已发生变化，则不属于方剂药味加减的范围，而应改变治法或方剂。

2. 药量加减的变化

古有“中医不传之秘在剂量”之说，所用方剂的药物虽相同，但由于药量的加减变化，治疗的病证却大不相同，方名亦因而改变。例如小承气汤、厚朴三物汤、厚朴大黄汤三方同样由大黄、枳实、厚朴三味组成。小承气汤用大黄 12g 为君药，枳实 9g 为臣药，厚朴 6g 为佐使药，主治阳明腑实，大便秘结，潮热谵语等证；厚朴三物汤用厚朴 12g 为君药，枳实 9g 为臣药，大黄 6g 为佐使药，主治腹部胀满，大便秘结等证；厚朴大黄汤以厚朴 12g 为君药，大黄 6g 为臣药，枳实为 4g 为佐使药，主治支饮胸满。小承气汤的病机是阳明腑实，治疗目的在于攻下，故用大黄为君药。厚朴三物汤证的病机是气机阻滞，治疗目的在于除满，故用厚朴为君药，厚朴大黄汤证的病机是胸有支饮，治疗目的在于开胸泄饮，故用厚朴为君药、大黄为臣药。可见在确定辨证、选方、用药之后，合理用量是疗效的关键所在。

药量加减的变化还应掌握两个原则。一是中病即止（或中病即减）原则，如解表药、泻下药、利尿药、毒性药等的应用，若已达到预期疗效，应及时停药，或逐渐减量，以防过剂伤正。二是“已知为度”原则，“已知”是指用药后取得了明显疗效，就应根据具体情况调整用量。

（五）选择剂型

《汤液本草·东垣用药心法》说：“汤者荡也，去大病用之；散者散也，去急病用之；丸者缓也，舒缓而治之也。”说明中药的剂型不同，作用力的强弱也不完全相同，应酌情选择。汤剂的特点是吸收快，迅速发挥药效，能荡涤病邪，适用于常见病、大病。如麻黄汤祛风寒、大承气汤荡涤阳明热结。汤剂的用量往往较重，如将原方由汤剂改为丸剂时，则可适当减轻其用量。散剂不用煎煮，可直接冲服，取用方便，有散结除邪等功效，多用于急病，如伤科多用七厘散散血疗伤；丸剂的特点是吸收缓慢，药力持久，一般适用于慢性、虚弱性疾病，如六味地黄丸、人参养荣丸等。上述并非绝对，如治急病的丸剂就有安宫牛黄丸、苏合香丸等，而汤剂作用缓慢的也不少。除了上述剂型以外，还有膏、丹、酒等许多剂型。总之，方剂的剂型并非一成不变，但总是万变不离其宗，即根据病证的变化而变化的。

此外，尚有“药对”配伍法，即根据治法的要求，选择数个药对为基础组合配伍；复方合方配伍法，即以两个以上经典小成方相互组合。

（六）有方有守

“治急性病有胆有识，治慢性病有方有守”之说，乃中医临床的经验之谈。疑难病多缠绵难愈，病情复杂，治疗棘手，故在其治疗过程中必须遵循“有方有守’的原则。所谓“有方”，应为辨证有理有据，用药丝丝入扣，符合病情的方药；所谓“有守”，是指守方服用，观察疗效，不得随意更改，或根据病情适当加减，而不能改变主方。守方治疗看似简单，真正做到绝非易事，往往因药后无效或收效甚微而不被患者理解，以致医者频繁更方，或患者频繁更医。究其原因，除了患者及其家属对医生不够信任外，与医生对该疑难病的疗效、疗程、预后认识不足，对患者的解释不够等方面有关。作为临床医生一定要心有定见，在治疗沉疴顽疾时，不能因为短时期内难以取效就频繁地更法易方。

四、遣药精当，用法周详

遣药是诊察、辨证、立法、选方之后的具体举措，是保证疗效的关键。清代医家徐大椿《医学源流论》列《用药如用兵论》为专篇，指出：“是故兵之设也以除暴，不得已而后兴；药之设也以攻疾，亦不得已而后用，其道同也。”形象生动地说明了合理用药的重要性。因此，在临证用药时，必须认真细致，极端负责，全面权衡。除了严格遵守十八反、十九畏配伍原则外，还应重视以下几个方面。

（一）明确用药宜忌

由于药物皆有其适用范围，且药性不同，功用各异，因此在临证用药时，必须辨证施药，明确其宜忌。如麻黄辛温，能发汗平喘，宜用于风寒表实证，若表虚自汗，或肺虚咳喘则当忌用；赤石脂甘温涩，功擅涩肠止泻，宜用于虚寒久泻、久痢，若泄泻、痢疾病程较短，或系湿热证，则皆当忌用。中成药的运用也有一定的适用范围和禁忌，如安宫牛黄丸用于热闭神昏证，若属于寒闭神昏者，则应禁用。特殊人群的用药宜忌尤当注意，如老年人体质相对较弱，用药要酌情减量，一般应从小剂量开始，尤其是一些毒性药物，不可久服和多服。婴幼儿患者中药的合理使用，一般需注意以下几点：①用药及时，用量宜轻；②宜用轻清之品，因小儿脏气清灵，对大苦、大辛、大寒、大热、攻伐和药性猛烈的药物皆应慎用；③宜佐健脾和胃之品；④宜适时佐用凉肝定惊之品；⑤不宜滥用滋补之品等。还应结合物理、化学等相关检查明确用药宜忌，如肾功能不全时，对于肾毒性较强的药物，如雷公藤、草乌、益母草、蓖麻子、麻黄、北豆根、巴豆、土荆芥、苍耳子、斑蝥、蜈蚣、蜂毒、雄黄、朱砂以及含马兜铃酸的马兜铃、天仙藤、寻骨风等均应忌用；肝功能不全者，对已知有肝毒性的中药或中成药，如黄药子、苍耳子、千里光、雷公藤、棉花子、艾叶、蓖麻子、苦杏仁、广豆根、北豆根、石榴皮、地榆、鱼胆、蟾酥、斑蝥、蜈蚣、朱砂、雄黄、密陀僧、铅丹等，应尽量避免使用。

（二）慎重妊娠用药

无论从用药安全角度，还是从优生优育角度，妊娠用药都是应当慎重对待的。在妊娠禁忌药中，依据其对妊娠危害程度的不同，近代临床多分为禁用与慎用两大类。禁用类多系剧毒药，或药性作用峻猛，或堕胎作用较强之品，如大戟、甘遂、芫花、巴豆、牵牛子、商陆、砒霜、斑蝥、蟾酥、轻粉、雄黄、水银、干漆、三棱、莪术、水蛭、虻虫、川乌、草乌、马钱子、藜芦、胆矾、瓜蒂、麝香等。慎用类主要是泻下药、理气药、化瘀药、温阳药中的某些药物，如大黄、番泻叶、芦荟、芒硝、枳实、枳壳、川牛膝、川芎、桃仁、红花、姜黄、牡丹皮、附子、肉桂等。一般而言，禁用类药物，不能使用。慎用类药物，可根据《素问·六元正纪大论》“有故无殒，亦无殒也”的原则，视孕妇患病的具体情况，斟酌使用。但应准确辨证，恰当的炮制和配伍，并严格掌握剂量与疗程。如无特殊必要，应尽量避免使用，以免发生意外。

（三）严格药物用量

药量不仅是指方剂中药物的剂量，尤其是包括药量间的配伍比例。特别是应用经方，一定要合乎经方药量之间的比例法度。《伤寒论》《金匮要略》所载的经方，因药味少而精，药量配比法度谨严，出神入化，疗效肯定，可重复性强，而被历代医家所公认。在上述的“选方”内容中，药量加减变化的比例已举例说明，这里仅简要介绍确定药物用量的要点。①依据药物性能定量：凡有毒、峻猛的药物用量宜小，如巴豆、大戟、甘遂、乌头等。质重的药物用量宜大，如石膏、龙骨、牡蛎、代赭石等。质轻的用量宜轻，如辛夷花、蝉蜕。芳香类药物用量宜轻，如藿香、丁香、檀香等。有的药因用量轻重不同，而作用各异，如防风轻用升阳，重用则发散。②依据病情轻重定量：病情较轻或慢性病，用量宜轻。病情深重，或顽固难愈，用量宜重。③依据配伍、剂型定量：一味单用，用量宜重，复方配伍，用量宜轻。方中主药用量宜重，辅药用量宜轻。汤剂用量宜重，丸散剂用量宜轻。④用量因人而异：老年、体弱、女性、儿童用量宜轻，男性、体壮、年轻用量宜重。

（四）选择服药时间

《黄帝内经》要求医者顺应天时而调理血气，谓“有余不足，当补则补，当泻则泻，毋逆天时”“顺天之时，而病可与期。顺者为工，逆者为粗”。提示无论用针用药，都必须随时间的不同而采取不同的措施，否则，将会引起不良的后果。《神农本草经》提出不同病位病证的服药时间与饮食时间的关系：“病在胸膈以上者，先食后服药；病在心腹以下者，先服药而后食；病在四肢血脉者，宜空腹而在旦；病在骨髓者，宜饱满而在夜。”一般说来，病在上焦，宜食后服；病在下焦，宜食前服；滋补药宜食后服；驱虫药和泻下药宜空腹服；安神药宜临卧服；对胃肠有刺激的，亦应食后服。急性病、重病则不拘时服，慢性病应按时服，治疟药宜在发作前 2 小时服。十枣汤服在平旦，鸡鸣散服在五更。这些服药时间，对提高疗效都有重要的临床意义。

（五）斟酌服药方法

《医学源流论》曰：“病人之愈与不愈，不但方必中病，方虽中病，而服之不得法，则非特无功，反而有害，此不可不知也。”说明不仅选对方药很重要，如何用药也是能否治愈疾病的重要环节。

古代医家非常重视因病位不同，而服药方法各异。如《素问病机气宜保命集》根据《黄帝内经》“补上治上制以缓，补下治下制以急”“气有多少，病有盛衰，治有缓急，方有大小”的制方原则，首先提出了不同病位的不同服药次数：“肾肝位远，数多则其气缓，不能速达于下，必大剂而数少，取其迅急，可以走下也。心肺位近，数少则其气急，不能发散于上，必小剂而数多，取其气宜散，可以补上也。”《古今医统大全》所强调的“病在上者，不厌频而少；病在下者，不厌顿而多。少服则滋荣于上，多服则峻补于下”，尤为言简意赅。《伤寒论》中每个方剂都有服药次数之嘱，如用治表证的方剂，多分三次服，强调一服汗出者，止后服，再服不汗者，可缩短给药时间；治疗咽痛的方剂则多次少量服，如猪肤汤“温分六服，少少含咽”，苦酒汤“少少含咽之”。治疗危急病证，多采用大剂顿服以抑制病势，如攻逐水饮的十枣汤要“平旦服，若下少病不除者，明日更服”，服大小承气汤“下，余勿服”“若更衣者，勿服之。”葶苈大枣泻肺汤、大黄牡丹汤、大黄甘遂汤等的“顿服”，则都是突击给药，力求速去其邪而勿伤其正。

服用方法还应根据病性和药物的特点而定。如治疗寒证药宜用热服、温服；治疗热证药宜用凉服。但若病情严重，又应寒药热服，热药冷服，以防邪、药格拒；服药呕吐者，宜佐用少量姜汁，或先服姜汁，亦可采取冷服、小量频服的方法；服峻烈、毒性药物时，宜从小剂量开始，中病即止，以免中毒和损伤正气；危重患者宜少量频服，或取鼻饲给药法等。上述说明，服药次数，须根据病情轻重、病位的不同和药力大小而定。一般而言，服用汤剂多为一日 1 剂，分 2 ～ 3 次温服。也可根据病情需要，一日只服 1 次，或一日服数次。

（六）善于药后调摄

服药后的调摄不仅直接影响着疗效，而且关系到疾病的康复。如《伤寒论》桂枝汤的服法为“服已须臾，啜热稀粥一升余，以助药力”。一般服解表药应取微汗，不可大汗，亦不能汗出不彻。服泻下剂后，不宜进生冷、油腻食物，以免影响脾胃的健运。药后调摄尚应注意饮食的宜忌，如水肿者宜少食盐，消渴者忌糖，肥胖者慎食油腻，阴虚证慎食辛辣等。此外，汗后避风，以及慎劳役，戒房事，调情志等，皆为药后调摄的重要内容，应辨证调摄。

（七）提倡药食并用

《素问·五常政大论》说：“大毒治病，十去其六；常毒治病，十去其七；小毒治病，十去其八；无毒治病，十去其九。谷肉果菜，食养尽之，无使过之，伤其正也。”古代“毒”“药”不分，“毒”一般是指药物的偏性，利用这种偏性以偏纠偏。此处的“毒”是指药物作用的强弱，提示用药物治病，要掌握适当的度，以避免药物的偏性。即使谷肉果菜食养扶正，也不可用之过多过久，同时提出了“食养”，使之康复。古代许多医家都提倡“祛邪用药，补养用食”。如张景岳在《类经》中明确提出：“药以治病，因毒为能，所谓毒者，以气味之有偏也。盖气味之正者，谷食之属是也，所以养人之正气；气味之偏者，药饵之属是也，所以去人之邪气。”

饮食是人类赖以生存的物质条件，又是防治疾病的重要手段。中医学认为“药食同源”，食物的辛甘苦酸咸为五脏所属，对人体脏腑的生理、病理有重要影响，可以调节人体的阴阳平衡。如《素问·脏气法时论》认为：“肝色青，宜食甘。粳米、牛肉、枣、葵皆甘。心色赤，宜食酸。小豆、犬肉、李、韭皆酸。肺色白，宜食苦。麦、羊肉、杏、薤皆苦。脾色黄，宜食咸。大豆、猪肉、栗、藿皆咸。肾色黑，宜食辛。黄黍、鸡肉、桃、葱皆辛。辛散、酸收、甘缓、苦坚、咸软。毒药攻邪。五谷为食，五果为助，五畜为益，五菜为充，气味合而服之，以补精益气。”“谷肉果菜”类“食养”，应选择药、食两用之品为主，并使之尽可能口感好，即使与中药材同用，也要注意药物性味的选择，通过与食物的调配而成为美味可口的药膳。这些药食并用之品的运用仍应遵循“辨证施食”的原则，使它们之间的作用互相补充，协调一致。药膳有别于普通饮食，应用时应注意食疗中药材的宜忌、选料与加工、烹调技术等，尤其要注意食疗中药材的性味。如山药、大枣、蜂蜜、饴糖等甘味食疗类，具有补养、调和等作用，可广泛用于虚证的辅助治疗；生姜、大蒜、大葱、小茴香、核桃、羊肉等温性食疗类，具有温阳散寒作用，可用于寒证的辅助治疗；乌梅、石榴等酸性食疗类，具有收敛固涩作用，可用于久泄、久痢等的辅助治疗；绿豆、藕、西瓜、梨、荸荠、马齿苋、菊花等寒凉性食疗类，具有清热泻火作用，可用于热证的辅助治疗。“食饮有节”是中医学重要的养生原则，食疗同样应当“有节”，应酌情适量服用，不可急于求成。

（八）配合食物“忌口”

在服药期间不宜吃某些食物，也就是通常所说的“忌口”“食忌”。服药期间一般应忌食生冷、油腻、腥膻、辛辣不易消化及有特殊刺激性的食物。也应根据病情的不同，对饮食禁忌有所区别。如热性病应忌食辛辣、油腻、煎炸类食物；寒性病应忌食生冷食物；胸痹患者应忌食肥肉、动物内脏；肝阳上亢患者应忌食辛温助阳之品；脾胃虚弱患者应忌食肥腻、冷、硬等不易消化的食物；疮疡、皮肤病患者，应忌食鱼、虾、蟹、羊肉等腥膻发物及刺激性食物。

（九）适当运用“药引”

药引，又称引药，指某些药物能引导其他药物的药力到达病变部位或某一经脉，具有“向导”之意。其在方剂配伍中具有引经报使、调和诸药、消除毒性、增强疗效、矫味等作用，是中药方剂配伍中不可缺少的组成部分。临床常用药引如生姜、大枣、黄酒、葱白、灯心草、粳米、蜂蜜、食醋、红糖、食盐等。其具体运用，有按功效分者，如清代张介石《资蒙医经》云：“酒入药为引者，取其活血引经；姜入药为引者，取其发表注凝；小枣入药为引者，取其消散和胃；大枣入药为引者，取其补血健脾；龙眼入药为引者，取其宁心利水；灯心入药为引者，取其得睡神归；葱白入药为引者，取其发散诸邪勿注；莲实入药为引者，取其清心养胃和脾。”有按经络分者，如张洁古《珍珠囊药性赋》云：“从经络分，手少阴心经有黄连、细辛；手太阳小肠经有藁本、黄柏；足少阴肾经有独活、知母、肉桂、细辛；足太阳膀胱经有羌活；手太阴肺经有桔梗、葱白、升麻、白芷；手阳明大肠经有升麻、苍术、葛根、白芍；足阳明胃经有白芷、升麻、石膏、葛根；手厥阴心包经有柴胡、牡丹皮；足少阳胆经有柴胡、青皮；足厥阴肝经有青皮、吴茱萸、川芎、柴胡。”这些用药经验虽然角度不同，但均系辨证而施。用药引还需与主方功用一致，同气相求，方可增强疗效。

（十）重视外治疗法

内治注重整体观念，辨证论治，理法方药完备，外治亦然。清代吴师机著《理瀹骈文》集古代外治技术之大成，对外治方药进行了系统的整理和理论探讨，初步完善了外治理论，申明了“外治之理，即内治之理，外治之药亦即内治之药，所异者法耳”。中医学的内病外治疗法，通过人体体表、孔窍、穴位等施以不同制剂的药物或者物理治疗，以调节机体的功能来治疗“内病”，具有作用快速、疗效显著、副作用少、操作简便、取材容易，直接观察，患者易于接受等特点，不失为提高疑难病疗效的重要举措。

中医学在漫长的发展过程中，积累了丰富的给药方法，除了常用的口服汤剂外，药物外治疗法的内容亦甚为丰富，种类繁多。常用剂型如外用膏剂、散剂、锭剂、栓剂、酒剂、酊剂、贴敷剂、油剂、气雾剂、膜剂、离子透入剂、注射剂等。其中仅常用的贴敷剂就有泥剂、浸剂、散剂、糊剂、饼剂、丸剂、锭剂、膏剂（煎膏、药膏、膏药）等。非药物外治疗法尚有针灸、推拿、挑割、刮痧、捏脊、指压、拔罐、竹筒、牵引、结扎、埋藏、放血、咂吸、冰敷、水疗以及针刀等。在给药途径方面，如滴耳法、吹耳法、滴鼻法、吹鼻法、滴眼法、擦牙法、烟雾法、舌下含化法、脐部给药法、熏蒸浴洗法、肛门给药法、阴道给药法等。这些极其丰富的治疗方法、剂型、途径，是中医临床的一大优势。

（十一）掌握煎药技巧

中药汤剂是传统中药剂型之一，因其用药灵活，针对性强，疗效确切，能够较好地体现中医学辨证论治的基本原则，而使其得以长期、广泛运用。《医学源流论》说："煎药之法，最宜深讲，药之效与不效，全在乎此。"说明煎药之法对提高临床疗效至为重要。若煎药方法失误，不论处方用药多么精当，终将功亏一篑。

1. 器具

传统煎药器具以砂锅为宜。因为砂锅的材质稳定，不会与药物成分发生化学反应，而且导热均匀，热力缓和，锅周保温性强，水分蒸发少。应忌用铁锅、铜锅等金属锅，因为这些金属易与中药发生化学反应，可降低药效，甚至产生毒副作用。

现代中药煎药机的问世，大大方便了中药汤剂的临床运用，其生产的袋装药液抗挤压，不易破损，服用比较方便，每包药液可在常温下保存 10 天左右，外出携带更为方便，服药时只需将药包放进热水内浸泡约 10 ~ 20 分钟即可饮用。

2. 用水

煎药用水必须无异味、洁净澄清，含矿物质及杂质少。一般来说，凡人们在生活上可作饮用的水都可用来煎煮中药。水量一般为第一遍液面淹没过饮片约 2cm 为宜，第二遍用水量以水淹没过饮片约 1cm 为宜。质地坚硬、黏稠，或需久煎的药物加水量可比一般药物略多，质地疏松，或有效成分容易挥发，煎煮时间较短的药物，则液面淹没药物即可。如果草、花、叶类药物较多，吸水量较大，煎煮前应补充加水。

3. 浸泡

中药饮片煎前浸泡既有利于有效成分的充分溶出，又可缩短煎煮时间。多数药物宜用冷水浸泡，夏天气温高，浸泡时间不宜过长，以免腐败变质，冬季浸泡时间可以长些。外感祛邪药物浸泡宜短，滋补药物浸泡宜长。一般以花、叶、茎为主的药物浸泡 30 分钟左右；以根、种子、果实为主的药物约浸泡 40 分钟左右；以动物为主的药物可浸泡 60 分钟左右。

4. 火候与时间

一般先用武火煮沸，再用文火煎煮，水沸后计算煎煮时间。至于煎煮火候与时间的控制，则主要取决于不同药物的性质和质地，对质地轻、具有升散、易挥发的药物，如花、茎、叶等，武火煎沸后改文火煮 10 分钟即可。对质重、具有沉降、滋补类药，如根、块、矿物质等，武火煮开后，文火慢煎 30 ~ 50 分钟。也有单纯用急火或慢火煎者，或先煎、后下、包煎、烊化、另煎、泡服、冲服等，均应遵医嘱。

5. 次数

中药煎煮一般要煎 2 次，对于药量较大的处方，可再煎 3 次。

6. 取汁

汤剂煎完后应及时趁热榨渣取汁。因为一般药物加水煎煮后都会吸附一定药液。如药渣不经压榨取汁就抛弃，会造成有效成分的损失。在最后一次煎煮时，趁热将药液滤出后，再将药渣用双层纱布包好，或用专门器具，绞取药渣内剩余药液。一般而言，中药的煎出量应保持在 400 ~ 500mL。

此外,《伤寒论》尚有“煮后去滓再煎”法，即煎煮药物取汁后，把药渣滤出，然后再将药液加热浓缩。《伤寒论》“煮后去滓再煎”的方剂共7首，包括小柴胡汤、大柴胡汤、柴胡桂枝干姜汤、半夏泻心汤、生姜泻心汤、甘草泻心汤、旋覆代赭汤，这7首方剂皆属于和解剂，均具有寒热并用、攻补兼施、和解枢机之功效。通过“煮后去渣再煎”，使其更好地发挥寒热并调、和解枢机作用，以达“调和至中”之目的。临床观察表明，此“煮后去滓再煎”法，对提高柴胡证、脾胃湿热证的疗效，具有重要价值，足资临床借鉴。

第四节　门诊医嘱，突出特色

医嘱是指医师在医疗活动中下达的医学指令，应由执业医师书写。医嘱对患者的治疗、预后、防护调摄、医患沟通等，均起着重要的作用，也是解决医疗纠纷、判定法律责任、医疗保险等事项的重要依据。患者将要出院时，应向其交代下一步治疗方案和健康教育，帮助患者继续治疗。出院后要与患者保持联系，定期与其电话随访或登门随访，指导院外保健预防和治疗。同时在生活起居、饮食宜忌、服药方法、情绪控制、心理调摄等方面指导患者配合医疗，以调动一切积极因素，帮助患者尽快恢复健康。目前中医住院医嘱大多借鉴西医医嘱的记录格式，其具体内容已有统一规范可循，此不赘述。本节主要讨论中医门诊医嘱。

一、医嘱的内容

中医门诊医嘱应在辨证论治原则的指导下，用通俗易懂的中医术语表述。要向患者及其家属嘱咐诊断与医技检查相关问题、有关治疗方案的利弊及最佳治疗方案，要结合患者医疗费用的实际情况，供患者及其家属选择。尤其当治疗过程中病情发生变化，要及时与患者及其家属分析、沟通变化的原因，提出治疗措施，让患者配合治疗。中华中医药学会于2010年

7月21日发布的《中医医院中医护理工作指南（试行）》，明确指出要“严格遵循医嘱”，并在《临床护理实施》一章中提出了七项工作要点。现摘编如下，可作为医嘱内容的重要参考：①应尊重患者，充分考虑患者习惯、喜好等；②临床护理应符合患者疾病证型的护理要求，同时根据患者病情变化及时调整；③对患者膳食的具体指导；④应正确执行给药方法、时间、剂量，指导患者正确使用药物，密切观察用药反应；⑤情志护理应注重多种方法的综合应用，注意与患者家人的密切配合；⑥应注重解决某种（类）疾病、症状（体征）在临床护理中的突出问题；⑦遵循医嘱，积极开展拔罐、刮痧、耳穴压豆、灸法、熨法等。

二、医嘱的特色

（一）以人为本，不失“三情”

中医医嘱的特色在于重视以人为本，关注患者情志变化诸多因素，强调医患沟通。如《黄帝内经》认为“病为本，工为标，标本不得，邪气不服”（《素问·汤液醪醴论》）；“标本相得，邪气乃服”（《素问·移精变气论》）。在临证诊疗中，患者（病）为本，医生（工）为标。只有医患密切合作，医生的治疗措施才能施行，邪气才能祛除。否则，医生的治疗措施就无法实施，邪气就不能祛除。可见，患者积极主动配合在治疗中的重要性。在这方面，李中梓《医宗必读·不失人情论》曾提出，医生治病要做到“不失人情”，就必须注意不失“三情”。一是不失病人之情，除一般诊察外，还要了解病人的性格和精神状态，以便有针对性地治疗；二是不失旁人之情，对病人亲戚、朋友、邻居的意见，医生和病人都要善于分析，不可轻从；三是不失医人之情，要对医界的各种不正之风注意引以为戒。其也深刻感受到了人之常情的复杂，所以特别强调要“思之慎之，勿为陋习所中”。

（二）内容丰富，可靠实用

中医医嘱的特色还在于内容丰富，可靠实用。这些内容散载于历代浩瀚的中医文献中，对提高临床疗效，促进患者康复有着非常重要的作用。早在《黄帝内经》中就十分重视医嘱，如《灵枢·师传》要求对病人做到“告之以其败，语之以其善，导之以其所便，开之以其所苦”。即反复耐心地说理开导，解除患者的精神思想负担，使其主动配合治疗。《素问·阴阳应象大论》和《素问·五运行大论》均明确提出了以情胜情等的医嘱内容，即“怒伤肝，悲胜怒；喜伤心，恐胜喜；思伤脾，怒胜思；忧伤肺，喜胜忧；恐伤肾，思胜恐”。对此，王冰释之曰：“怒则不思，忿而忘祸，则胜可知矣，思甚不解，以怒制之，调性之道也。”可见，以情胜情疗法就是依据五行相胜的制约关系，用一种情志去纠正相应所胜的情志，从而达到治疗心身疾病的方法，其具有药物疗法和针灸疗法不可替代的作用，正如吴崑在《医方考》中所说：“情志过极，非药可愈，须以情胜，《内经》一言，百代宗之，是无形之药也。”临床运用以情胜情疗法，不能简单地按五行制胜图机械照搬，而应以病理生理作为基础，灵活应用。在饮食方面，《素问·脏气法时论》提出饮食要合理搭配，指出：“五谷为养，五果为助，五畜为益，五菜为充。”同时要求，患病后要忌口，如《素问·热论》强调：“病热少愈，食肉则复，多食则遗，此其禁也。”

《金匮要略》所载的方剂之后都附有“医嘱”，用以说明药物的炮制和处理；汤剂的煎煮方法及丸、散、膏、栓等剂型的制作方法；服药方法、时间和药量；药后调养及辅助法；服药禁忌、注意事项、药物加减；方剂的功效及适应证，服药反应与预后等，内容非常丰富，简便宜用。医嘱的运用在《伤寒论》中也不乏范例，尤其对所涉方药的服药次数、时间、方法、服药时的饮食宜忌及特殊煎煮方法等的论述更为详尽。如桂枝汤的煎服法云：“右五味，㕮咀三味，以水七升，微火煮取三升，去滓。适寒温，服一升。服已须臾，啜热稀粥一升余，以助药力。温覆令一时许，遍身漐漐微似有汗者益佳，不可令如水流漓，病必不除。若一服汗出病差，停后服，不必尽剂；若不汗，更服，依前法；又不汗，后服小促其间，半日许令三服尽；若病重者，一日一夜服，周时观之，服一剂尽，病证犹在者，更作服；若汗不出，乃服至二、三剂。”嘱咐得何等详尽，临床应予以足够重视。

张仲景在用药时还十分强调饮食宜忌，如服桂枝汤之“禁生冷、黏滑、肉面、五辛、酒酪、臭恶等物”；服乌梅丸之“禁生冷、滑物、臭食等”。而在用桂枝汤等发汗解肌时啜热稀粥不仅养胃益阴，以增汗源，防止伤正，还可热助药力，发汗祛邪。由此提示，临证医嘱当重视患者体质强弱之不同，方药功效及所治病证之各异，并密切观察患者服药后的反应，而灵活、合理安排服药方式、次数和时间等，并配以合理膳食，以促进邪去正复。

第三章　疑难病诊疗经验

第一节　慢性支气管炎

慢性支气管炎是气管、支气管黏膜及其周围组织的慢性非特异性炎症。有害气体和有害颗粒刺激，各种病原微生物感染及免疫力低下等因素，均可相互作用而诱发本病。本病起病缓慢，病程较长，反复急性发作而病情逐渐加重，临床以咳嗽、咳痰，或伴有喘息为主要症状，每年发病持续 3 个月，连续 2 年或 2 年以上。排除具有咳嗽、咳痰、喘息症状的其他疾病（如肺结核、尘肺、肺脓肿、心功能不全、支气管扩张、支气管哮喘、慢性鼻炎、食管反流综合征等）。早期多无异常体征，急性发作期可在背部或双肺底听到干、湿啰音，咳嗽后可减少或消失。如合并哮喘可闻及广泛哮鸣音并伴呼气期延长。X 线检查早期可无异常，反复发作引起支气管壁增厚，细支气管或肺泡间质炎症细胞浸润或纤维化，可表现为肺纹理增粗、紊乱，呈网状或条索状、斑点状阴影，以双下肺野明显。血液检查，在细菌感染时偶可出现白细胞总数和 / 或中性粒细胞增高。痰液检查可培养出致病菌，涂片可发现革兰阳性菌或革兰阴性菌，或大量破坏的白细胞和已破坏的杯状细胞。本病大抵属于中医学“咳嗽”“喘证”“痰饮”等范畴。

一、临证思维

（一）思维溯源

早在《黄帝内经》中即对咳嗽做了系统论述。其病位在肺，如《素问·宣明五气》云："五气所病……肺为咳。"外邪犯肺或其他脏腑受邪，或其功能失调而影响于肺者均可致咳，咳嗽不只限于肺，也不离乎肺，如《素问·咳论》认为"皮毛先受邪气，邪气以从其合也"。并指出"五脏六腑，皆令人咳，非独肺也"。五脏六腑之咳"皆聚于胃，关于肺"。因而有肺咳、心咳、胃咳、膀胱咳等名称，为后世辨证论治咳嗽奠定了坚实的理论基础。东汉·张仲景《伤寒杂病论》创制了包括治虚火咳逆之麦门冬汤在内的诸多方剂，至今仍为临床应用。明·张景岳《景岳全书》执简驭繁，分咳嗽为外感、内伤两类，前者治宜"辛温"发散为主，内伤者须以"甘平养阴"为主。清·喻昌《医门法律》针对燥邪伤肺者，创立温润、凉润之治法；并提出"凡邪盛咳嗽，断不可用劫涩药。咳久势衰，其势不锐，方可涩之"等六条治咳之禁，对后世颇多启迪。部分慢性咳嗽经久反复，发展致喘者，可归属于痰饮病中"支饮"或"喘证"之范畴，多与寒饮伏肺或肺气虚寒有关。对于痰饮所致的喘证，张仲景提出"病痰饮者，当以温药和之"的治疗大法，至今仍具有重要临床指导意义。清·叶天士倡"外饮治脾，内饮治肾"之说，强调了脾肾在痰饮发病中的主导地位。

（二）理法精要

韦师认为，本病的病位主要在肺系，与肝、脾关系密切，病久可累及于肾，常相互为病。发病多与外邪侵袭（尤其风寒、风热）、年老体虚、饮食不节（如嗜好烟酒、肥甘厚味）、情志不遂等因素密切相关。其病机有虚实两方面，实为外邪、痰浊（痰湿、寒痰、热痰）、热邪（肺热、肝郁化火）、气滞、血瘀（久病入络），以外邪、痰浊为主；虚为肺、脾、肾三脏俱虚，以气、阳耗损为主，阴虚为次。在本病的发生发展过程中，多为因实致虚，亦有因虚致实者，但总属虚实寒热夹杂、本虚标实之证。初起，主要为外邪、痰浊、热邪犯肺，肺失宣降，以标实为主；继而肺、脾两虚，痰湿内生而易反复感受外邪，肾气渐损，且久病入络，血行亦滞，证属虚实错杂；病深日久，则以正虚为主。

韦师论治本病，首先强调审因论治，不可见咳止咳。咳嗽是人体祛邪外达的表现，治疗绝不能单纯见咳止咳，必须按照不同的病因分别处理。如因外感而致者，忌用敛肺、收涩的镇咳药。误用则致肺气郁遏，不得宣畅，不能达邪外出，邪恋不去，反而久咳伤正。必须采用宣肃肺气、疏散外邪治法，因势利导，邪去则正安。因内伤所致者忌用宣肺散邪法，若误用每致耗伤阴液，伤及肺气，正气愈虚。必须注意调护正气，即使虚实夹杂之证，亦当标本兼顾。如《医宗必读·咳嗽》所说："大抵治表者，药不宜静，静则留连不解，变生他病，故忌寒凉收敛。治内者，药不宜动，动则虚火不宁，燥痒愈甚，故忌辛香燥热。"又如《医学心悟·咳嗽》指出："凡治咳嗽，贵在初起得法为善。经云：微寒微咳，属风寒者十居其九。故初治必须发散，不散则邪不去，过散则肺气必虚，皆令缠绵难愈。……久咳不已，必须补脾土以生肺金。此诚格致之言也。"

其次，强调治疗本病应有治上、治中、治下之分，并注意"三治"之间的联系。古人认为"脾为生痰之源，肺为贮痰之器，肾为生痰之本"。治上者，即治肺，主要是温宣、清肃两法；治中者，即治脾，指健脾化痰和补脾养肺等法。"五脏之病，虽俱能生痰，然无不由乎脾生。盖脾主湿，湿动则痰生，故痰之化，无不在脾"（《景岳全书》）。健脾化痰适用于痰湿偏盛，标实为主，咳嗽痰多者；补脾养肺适用于脾虚肺弱，脾肺两虚，咳嗽神疲食少者。治下者，即治肾，咳嗽日久，肺虚不能主气，肾虚不能纳气，咳而气短，则用治肾之法。总之，治脾、治肾是根据五行生克制化，通过治疗他脏以达到治肺之整体疗法。

（三）辨证撷菁

本病病程长，病因复杂，病机多变，证候表现寒热虚实错杂，故其辨证主要依据发病的急缓，病程的长短，咳、痰等证候特点，以辨别外感、内伤及病性之虚实。正如《景岳全书·咳嗽》所言："咳嗽一证，窃见诸家立论太烦，皆不得其要，多致后人临证莫知所从，所以治难得效。以余观之，则咳嗽之要，止惟二证。何谓二证？一云外感，一云内伤而尽之矣。……但于二者之中当辨阴阳，当分虚实耳。"韦师谨遵古训，把本病的辨证系统归纳为四个方面，验之于临床可谓执简驭繁。首辨外感内伤，凡发病急，病程短，常伴恶寒、发热等肺卫表证者，属外感；咳嗽反复发作，病程较长，伴其脏腑失调兼症者，属内伤。次辨证候虚实，凡外感以风寒、风热、风燥为主，一般均属邪实。内伤咳嗽多为虚实夹杂，本虚标实，其中痰湿、痰热、肝火多为邪实正虚；肺阴亏耗及肺气亏虚则属正虚，或虚中夹实。三辨咳嗽特点，主要以咳嗽的时间、节律、性质、声音以及加重的有关因素等五个方面为着眼点，若属外感风寒、风热、风燥引起者，咳嗽时作，白天多于夜间，咳而急剧，声重，或咽痒咳作；若咳声嘶哑，咽喉干燥，病势急而病程短者，多为外感风热或风燥，而兼燥热伤津；病势缓而病程长者为阴虚或气虚；早晨咳嗽，阵发加剧，咳逆连声重浊，痰出咳减者，多为痰湿或痰热为患；午后、黄昏咳嗽加重，或夜间有单声咳嗽，咳声轻微短促者，多为肺燥阴虚；夜卧咳嗽较剧，持续不已，少气或伴气喘者，属久咳致喘的虚寒证；咳而声低气怯者属虚；洪亮有力者属实；饮食肥甘、生冷而加重者多属痰湿；情志郁怒加重者多属气火；劳累、受凉后加重者多为痰湿或者虚寒。四辨咳痰特点，主要是痰的色、质、量、味。痰少者多为燥热、气火、阴虚；痰多者多属湿痰、痰热或虚寒；痰白而稀薄者属风、属寒；痰黄而稠者属热；痰白质黏者为阴虚、燥热；痰白清稀，透明呈泡沫者属虚、属寒；咳吐血痰者，多属肺热或阴虚；如脓血相兼着，为痰热瘀结成痈之候；咳吐粉红色泡沫痰，咳而气喘，呼吸困难者，多属心肺阳虚，气不主血；咳痰有热腥味或腥臭气者为痰热；味甜者属痰湿，味咸者属肾虚。运用上述“四辨”，结合舌脉，验之本病，可谓辨证精当。

二、验案举隅

（一）脾肾气阴两虚，痰湿恋肺案

姜某，男，65岁。2013年11月19日初诊。

主诉：咳嗽、咳痰10年余，加重3月。

病史：自述患“慢性支气管炎”10余年，咳嗽、咳痰反复发作，秋冬季节尤甚。3月前因受凉病情加重，迭用中西医药物治疗，至今未愈。刻诊：咳嗽频作，痰多色白夹有泡沫，味咸，咽痒，饮食乏味，纳谷偏少，精神不振，乏力倦怠。舌质淡偏红，苔薄微黄，脉细。听诊：两肺呼吸音偏低，未闻及干湿性啰音。X线胸片：示双肺纹理增粗。西医诊断：慢性支气管炎。中医诊断：咳嗽。证属久咳伤肺，脾肾气阴两虚，痰湿恋肺。治宜益肾健脾，宣肺化痰。方用六君子汤、补肺汤（《云岐子保命集·卷下》）合方加减。

处方：党参20g，黄芪30g，炒白术15g，清半夏12g，茯苓15g，麦冬12g，熟地黄15g，炙紫菀12g，桑白皮12g，五味子9g，白芥子g，陈皮12g，炙甘草6g。每日1剂，水煎400mL，分2次温服。

二诊：服上方7剂，咳缓，痰量减少，纳食增，乏力、倦怠好转，仍觉味咸。舌、脉象同前。上方加当归15g，肉桂末1.5g（冲服），以“温散滞血”（张璐《千金方衍义》）。

三诊：继服7剂，咳嗽渐平。嘱其服用香砂六君子丸，以资巩固。

按:《素问·宣明五气》云:“五气所病……肺为咳。”《素问·咳论》云:“五脏六腑，皆令人咳，非独肺也。”因此，韦师强调临证之时须注意审因论治，不可见咳止咳。本案咳嗽10年余而加重3月之久，久病多虚，并结合其咳嗽、咳痰特点，当属久咳伤肺，病及脾肾。脾为生痰之源，肺为贮痰之器。肺主气，肾纳气，肺为气之主，肾为气之根。“肺气之衰旺，全恃肾水充足，不使虚火炼金，则长保清宁之体”（《医医偶录》）。脾虚则不能化湿，聚而为痰，上渍于肺，壅遏肺气。肺属燥金，为水之母，阴损于下，则阳孤于上，水涸金枯，肺枯干燥，肺燥则痒，痒则咳不能已。故投以六君子汤、补肺汤合而组方，益肾健脾，宣肺化痰，标本兼顾，相得益彰，而顽疾得愈。

（二）木火刑金，气阴两虚案

张某，男，46岁。2013年9月13日初诊。

主诉：咳嗽2年余，加重伴午后潮热10天。

病史：患者长期工作繁忙，性情急躁。2年前因情志不遂，复因夜间受凉致咳，自服感冒胶囊、蛇胆川贝液、阿莫西林颗粒等药物，疗效不显。近10天加重，遂来就诊。刻诊：时有咳嗽，痰少而黏，咽燥口干，两胁胀痛，咳时引痛，形体消瘦，倦怠乏力，午后自觉发热，体温37.5℃。舌质淡红而干，苔薄微黄，脉弦细数。DR胸片示：双肺纹理增粗。西医诊断：慢性支气管炎。中医诊断：咳嗽。证属木火刑金，耗伤肺之气阴，虚火偏旺。治宜清肺泻肝，益气滋阴。方用生脉散、黛蛤散合泻白散加减。

处方：黛蛤散（包煎）12g，桑白皮12g，地骨皮12g，生山药25g，太子参20g，黄芩12g，天花粉20g，麦门冬15g，郁金12g，牡丹皮12g，白薇10g，川贝母10g，炙甘草6g。每日1剂，水煎500mL，分2次温服。

二诊：服上方10剂，午后潮热大轻，咳嗽、胁痛等症亦有所改善，但痰黏不易咳出。舌质红，苔薄微黄腻，脉弦细数。此乃缘于热灼津液，炼液为痰，故上方川贝母增至15g，加瓜蒌20g，桔梗12g。

三诊：服上方15剂，咳嗽、咳痰等诸症明显改善。守方加减调理半月，诸症悉除，随访半年未见复发。

按：清·黄元御《四圣心源》认为肝属“厥阴风木”，并提出“风木者，五脏之贼，百病之长。凡病之起，无不因于木气之郁”。本案患者素体肝旺，初因外感，继而肝火犯肺，木火刑金，以致肺之气阴亏虚，阴虚火旺。故予黛蛤散合泻白散加减，清肝泻肺与滋阴并施，以生脉散益气与养阴合法。诸药合用，标本兼顾，药无偏颇，使肝火得泄，气火下降，肺气清肃，而咳嗽自愈。

（三）脾肺气虚，寒饮伏肺案

袁某，男，55岁。2013年12月8日初诊。

主诉：咳嗽、咳痰13年，加重3天。

病史：自述患“慢性支气管炎”13年，咳嗽、咳痰反复发作，秋冬季节尤甚。3天前因气候突然变冷而加重，中西医治疗乏效。刻诊：咳嗽频而剧烈，气急，咯吐白沫痰涎，量多而清稀，伴恶寒发热，体温38.2℃，颜面虚浮，饮食减少，脘闷，乏力倦怠，二便尚调。舌质淡，舌苔白滑，脉弦紧。听诊：两肺呼吸音粗，可闻及痰鸣音及湿性啰音。DR 胸片示：双肺纹理增粗。西医诊断：慢性支气管炎。中医诊断：咳嗽。证属脾肺气虚，寒饮伏肺，肺失宣降。治宜温肺化饮，解表散寒，健脾和胃。方用小青龙汤、三子养亲汤合方加减。

处方：炙麻黄 12g，桂枝 12g，干姜 9g，细辛 9g，姜半夏 12g，炒白术 15g，黄芪 30g，炒杏仁 10g，枳壳 12g，炒苏子 12g，白芥子 15g，炒莱菔子 15g，五味子 6g，生姜 3 片，大枣 6 枚，炙甘草 6g。每日 1 剂，水煎 500mL，分 2 次温服。

二诊：服上方 7 剂，恶寒发热消失，咳嗽、咳痰等症明显改善，仍纳差，脘闷，乏力倦怠。舌质淡，舌苔白略滑，脉弦细。上方将炙麻黄减至 9g，细辛减至 3g，加党参 25g，木香 10g，以益气健脾和胃。守方加减调理 3 周，诸恙悉平。

按：《重订通俗伤寒论》中何秀山按："风寒外搏，痰饮内伏，发为痰嗽气喘者，必须以小青龙加减施治。"本案患者咳嗽，咳痰 13 年，3 天前复因感受风寒，以致饮邪留伏，肺失宣降，脾虚失运而病情加重。故施以温肺化饮、发表散寒与健脾和胃之法并施，标本兼顾，予与小青龙汤、三子养亲汤合方化裁而告愈。

第二节　慢性胃炎

慢性胃炎系指不同病因引起胃黏膜的慢性炎症或萎缩性病变，常见慢性浅表性胃炎、慢性糜烂性胃炎和慢性萎缩性胃炎。本病缺乏特异性症状，症状的轻重与胃黏膜的病变程度并非一致。多数患者常无症状或有程度不同的消化不良症状，如上腹隐痛、食欲减退、餐后饱胀、反酸等。慢性萎缩性胃炎患者可有贫血、消瘦、舌炎、腹泻等，个别患者有伴黏膜糜烂者，上腹痛较明显，并可有出血，如呕血、黑便。症状常常反复发作，无规律性腹痛，疼痛经常出现在进食时或餐后，多数位于上腹部、脐周，部分患者部位不固定，轻者呈间歇性隐痛或钝痛，严重者为剧烈绞痛。X线检查一般只有助于排除其他胃部疾病，故确诊要靠胃镜检查及胃黏膜活组织检查。在我国有50% ~ 80%患者在胃黏膜中可找到幽门螺杆菌。本病十分常见，男性多于女性，随年龄增长发病率逐渐增高。本病可归属于中医学“痞满”“胃痛”等范畴。

一、临证思维

（一）思维溯源

《黄帝内经》称胃痞为满病、痞满、痞塞等，如《素问·异法方宜论》的“脏寒生满病”，《素问·五常政大论》的“卑监之纪……其病留满痞塞”等。张仲景《伤寒论》对本病辨证论治的论述较详，如谓：“若心下满而硬痛者，此为结胸也，大陷胸汤主之。但满而不痛者，此为痞，柴胡不中与也，半夏泻心汤主之。”明确指出了其临床特点，创制寒热并用、辛开苦降之诸泻心汤，为后世临床所效法。巢元方《诸病源候论》“痞噎病诸候”提出“八痞”“诸痞”之名，指出其病机特点为营卫不和，阴阳隔绝，血气壅塞，不得宣通。李东垣倡脾胃内伤之说，其在《兰室秘藏·心腹痞闷门》所载辛开苦降、消补兼施之消痞丸、枳实消痞丸亦为后世所沿用。朱震亨《丹溪心法·痞》将痞满与胀满做了区分，如谓：“胀满内胀而外亦有形；痞者内觉痞闷，而外无胀急之形也。”张景岳《景岳全书·痞满》认为：“凡有邪有滞而痞者，实痞也；无邪无滞而痞者，虚痞也。”林珮琴《类证治裁·痞满》按伤寒、杂病之分，据寒热虚实之异而详论其证治方药，对临床很有指导意义。

（二）理法精要

韦师分析本病的病机特点，既注重脾胃气机升降，又主张从脾胃与相关脏腑的生理、病理特点及其相互联系做全面分析。认为本病以“脘腹满闷不舒等”为主要症状，病变部位在胃，与肝、脾密切相关，而且相互影响。脾胃同居中焦，脾主运化，胃主受纳，共司饮食水谷的消化、吸收与输布。脾主升清，胃主降浊，清升浊降则气机调畅。若饥饱失常，或恣食生冷，或嗜食辛辣，或过食肥甘，或茶酒无度，损伤脾胃，纳运无力，食滞内停，痰湿中阻，胃气壅塞，升降失司，而成痞满。如《伤寒论·辨太阳病脉证并治》云：“谷不化，腹中雷鸣，心下痞硬而满。”肝主疏泄，调节脾胃气机，肝气调达，则脾升胃降，气机顺畅。如抑郁恼怒，情志不遂，肝气郁滞，失于疏泄，乘脾犯胃，则脾胃升降失常；或忧思伤脾，脾气受损，运化无力，胃腑失和，气机不畅，而发为痞满。如《景岳全书·痞满》云：“怒气暴伤，肝气未平而痞。”此外，误用、滥用药物，或因他病长期大量应用大寒大热或有毒药物，损伤脾胃，内生寒热，阻塞中焦气机，升降失司，亦可形成痞满。如《太平圣惠方》“治乳石发动心膈痞满腹痛诸方”指出：“因服冷药太过，致心膈痞满。”本病的病因虽然复杂，但基本病机为脾胃气机升降失职，水谷纳化失常。

韦师强调，本病的病机演变复杂多变，病性有虚实之分。痞满初期，多为实证。如因饮食、药物等实邪干胃，导致脾胃运纳失职，痰湿内生，中焦气机阻滞，升降失司，出现痞满；如情志失调，肝郁气滞，逆犯脾胃，可致气机郁滞而成痞；如为热性药物所致，或食滞、气郁、痰湿停留日久，均可导致邪热内盛，困阻脾胃而成痞。实痞日久，可转为虚痞。如饮食、药物所伤，日久失治，或痰湿困脾日久，使正气日渐消耗，损伤脾胃，或素体脾胃虚弱者，均可致中焦运化无力而成气虚之痞；湿热之邪，或肝胃郁热日久伤阴，导致胃阴亏损，胃失濡养，和降失司，而成阴虚之痞。脾胃虚弱，健运失司，既可停湿生饮，又可食滞内停；而实邪内阻，既可化热，又可进一步损伤脾胃，终至虚实并见，寒热错杂。

韦师论治本病，首重调理脾胃气机升降。临证应分清虚实，实者分别施以泄热、消食、化痰、理气，虚者则重在补益脾胃。对于虚实并见之候，治疗宜攻补兼施，补消并用。由于脾气以升为健，健脾不能一味补益，用药宜寓降于升，不能过于滋腻；胃气以降为顺，用药不能过于苦寒。同时治脾勿忘调肝，注意肝脾在生理上的联系及病理上的影响，要注意抑肝、疏肝、敛肝、缓肝。疏肝理气不可过用香燥，以免耗津伤液，对于虚证，尤当慎重。本病在病变过程中，常常出现虚实相兼、寒热错杂等复杂证候。因此，治疗本病宜辛开苦降，温清并用，补泻兼施。借鉴仲景诸泻心汤之意，以达辛开苦降甘调，泻不伤正，补不滞中，温而不燥，寒不遏阳。本病以自觉胀满、疼痛不著、触之无形为临床特点，一般不按瘀血证论治，但对于迁延难愈者，要依据“久病入络”“久病多瘀”“怪病多痰”之说，准确把握软坚散结，化痰活血法的合理运用。如《类证治裁》中“痞满论治”指出：“痰夹瘀血，成窠囊，作痞，脉沉涩，日久不愈，惟悲哀抑郁之人有之，宜从血郁治。”

（三）辨证撷菁

由于本病病因复杂，证候表现多为本虚标实，或寒热虚实错杂。故其辨证应依据病史、起病的急缓、病程的长短、体质的强弱等综合考虑，以辨别寒热、虚实、痰浊、瘀血为要点。首辨证候虚实，一般而言，痞满时减复如故，喜揉喜按，不能食或食少不化，大便溏薄，久病体虚者，多属虚证；痞满持续不减，按之满甚或硬，能食，便秘，新病邪滞者，多属实证。次辨寒热，若得热则舒，遇寒则甚，口淡不渴，苔白，脉沉者，多为寒证；痞满势急，胃脘灼热，得凉则舒，口苦，便秘，口渴喜冷饮，苔黄，脉数者，多为热证。痞满寒热虚实的辨证，还应与胃痛互参。三辨痰浊瘀血，一般初病在气，久病在血；病程长，缠绵难愈者，考虑痰瘀互结。

二、验案举隅

（一）肝郁脾虚，湿郁化热案

朱某，女，40岁。2012年9月21日初诊。

主诉：胃脘痞满，纳差半年余。

病史：患者平素饮食无常，情志抑郁，渐致胃脘痞满不舒半年余，经

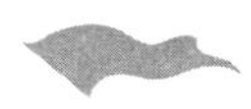

相关检查示：肝功能正常，肝胆B超无异常，胃镜检查示“浅表性胃炎”。予多潘立酮、奥美拉唑等西药常规治疗，效果不显，病情时轻时重，遂来就诊。刻诊：胃脘痞满不舒，纳差，得嗳气则舒，性情急躁，善太息，倦怠乏力，肢体困重，大便黏滞不爽，2～3日1行，小便黄，失眠多梦，舌质淡，舌体胖，苔黄厚腻，脉沉弦细稍滑。西医诊断：慢性浅表性胃炎。中医诊断：痞满。证属肝脾失调，脾虚湿盛，郁而化热。治宜疏肝健脾，燥湿和胃，辛开苦降。予四逆散、半夏泻心汤合方加减。

处方：柴胡12g，白芍12g，枳壳12g，陈皮12g，厚朴12g，党参20g，炒白术15g，炒苍术15g，炒莱菔子20g，炒麦芽15g，清半夏12g，黄连12g，黄芩9g，炙甘草6g。每日1剂，水煎500mL，分2次温服。

二诊：服上方7剂，胃脘痞满稍缓。“治慢性病有方有守”，予原方再投。

三诊：服上方14剂，胃脘痞满明显减轻，精神、饮食、二便正常，舌质淡，舌体略胖，苔白腻微黄，脉沉细略弦。效不更方，继用上方。

四诊：服上方10剂，诸症悉除。嘱其继服逍遥丸以善其后。随访半年未复发。

按：患者长期饮食不节，复因情志不遂，肝失疏泄，乘脾犯胃，以致脾胃虚弱，纳运失司，湿郁化热，互结中焦，气机升降失调，而发为本病。即《景岳全书·痞满》所云：“怒气暴伤，肝气未平而痞。”故予四逆散合半夏泻心汤加减，健脾疏肝以治本；燥湿清热，辛开苦降以治标。贵在守方守法，缓缓收功。

（二）土壅木郁，升降失调案

王某，男，49岁。2013年12月20日初诊。

主诉：心下痞满不舒2年余。

病史：自述患“胃病”2年余，先后经胃肠钡餐和胃镜检查，诊断为“胃下垂”“浅表性胃炎”，经中、西药物多方治疗仍时轻时重。刻诊：胃脘痞满不舒，餐后站立过久和劳累后尤甚，纳差，嗳气频作，两胁胁胀，倦怠乏力，形体消瘦，面色萎黄，大便溏薄，每日2次，舌质淡，舌体胖，苔薄白腻，脉沉弦细。西医诊断：慢性浅表性胃炎；胃下垂。中医诊断：痞满；胃缓。证属脾胃气虚，湿滞中焦，肝失疏泄，升降失调。治宜补中益气，佐以疏肝理气。方用补中益气汤合四逆散加减。

处方：黄芪30g，党参25g，炒白术15g，当归15g，升麻6g，柴胡9g，白芍12g，枳壳12g，清半夏12g，薏苡仁30g，砂仁（后下）12g，焦山楂15g，炙甘草6g。每日1剂，水煎400mL，分2次温服。

二诊：服上方10剂，胃脘痞满稍好转，饮食增加，嗳气减少，余症依然，继续予原方治疗。

三诊：服上方14剂，胃脘痞满明显好转，大便已成形，每日1次，嗳气、两胁肋胀悉除，但仍然倦怠乏力，少寐多梦。上方加石菖蒲15g，炙远志15g，炒枣仁15g，继服。

四诊：守方调治20天，痞满消除，饮食大增，诸恙悉平。嘱改服成药补中益气丸，以巩固疗效，随访半年未见复发。

按："脾宜升则健，胃宜降则和"，脾升胃降，为气机升降之枢纽。本案痞满，乃因脾胃气虚，摄纳不力，升举无能，日久中虚气滞，肝失疏泄，升降失调而成。此证虽与嗳气频作，两胁肋胀，脉弦等"肝气郁结"症状并见，但脾胃气虚系原发，且无情志刺激因素，显然属土壅木郁证，若误认为木郁乘土证，而治之以疏肝理气为主，则反伤正气。故治以补中益气为主，佐以疏肝理气，标本兼顾，补而不壅，疏而不耗，以收全功。

（三）肝郁脾虚，湿热互结，瘀阻冲任案

袁某，女，39岁。2013年11月10日初诊。

主诉：心下痞满伴泛酸反复发作3年余，加重3周。

病史：3年前因情志久郁，渐至心下痞塞满闷，泛酸，在某市医院行胃镜检查，诊断为"浅表性胃炎"，经奥美拉唑等西药治疗后缓解。此后每遇情志失和，或饮食不慎则反复发作，缠绵不愈，3周前因暴怒而病情加重，经治疗乏效，遂来就诊。刻诊：心下痞塞满闷，连及两胁，嗳气泛酸，倦

怠乏力，手足欠温，胸闷，善太息，不思饮食，大便不爽，小便黄，心烦不寐，平时月经延期10天左右，经来不畅，色紫黯夹有血块，舌质淡黯，舌体胖，边有齿痕，苔黄厚腻，脉弦细而弱。西医诊断：慢性浅表性胃炎。中医诊断：痞满。证属肝郁脾虚，湿热中阻，升降失调，寒热错杂，兼瘀阻冲任。治疗此证当以疏肝健脾，辛开苦降，调其寒热为先。方用半夏泻心汤、四逆散、平胃散合方加减。

处方：清半夏12g，干姜9g，黄芩9g，黄连12g，党参25g，柴胡12g，白芍12g，枳壳12g，陈皮12g，炒苍术15g，炒白术15g，厚朴12g，煅瓦楞子25g，炙甘草6g。每日1剂，水煎400mL，分2次温服。

二诊：服上方10剂，心下痞塞满闷明显减轻，嗳气泛酸等症亦有所改善，仍大便不畅，2日1行，舌、脉象同前。上方加炒莱菔子25g，继续服用。

三诊：服上方14剂，心下痞塞满闷基本消失，嗳气泛酸等症亦明显减轻，饮食及二便正常。适值月经期第2天，量少，色紫黯夹有血块，伴小腹胀，舌质淡黯，舌体稍胖，苔薄白腻微黄，脉弦细。此乃脾胃湿热已衰其大半，肝郁脾虚尚未尽复，而冲任瘀阻依然，治当疏肝健脾，养血化瘀，佐以辛开苦降，方以香砂六君子汤合逍遥散加减。

处方：党参25g，炒白术15g，茯苓15g，陈皮12g，清半夏12g，砂仁（后下）12g，炮姜9g，黄连12g，柴胡12g，白芍12g，当归20g，川芎15g，桃仁12g，枳壳12g，炙甘草6g。每日1剂，水煎400mL，分2次温服。

四诊：服药7剂，经血已畅，脘痞及嗳气泛酸等症悉除。继以中成药香砂六君子丸合逍遥散丸善后，以巩固疗效。

按：《类证治裁·痞满》云：“伤寒之痞，从外之内，故宜苦泄；杂病之痞，从内之外，故宜辛散。……痞虽虚邪，然表气入里，热郁于心胸之分，必用苦寒为泻，辛甘为散，诸泻心汤所以寒热互用也。杂病痞满，亦有寒热虚实之不同。”本案属杂病痞满，且寒热虚实互见，乃因情志不遂、饮食失宜，以致肝脾失调，脾气亏虚，运化失司，气滞湿阻化热，湿热互结中焦而发为本病。其证既有邪结心下之痞满，又有冲任气滞血瘀之月经不调，故其治疗上，韦师以疏肝健脾，辛开苦降，调其寒热为先，俟湿热大减，痞满得缓，继以疏肝健脾，养血化瘀，调理冲任善后。足见韦师辨证主次分明，论治次第井然，且配伍严谨，药证相合，而顽疾得瘥。

第三节　消化性溃疡

消化性溃疡主要指发生在胃、十二指肠的慢性溃疡，亦可发生于食管下段、胃空肠吻合口周围等部位。其发病机制主要与黏膜的损害因素和黏膜自身防御－修复因素之间失去平衡有关，其中胃酸分泌异常，Hp（幽门螺杆菌）感染和非甾体抗炎药的广泛应用是引起消化性溃疡病的最常见病因。上腹部疼痛是溃疡病最常见的症状之一，常见有节律性、周期性和长期性的特点，疼痛的性质常为隐痛、灼痛、胀痛、饥饿痛或剧痛，以阵发性中等度钝痛为主，亦有持续性隐痛者，能为碱性药物和食物暂时缓解。胃溃疡的疼痛部位在剑突下，或偏左，十二指肠溃疡则偏右，后壁穿透性溃疡疼痛可放射至背部 7 ～ 12 胸椎区。每次疼痛发作的持续时间大多为 1 ～ 2 小时，亦可持续数日。疼痛的发作有季节性，一般秋末冬初最易发病。胃溃疡疼痛发生于餐后 1/2 ～ 2 小时，再经 1 ～ 2 小时的胃排空后缓解。十二指肠溃疡疼痛常于饭后 2 ～ 4 小时发作，持续至下次进食后才缓解，常在夜间痛醒。消化性溃疡的发作可伴有嗳气、反酸、流涎、恶心、呕吐等症状，10% ～ 25% 的患者，尤其是老年人常无上腹部疼痛等典型症状，而是以上消化道出血或急性穿孔而就诊。本病大抵属于中医学“胃痛”“血证”等范畴。

一、临证思维

（一）思维溯源

《黄帝内经》认为胃痛与寒邪客胃、肝胃不和有关。如《素问・六元正纪大论》云："木郁之发……民病胃脘当心而痛，上支两胁，膈咽不痛，食饮不下。"《素问·至真要大论》云："厥阴司天，风淫所胜，民病胃脘当心而痛。"东汉·张仲景称之为"心下（中）痛"，外感者从六经论治，内伤者按虚劳、宿食、水饮等论治，并创制了诸如泻心、建中、柴胡、枳术汤等方，迄今仍有效地指导着临床治疗。金元时期李东垣的《兰室秘藏》首立"胃脘痛"一门，将胃痛作为独立的病证。至明·王肯堂《证治准绳·心痛胃脘痛》首次明确了胃痛与心痛的区别，谓："或问丹溪言心痛即胃脘痛然乎？曰心与胃各一脏，其病形不同，因胃脘痛处在心下，故有当心而痛之名，岂胃脘痛即心痛哉？"张景岳《景岳全书·心腹痛》系统地总结胃痛的理法方药。清·高世栻《医学真传·心腹痛》详论"通"法之用，指出："夫通者不痛，理也，但通之之法，各有不同。调气以和血，调血以和气，通也；下逆者使之上行，中结着使之旁达，亦通也；虚者助之使通，寒者温之使通，无非通之之法也。若必以下泻为通，则妄矣！"叶天士《临证指南医案》倡"初病在经，久痛入络"，治以辛香理气、辛柔和血、泄肝安胃、甘温补胃、滋阴养胃等法，拓宽了临证思路。

（二）理法精要

胃为水谷之海，主受纳和腐熟水谷，以通为用，以降为顺，故胃的生理特点集中在一个"降"字，胃痛的病理特点突出在一个"滞"字。若长期过食生冷，则凝滞气机，耗伤中焦阳气；或饮酒无节，偏食辛辣，蕴热伤阴；或嗜食肥腻炙煿，积滞难消，酿生湿热；或饥饱无常，损伤胃气等，均可使胃气变通为滞，由降反逆，而发生胃痛。如《医学正传·胃脘痛》指出："致病之由，多有纵恣口腹，喜好辛酸，恣饮热酒炙煿，复餐寒凉生冷，朝伤暮损，日积月深……故胃脘疼痛。"情志失调是引起胃痛的另一重要因素，如《杂病源流犀烛·胃病源流》云："胃痛，邪干胃脘病也。……惟肝气相乘为尤甚，以木性爆，且正克也。"外感寒、湿、热诸邪，内客于胃，皆可致胃脘气机阻滞，不通则痛。其病变部位在胃，与肝、脾密切相关，其病因虽然复杂，但基本病机为胃气郁滞，失于和降，不通则痛，或胃失温煦、濡润，不荣则痛。脾与胃同居中焦，一脏一腑，互为表里，共主升降，故脾病多涉于胃，胃病亦可及于脾。若禀赋不足，后天失调，或饥饱失常，劳倦过度，以及久病正虚不复等，均能引起脾气虚弱，运化失职，气机不畅而为胃痛。脾为太阴湿土，喜燥而恶湿；胃为阳明燥土，喜润而恶燥。若脾阳不足，则寒自内生，胃失温养，则致虚寒胃痛。如脾润不及，或胃燥太过，不能润降，则致阴虚胃痛。而肝主疏泄，具有疏土以助运化之能，若气郁伤肝，肝气横逆，势必乘脾犯胃，致气机郁滞，胃失和降而为痛，或肝郁化火伤阴，或肝郁日久致瘀血内结，均可使胃痛加重。

韦师强调，本病的病机演变复杂多变，主要表现为虚实、寒热、气血之间的演变。其初期多由外邪、饮食、情志所伤，多属实证。若久病不愈，或反复发作，脾胃受损，可由实转虚。若气滞日久，气病及血，必见血瘀；瘀血阻滞，可使气滞加重。本病日久，或病情加重，可以衍生变证，如胃热炽盛，迫血妄行，或瘀血阻滞，血不循经，或脾气虚弱，不能统血，可致出血。大量出血，可致气随血脱。若日久中阳不振，水饮不归正化，生痰聚饮，形成饮停于胃。总之，辨识本病，要注意病久出现的虚实兼夹、寒热错杂、气滞血瘀的病理变化。

韦师论治本病关键在于一个“通”字，以“理气和胃”为主要治法，强调理气而不伤气，通而不伤其正。即如《景岳全书·心腹痛》所云：“胃脘痛证，多有因食，因寒，因气不顺者，然因食因寒，亦无不皆关于气。盖食停则气滞，寒留则气凝。所以治痛之要，但察其果属实邪，皆当以理气为主。”对理气和胃法的具体运用，必须根据不同证候，采取相应的“通”法。如属实证者，应区别寒凝、气滞、热壅、血瘀、痰阻等的不同，分别给予温胃散寒、疏肝解郁、清热泻火、通络化瘀、燥湿化痰等法；虚证当辨虚寒与阴虚，分别给予温胃建中与滋阴养胃，助之使通。

在使用理气药时，应注意“忌刚用柔”，以防久用辛香理气之剂耗阴伤气，尤其是肝胃郁热、胃阴不足者尤当慎用。对肝胃不和者以调肝为要，不可漫投香燥之品，应区分不同情况，灵活运用调肝法，如属肝疏泄太过，木旺乘土，则以抑肝气、泻肝火为主，并重视酸甘之品以敛肝、缓肝的运用；若肝疏泄不及，木郁土壅，治疗宜用辛散之品，疏肝理气；若属脾胃亏虚，土虚木乘，应通过健脾气、养胃阴以培土抑木，并酌配酸敛以抑肝。

胃痛日久不愈多兼血瘀，即所谓“久病入络”“久痛入络”，故应合理运用活血化瘀法。如《临证指南医案·胃脘痛》谓：“初病在经，久痛入络，以经主气，络主血，则可知其治血之当然也，凡气既久阻，血也因病，循行之脉络自痹，而辛香理气，辛柔和血之法，实为对待必然之理。”常用药物如郁金、延胡索、田三七、蒲黄、五灵脂、乳香、没药、三棱、莪术等。并注意根据不同证候配合相应药物，如瘀热者，配用赤芍、茜草根等以凉血活血；瘀毒者，配用半枝莲、白花蛇舌草等以解毒化瘀；气虚者，配用黄芪、党参以益气化瘀；阴虚者，配用沙参、麦冬以养阴化瘀；夹痰者，配用陈皮、半夏、茯苓、山慈菇等，以祛痰化瘀。

尤需指出，本病在病变过程中，常出现虚实相兼、寒热错杂等复杂证候，故应重视辛开苦降，温清合施，补泻兼顾等法则的运用。如兼见脘腹灼热嘈杂、口苦、苔黄腻，与肠鸣辘辘、腹中冷痛、下利清稀互见的胃热肠寒证；或兼见脘腹痞闷、喜温喜按、得热则减，与腹胀便秘、食热为甚的胃寒肠热证，治疗则应效法仲景诸泻心汤之意，以达辛开苦降甘调，泻不伤正，补不滞中，温而不燥，寒不遏阳之目的。正如吴鞠通所云“治中焦如衡，非平不安”。

（三）辨证撷菁

消化性溃疡病因颇为复杂，证候表现往往寒热虚实错杂，故其辨证应依据病史、起病的急缓、病程的长短、体质的强弱、年龄以及证候特点，辨别寒热、虚实、在气、在血等。正如《顾氏医镜·胃脘痛》所说：“须知拒按者为实，可按者为虚；痛而胀闭者多实，不胀不闭者多虚；喜寒者多实，爱热者多虚；饱则甚者多实，饥则甚者多虚；脉实气粗者多实，脉少气虚者多虚；新病年壮者多实，久病年老者多虚；补而不效者多实，攻而愈剧者多虚。必以望、闻、问、切四者详辨，则虚实自明。”韦师遵其所述，认为本病的辨证应着眼于四个方面。首辨寒热，遇寒则痛甚，得温则痛减，为寒证；胃脘灼痛，痛势急迫，遇热则痛甚，得寒则痛减，呕吐酸水者，为热证。次辨虚实，虚者多病程长，痛势徐缓，痛处喜按，饥时痛甚，纳后痛减，体弱脉虚；实者多病程短，痛剧，固定不移，拒按，饥时痛减，纳后痛甚，体壮脉盛。三辨气血，一般初病在气，久病在血。在气者，多属气滞，胀痛，痛无定处，或攻窜两胁，疼痛与情志因素密切相关；在血者，多为血瘀，疼痛部位固定不移，持续疼痛，入夜加重，舌质紫黯或有瘀斑，或兼见呕血、便血。四辨脏腑，本病主要病变在胃，但与肝脾密切相关，应详审细辨。如肝气犯胃、肝胃郁热证，则常见胸胁胀痛，心烦易怒，嗳气频作，疼痛与情志的变化有关等。而脾气虚弱，中阳不振，则兼见倦怠乏力，大便溏薄，四肢不温，食少纳呆等脾胃虚寒之征象等。

二、验案举隅

(一)肝胃气滞，湿热中阻案

马某，男，42岁。2014年6月9日初诊。

主诉：胃痛反复发作半年余，因情志不舒加重3天。

病史：患者平素善急易怒，渐感心口疼痛牵及胁肋，病情时轻时重。3天前因情志不舒而疼痛加剧，经用奥美拉唑、丽珠得乐、气滞胃痛冲剂等药治疗，效果不显。刻诊：胃脘痛牵及胁肋，空腹尤甚，郁郁寡欢，纳差，时见泛酸欲呕，口中黏腻，大便黏滞不爽，3～4日1行，小便黄，夜寐不宁，舌质淡红，舌体略胖，苔薄黄腻，脉弦滑稍数。胃镜检查示：十二指肠球部溃疡。西医诊断：十二指肠球部溃疡。中医诊断：胃脘痛。证属肝胃气滞，脾失健运，湿郁化热，阻于中焦。治宜疏肝理气，燥湿和胃，辛开苦降。方选柴胡疏肝散合左金丸、平胃散加减。

处方：柴胡12g，川芎15g，香附12g，白芍15g，枳壳12g，延胡索12g，川楝子10g，黄连12g，吴茱萸3g，炒苍术15g，厚朴12g，生麦芽15g，炙甘草6g。每日1剂，水煎400mL，分2次温服。

二诊：服上方7剂，胃痛稍减，大便干结，4日一行。此乃湿热与气滞互为因果，腑气不畅，故上方加生大黄（后下）10g，以荡涤肠胃，推陈致新。

三诊：服上方15剂，大便得畅，胃痛基本消失。遂于上方将生大黄减至6g，守方加减调理2周，诸症悉除。

按：肝气犯胃系导致胃痛的主要因素，且疼痛多剧。《杂病源流犀烛·胃病源流》谓："胃痛，邪干胃脘病也。……惟肝气相乘为尤甚，以木性暴，且正克也。"本案患者长期情志不舒，以致肝气横逆，乘脾犯胃，脾失健运，胃失和降，气滞湿阻化热，故疼痛迁延难愈。治当标本兼顾，方以柴胡疏肝散合平胃散疏肝理气，燥湿和胃为基础，合左金丸尤有妙用。方中重用黄连，取其苦寒清热泻火，一药而两清肝胃，胃火降则其气自和；少佐辛热之吴茱萸，兼制黄连之寒，使泻火而无凉遏中阳之弊，又可引黄连入肝经。全方肝胃同治，辛开苦降并举，疏肝而不耗气，泻火而不凉遏，相辅相成，使肝火得清，胃气得降，则诸症自愈。

（二）脾胃气虚，久痛入络案

刘某，女，56岁。2012年8月11日初诊。

主诉：胃脘疼痛4年，加重3周。

病史：患者胃脘疼痛4年，3周前因饮食生冷而病情加重，经奥美拉唑、雷尼替丁等西药治疗，疗效不佳，遂来就诊。刻诊：胃脘疼痛，痛处固定不移，得温则舒，进食痛缓，夜间及饥饿时痛甚，形体消瘦，面色萎黄，少气懒言，饮食减少，无泛酸呕恶，大便先干后溏，脘腹部按之柔软，无压痛，舌质淡略黯，舌下络脉紫黯粗长，边有瘀斑瘀点，苔白厚腻，脉沉弦细无力。胃镜检查示：十二指肠球部溃疡。西医诊断：十二指肠球部溃疡。中医诊断：胃脘痛。证属脾胃气虚，久痛入络，气血瘀滞。治宜益气健脾祛湿，化瘀通络止痛。予黄芪建中汤合丹参饮加减。

处方：黄芪30g，桂枝12g，白芍20g，丹参30g，白檀香（后下）12g，砂仁（后下）12g，茯苓15g，炒苍术12g，炒白术12g，炒五灵脂12g，生姜3片，大枣8枚，炙甘草6g。每日1剂，水煎500mL，分2次温服。

二诊：服上方10剂，胃脘疼痛有所减轻，纳食增，但兼见口苦口干，大便偏干，3日未行，此系气血瘀滞化热之象，故上方加酒大黄9g，枳壳12g，以助通腑泄热、行气化瘀之力。

三诊：上方共服10剂，胃脘疼痛基本消失，体力好转，饮食增加，大便已畅。上方将白芍减至12g，减酒大黄、枳壳、五灵脂，守方调理1月，诸症悉除。

按：水谷精微乃气血生化之源，“气中有血，血中有气，气与血不可须臾相离，乃阴阳互根，自然之理也”（《难经本义》）。患者胃脘疼痛四年余，复因饮食生冷而加重，脾胃愈虚，气血瘀滞，以致顽固难愈，而久痛入络。故予黄芪建中汤健脾益气，缓急止痛；丹参饮与五灵脂相伍，理气和胃，活血化瘀，以加强止痛之效；茯苓、苍术、白术、大枣、炙甘草合用，以加强健脾燥湿之功。三诊时痛势大减，化瘀、导滞诸药不必尽剂，故以健脾益气，养血和络之法缓缓收功。

（三）脾胃气阴两虚，虚火灼伤胃络案

王某，男，37岁。2014年11月16日初诊。

主诉：胃脘疼痛3年余，加重半月。

病史：患者长期工作繁忙，饮食失节，饥饱无常，渐致胃脘疼痛3年未愈。半月前因进食辛辣食品而病情加重，经胃镜检查示：胃溃疡。遂服奥美拉唑等西药治疗，疼痛无明显缓解。刻诊：胃痛频作，痛势如灼，饭后痛甚，口干咽燥，形体消瘦，四肢乏力，纳食减少，饥而不欲食，大便偏干，2～3日1行，小便短黄，夜寐不安，舌质红，中有裂纹，苔少，脉弦细数无力。西医诊断：胃溃疡。中医诊断：胃脘痛。证属脾胃气阴两虚，虚火灼伤胃络。治宜补益脾胃气阴，清热和胃，缓急止痛。方用竹叶石膏汤合芍药甘草汤加减。

处方：太子参25g，生山药30g，麦冬12g，竹叶12g，生石膏（先煎）25g，清半夏12g，生地黄15g，丁香（后下）3g，白芍25g，炙甘草12g。每日1剂，水煎500mL，分2次温服。

二诊：服上方10剂，胃脘灼痛好转，大便仍偏干，3日1行。上方减生石膏之寒凉，加制大黄6g，枳壳12g，以通腑泄热。

三诊：服上方5剂，大便正常，胃脘痛基本消失，饮食增加。上方减竹叶、大黄、枳壳，以免寒凉伤中，白芍减至15g，炙甘草减至3g，加白扁豆25g，当归12g，以增强益气养血之力。守方调理3周，诸症悉除。

按：本案患者长期饮食失宜而患胃痛3年之久，复因进食辛辣，以致脾胃气阴益虚，而虚火益炽，发为本病。治宜补脾胃之气阴与清热和胃、缓急止痛法并投。竹叶石膏汤中用太子参配麦冬，补气养阴生津；竹叶、石膏相配，清泻胃热；半夏虽性温，但与清热生津药相伍，则温燥之性去而降逆之用存，以增强其降逆和胃之效，并能使太子参、麦冬补而不滞，使石膏清而不寒；以生山药代粳米，其与炙甘草合用，和脾养胃。丁香行气温中，生地黄清热养阴，两者相配，一温一凉，刚柔相济，用治阴虚胃痛功专力宏；合芍药甘草汤，则缓急止痛之力倍增。纵观全方，配伍严谨，补而不滞，寒不伤中，标本兼顾，而收全功。

第四节　肠易激综合征

肠易激综合征是指一组包括腹痛、腹胀、排便习惯改变和大便性状异常、黏液便等表现的临床综合征，持续存在或反复发作，经检查排除可以引起这些症状的器质性疾病。又称结肠过敏、结肠功能紊乱。临床缺乏胃肠道结构和生化异常的表现，典型症状为与排便异常相关的腹痛、腹胀，根据主要症状分为腹泻型、便秘型和腹泻便秘交替型。精神、饮食、寒冷等因素可诱使症状复发或加重。本病的诊断，建立在排除器质性疾病的基础上，以症状学为依据，诊断标准包括反复发作的腹痛或不适，最近3个月内每个月至少有3天出现症状，合并以下2条或多条：①排便后症状缓解；②发作时伴有排便频率改变；③发作时伴有大便性状（外观）改变。诊断前症状出现至少6个月，近3个月符合以上标准。其病因和发病机制尚未十分清楚，一般认为是机体应激反应与心理因素相互作用的结果，不同的个体都可能涉及遗传、环境、心理、社会和胃肠感染等因素，导致胃肠动力改变、脑–肠轴相互作用的紊乱、自主神经和激素的变化等。本病可归属于中医学“腹痛”“泄泻”“便秘”等范畴。

一、临证思维

（一）思维溯源

早在《黄帝内经》即认为腹痛由于寒或热邪客于肠胃所致。东汉·张仲景《金匮要略·腹满寒疝宿食病脉证治》详论其病因、病机、治法，谓“病者腹满，按之不痛为虚，痛者为实，可下之。舌黄未下者，下之黄自去”；“腹满时减，复如故，此为寒，当与温药”。亦创制了治“腹中寒气，雷鸣切痛，胸胁逆满，呕吐”之附子粳米汤，“心胸中大寒痛，呕不能食，腹中寒，上冲皮起，出见有头足，上下痛而不可触近”之大建中汤等有效方剂。金·李东垣《医学发明》明确提出了“痛则不通”之病机，以及“痛随利减，当通其经络，则疼痛去矣”之治疗大法。有关泄泻的记载，历代医籍多认为其发病与风、寒、热、湿邪以及饮食、起居、情志失宜等密切相关，病位在脾、胃和大肠、小肠。东汉·张仲景将泄泻、痢疾统称为下利，《金匮要略·呕吐秽下利病脉证治》又分为虚寒、实热积滞、湿阻气滞等证候，为后世奠定了泄泻的辨证论治基础。《医宗必读》提出了淡渗、升提、清凉、疏利、甘缓、酸收、燥脾、温肾、固涩等治法，对后世影响很大。与便秘相关的记载，《黄帝内经》称为“后不利”“大便难”等，与脾胃受寒、肠中有热和肾病有关。《伤寒论》称之为“阳结”“阴结”“闭”“脾约”“不大便”及“燥屎”等，病机关键为寒、热、虚、实，并创制了养阴润下之麻子仁丸，理气通下之厚朴三物汤，以及蜜煎导诸法，对临床论治本病颇多启发。《景岳全书·秘结》云：“秘结一证，在古方书有虚秘、风秘、热秘、寒秘、湿秘等说，而东垣又有热燥、风燥、阳结、阴结之说，此其立名太烦，又无确据，不得其要而徒滋疑惑，不无为临证之害也，不知此证之当辨者惟二，则云阴结、阳结而尽之矣。”所论理法较为简明，对临床有一定的参考价值。

（二）理法精要

肠易激综合征的病因虽可涉及外感、内伤等方面，但情志失调是引起本病的重要因素。情志不遂，则肝失调达，乘侮脾土，致大肠传导失常，而发生腹痛、泄泻。即《医方考》所说：“泻责之脾，痛责之肝，肝责之实，脾责之虚。脾虚肝实，故令痛泻。”脾虚湿胜乃引发本病的内在因素，若暴饮暴食，饮食停滞，纳运无力；或过食肥甘厚腻或辛辣，酿生湿热，蕴蓄胃肠；或恣食生冷，寒湿内停，中阳受损；或外感风、寒、暑热、湿邪，均可导致脾虚不能运化，小肠的受盛化物和泌别清浊功能失常，气机升降失司，或腑气通降不利，而发生腹痛、泄泻或便秘。病变部位在脾胃，由于小肠司受盛、化物和泌别清浊之职，大肠则有传导之能，二者又皆隶属于脾的运化升清和胃的降浊。肝主疏泄，调节脾运；肾主命门之火，能暖脾助运，腐熟水谷，故与肝、肾、大肠、小肠密切相关。肝郁脾虚，气滞湿阻，肠失传化是其基本病机。肠腑气血运行不畅，经脉痹阻，或经脉失养，而致腹痛；或脾胃受损，湿困脾土，肠道化物和泌别清浊失司，而致泄泻；或大肠传导失常，而致便秘。

韦师认为，本病的病机演变尽管复杂多变，但其病理性质不外寒、热、虚、实四端。概而言之，实为食积、气滞、湿阻等邪气郁滞，不通则痛，或湿盛伤脾而为泄泻，或邪气内结而为便秘；虚为气血不能温养而痛，或脾虚健运无权而为泄泻，或气血阴阳亏虚，大肠传导失司而为便秘；寒为寒邪凝滞，或中脏虚寒，脉络不通或不荣而为腹痛，或使泄泻加重；热为肝郁化火，或湿郁化热，乘脾犯胃，或腑气阻滞而作痛、泻或便秘。四者往往相互错杂，或寒热交错，或虚实夹杂，或为虚寒，或为实热，亦可互为因果，互相转化。若久病不愈，或反复发作，脾胃受损，可由实转虚。若气滞日久，气病及血，必见血瘀；瘀血阻滞，可使气滞加重。本病日久，或病情加重，可以衍生变证，如反复泄泻，导致脾虚中气下陷，可见纳呆、小腹坠胀、消瘦，甚至脱肛等症；若久泻，脾虚及肾，脾肾阳虚，则泄泻无度，病情趋重。

韦师论治本病，主张分两期而施，发作期以气滞湿阻为主，故治宜理气祛湿，调中运脾为法。若属土壅木郁，治当扶土抑木，重在健脾。缓解期以脾虚湿盛为主，最当健脾益气，淡渗利湿。如属脾气虚弱者，用参苓白术散以健脾益气；脾胃虚寒者，用理中汤以温中健脾；中气下陷者，用补中益气汤以升阳举陷；肝气乘脾者，用痛泻要方以抑肝扶脾；肾阳虚衰者，用四神丸以温肾健脾；寒湿困脾者，用胃苓汤以燥湿健脾。

本病久延不愈，往往出现虚实兼夹、寒热错杂、气滞血瘀等病理变化，故应酌情灵活运用“通”法，不可一味壅补。若以腹痛为主者，化瘀通络、泄热通腑、行气导滞等法随证而施；泄泻一证，其病位在肠腑，病程日久，脾胃渐亏，肠道传导失司，易致痰饮浊毒积滞，故可适当伍用“通”法。韦献贵老中医提出“腑病多滞多实，故久泻多有滞，滞不除则泻不止”之说，善用“通”法治疗实证久泻，对临床颇多启发。运用通法治疗便秘不是简单使用泻下药物，应在辨证论治原则指导下选用寒下或温下、润下之法。此外，本病日久不愈多兼血瘀，可酌情使用活血化瘀法。

（三）辨证撷菁

韦师认为，肠易激综合征的辨证应着眼于“腹痛”“泄泻”“便秘”三大主症，依据其病史、病程的长短、证候特点等，以辨别寒热、虚实、在气在血为要。首辨寒热，遇寒则痛甚，得温则痛减，大便清稀，或完谷不化者，为寒证；痛处有热感，时轻时重，得凉痛减，或伴有便秘，或泻下急迫，大便色黄褐而臭，肛门灼热者，为热证。次辨虚实，虚者多病势缠绵，喜揉喜按，时缓时急，痛而无形，饥时痛甚，食后痛减，神疲肢冷，大便溏薄，体弱脉虚；实者痛势急剧，痛时拒按，痛而有形，得食痛甚，泻后痛减，体壮脉盛。三辨在气在血，一般初病在气，久病在血。在气者，多属气滞，腹痛时轻时重，痛处不定，攻冲作痛，伴胸胁不舒，腹胀，嗳气或矢气则胀痛减轻，疼痛与情志因素密切相关；在血者，多为血瘀，疼痛部位固定不移，持续疼痛，刺痛，入夜加重，伴面色晦暗，舌质紫黯或有瘀斑。

二、验案举隅

（一）肝郁脾虚，湿热中阻案

李某，女，29岁。2014年5月28日初诊。

主诉：大便溏薄伴腹痛反复发作2年余。

病史：患慢性泄泻2年余，时轻时重，反复发作，曾服抗生素治疗，疗效不佳。刻诊：大便溏薄，黏滞不爽，每日4～6次，腹痛肠鸣，腹痛即泄，泄后痛减，每因恼怒或情志抑郁而加重，脘痞纳差，嗳气不舒，口干口苦，善急易怒，形体瘦弱，倦怠乏力，舌质淡，苔黄厚腻，脉细弦稍数。结肠镜检查：未见异常。大便培养：未见致病细菌生长。西医诊断：肠易激综合征。中医诊断：泄泻。证属肝气乘脾，脾虚湿盛，郁而化热。治宜抑肝扶脾，辛开苦降。方用痛泻要方合半夏泻心汤加减。

处方：炒白术15g，白芍20g，防风9g，陈皮12g，党参20g，清半夏12g，黄连12g，黄芩12g，干姜6g，炒薏苡仁30g，青皮12g，砂仁12g（后下），炙甘草9g。每日1剂，水煎400mL，分2次温服。

二诊：服上方7剂，腹痛稍减轻，大便仍稀溏，每日3～4次，口干口苦，舌、脉象同前。上方加车前子（包煎）15g，以增强祛湿止泻之效。

三诊：共服上方15剂，大便转为软溏，每日2次，腹痛消失。舌质淡，苔薄白腻微黄，脉细稍弦。继以中成药参苓白术散、香连丸善后调理1月，诸症悉除。

按：患者大便溏薄伴腹痛反复发作2年余，腹痛即泄，每因情志不遂即发，迁延难愈，显属肝气乘脾，脾虚湿盛所致。大便溏薄，黏滞不爽，苔黄厚腻，脉细弦稍数，为湿郁化热，互结于中焦之征，属本虚标实之证。遵《金匮要略》“见肝之病，知肝传脾，当先实脾”之旨，予以抑肝扶脾、辛开苦降并用之法。痛泻要方为治疗木郁乘土泄泻之名方，方中白术健脾益气，白芍柔肝缓急，两药相配，土中泻木，共奏补脾柔肝之功；防风具有升散之性，辛能散肝郁，香能舒脾气；陈皮苦温，理气燥湿，醒脾和胃，加青皮、砂仁以加强疏肝理气和胃之功，加薏苡仁以助健脾渗湿之效。半夏泻心汤辛苦并用以调其升降，补泻兼施以顾其虚实。

（二）脾肾阳虚，土壅木郁案

李某，男，42岁。2013年5月22日初诊。

主诉：大便溏薄伴胁腹胀痛时发时止5年余。

病史：患者平素喜食生冷，以致大便溏泄，时发时止5年未愈，伴胁腹胀痛，西医诊断为肠易激综合征，给予匹维溴铵、洛派丁胺、阿米替林等西药治疗乏效，改用健脾化湿、和胃止泻中药治疗，亦无明显疗效。刻诊：大便溏薄，量少，每日4～8次，脘腹胀痛连及两胁，腹痛即泄，每遇天气寒凉或饮食不慎尤甚，形体消瘦，畏寒肢冷，面色萎黄，体倦乏力，饮食无味，寐少梦多。舌质淡，舌体胖，边有齿痕，苔白厚腻，脉沉细稍弦。西医诊断：肠易激综合征。中医诊断：泄泻。证属脾肾阳虚，湿困中焦，土壅木郁。治宜温补脾肾，扶脾抑肝，渗湿止泻。方用附子理中汤合痛泻要方加减。

处方：制附子（先煎）12g，党参30g，茯苓15g，炒白术15g，干姜15g，煨肉豆蔻9g，炒薏苡仁30g，砂仁（后下）12g，陈皮12g，防风9g，酒白芍20g，炙甘草6g。每日1剂，水煎400mL，分2次温服。

二诊：服上方10剂，大便溏泄每日减至2～3次，胁腹疼痛明显改善，畏寒肢冷及食欲均较前好转，仍体倦乏力。效不更方，原方再投。

三诊：守方治疗月余，诸症悉除，随访半年未见复发。

按：土得木而达，木赖土培。患者大便溏泄反复发作，耗损脾阳，日久及肾，温化水湿失司，湿浊困脾，而致泄泻迁延难愈。腹痛即泄，脘腹胀痛连及两胁，为土反侮木、土壅木郁之象。脾肾阳虚为其本，湿浊困脾、肝气偏盛为其标，故其治疗当标本兼顾，而以附子理中汤温补脾肾治本为主，合痛泻要方以土中泻木，补脾柔肝。方中加入煨肉豆蔻，以增强温中之力，兼有涩肠止泄之能。加薏苡仁助理中汤益气健脾，渗湿止泻。全方配伍精当，且坚持守方守法，而痛、泄皆愈。

（三）脾肾阳虚，肝郁化热案

王某，男，46岁。2013年8月22日初诊。

主诉：大便时溏时干反复发作6年，加重1周。

病史：6年前患大便溏泄，经用双歧杆菌制剂、谷维素、诺氟沙星胶囊等药物治疗，数日即止，但数日后大便干结难解，溏泄与便秘如此交替发作，曾先后两次做结肠镜检查，均无异常发现。1周前因所愿不遂而腹痛、泄泻加重，改用附子理中丸、逍遥丸等中成药治疗乏效，遂来就诊。刻诊：大便溏泄不爽，每日4～6次，夹有黏液，肠鸣辘辘，口干喜冷饮，腹部隐隐作痛，喜温喜按，形寒肢冷，乏力，形体消瘦，面色萎黄，情志抑郁，心烦易怒，小便黄，舌质淡，舌体胖，苔白微黄，脉沉弦细稍数。西医诊断：肠易激综合征。中医诊断：泄泻。证属脾肾阳虚，肝郁化热，寒热错杂。治宜温肾健脾，柔肝清热。方用乌梅丸加减。

处方：乌梅18g，川椒6g，桂枝12g，细辛9g，黄柏12g，黄连12g，木香12g，制附子（先煎）12g，干姜10g，当归15g，党参25g，炒白术15g，白芍20g，炙甘草9g。每日1剂，水煎500mL，分2次温服。

二诊：服上方15剂，大便较前成形，每日4次，黏液减少，肠鸣偶作，腹痛稍缓，舌、脉象同前。守方改乌梅为25g，以增强敛阴柔肝止痛之效。

三诊：服上方10剂，大便基本成形，每日2次，已无黏液，腹痛若失，口干渴等症明显减轻，仍形寒肢冷，乏力。守方改制附片为15g，以增其补火温土之力。

四诊：服上方10剂，大便成形，每日1～2次，形寒肢冷，乏力明显好转。改为口服乌梅丸成药1月余，诸症消失。

按：乌梅丸系仲景本为胃热肠寒的“蛔厥”而设，用于治疗本病属脾肾阳虚，肝郁化热，寒热错杂，迁延难愈者，正为合拍。乌梅丸集酸、辛、苦、甘四味于一方，刚柔兼备，借苦味之清，辛药之散，苦以泄热，酸以敛阴，辛以通阳，甘以健中，共奏温肾健脾，分解湿热之功。其中乌梅大酸入肝，敛肝之体，柔肝之用；附子大辛大热，与细辛相须为用，直达少阴，温补肾阳，力宏效捷；桂枝、干姜、川椒相合，药力直达脾胃，以温振脾阳；党参、当归甘温，补益气血；黄连、黄柏与干姜、川椒、木香伍用，辛以泄滞，苦以降气，两解湿热。全方寒热并用，补虚泻实，共奏温补脾肾，敛阴柔肝，辛开苦降之功。

第五节　肝硬化

肝硬化是一种常见的慢性进行性肝病，由一种或多种病因长期或反复作用形成的弥漫性肝损害。早期（代偿期）可无明显症状，或可表现为蜘蛛痣、肝掌、肝区痛、食欲差、腹胀、便溏、乏力等，慢性肝炎病史可供参考。晚期（失代偿期）则以肝功能损害及门静脉高压为主要表现，如脾脏明显增大、脾功能亢进、食管下端及胃底静脉曲张及各项肝功能检查异常等，并常出现上消化道出血、肝性脑病、继发感染、腹水、癌变等严重并发症。我国是肝硬化高发国家，以 20 ~ 50 岁的男性多见，多以肝炎后肝硬化为主，主要为乙型、丙型肝炎病毒感染，其次为酒精性肝硬化、血吸虫性肝硬化。本病的代偿期、失代偿期大抵分别属于中医学“积证”“鼓胀”等范畴，并与“胁痛”“黄疸”密切相关。肝硬化病情复杂，迁延难愈，病死率高，至今尚无特效药物和疗法。中医药治疗肝硬化副作用较少，在改善临床症状，提高患者的生存质量等方面有一定优势，并在早期阻断或延缓慢性肝炎肝纤维化等方面具有可靠疗效。

一、临证思维

（一）思维溯源

早在《黄帝内经》中即对积证的症状、病因病机、治疗法则等方面皆有较深刻认识。如《灵枢·百病始生》云："积之始生，得寒乃生……卒然外中于寒，若内伤于忧怒，则气上逆，气上逆则六输不通，温气不行，凝血蕴里而不散，津液涩渗，著而不去，而积皆成矣。"《素问·至真要大论》关于"坚者削之""客者除之""结者散之""留者攻之""逸者行之""衰者补之"等治疗原则，对指导积证的治疗具有重要意义。《素问·六元正纪大论》所述之"大积大聚，其可犯也，衰其大半而止"的治疗原则，至今仍为临床所宗。《难经·五十六难》据积块所居的部位与症状不同，而创立了五脏积之名，如谓："肝之积名曰肥气，在左胁下，如覆杯，有头足……心之积名曰伏梁，起脐上，大如臂，上至心下……脾之积名曰痞气，在胃脘，覆大如盘……肺之积名曰息贲，在右胁下，覆大如杯……肾之积名曰奔豚，发于少腹，上至心下，若豚状，或上或下无时。"东汉·张仲景《金匮要略·五脏风寒积聚病脉证并治》所谓："积者，脏病也，终不移；聚者，腑病也，发作有时，展转痛移，为可治。"既明确了积证的临床特点，又从病位与证候特点上与聚证做了简要鉴别。明·张景岳《景岳全书·杂证谟·积聚》认为："有形之积，其破难。"提出"曰攻、曰消、曰散、曰补"四法，载录治疗方剂65首，在治疗和方药上做出了重要贡献。唐宗海《血证论·痞满》提出："癥瘕宜膈下逐瘀汤、抵当汤。"

古代医家对鼓胀的认识也颇为深刻。如《灵枢·水胀》形象地描述了"腹胀，身皆大，大与肤胀等也，色苍黄，腹筋起，此其候也"等临床特征。《素问·腹中论》篇亦谓："心腹满，旦食则不能暮食。"认为其发病与"饮食不节""气聚于腹"相关，并"治之以鸡矢醴"。《金匮要略·水气病脉证并治》中所谓肝水、脾水、肾水，均以腹大胀满为主，与本病的主要表现相似。对鼓胀病因病机的认识，隋·巢元方《诸病源候论》认为与"水毒气结聚于内"有关，此说与血吸虫性肝硬化所致腹水的认识相似。清·张璐《张氏医通》则谓："嗜酒之人，病腹胀如斗，此得之湿热伤脾……故成痞胀。"此说与酒精性肝硬化的认识相似。清·喻嘉言《医门法律·胀病论》别有新见，指出："凡有癥瘕、积块、痞块，即是胀病之根，日积月累，腹大如箕，腹大如瓮，是名单腹胀。"此说与肝炎后肝硬化及胆汁性肝硬化的认识相似。喻嘉言还指出“胀病亦不外水裹、气结、血瘀”。如此概括鼓胀的病机特点，可谓要言不烦。 在治疗上，《素问·至真要大论》记载的“坚者削之”“衰者补之”等治则，对鼓胀的治疗亦具有指导意义。明清以降，治法更加灵活多样，如明·李梴《医学入门·鼓胀》谓：“治胀必补中行湿，兼以消积，更断盐酱、音乐、妄想，不责速效，乃可万全。”《景岳全书·肿胀》谓：“治胀当辨虚实。”《医彻》主张十攻一补、半攻半补、十补一攻等。这些论述，指出了鼓胀的治疗原则为攻、补及攻补兼施，迄今仍有极其重要的临床指导意义。

（二）理法精要

韦师认为，肝硬化的病因虽较为复杂，但多继发于相关疾病之后，如胁痛日久不愈，肝郁脾虚，气滞血瘀，湿浊中阻；黄疸之湿热或寒湿中阻，肝脾受损，气滞血瘀；久泻久痢，气阴耗伤，肝脾失调，气血涩滞，水湿停留等，均可形成本病。其次为长期嗜酒或饮食不节，使脾胃之气渐衰，土壅木郁，气滞血瘀而成本病。情志、劳欲多为加重或诱发因素。其病位主要在肝，初起（即代偿期）病在肝脾，病久（即失代偿期）往往及肾。其病机特点是肝、脾、肾功能失常，气滞、血瘀、水停互为因果，以致互结于腹内，属本虚标实之候。病程日久，正虚邪盛相因为患，往往使病情深重，而变证迭起。正虚有阴阳之分，如湿郁化热或肝郁化热，肝之阴血耗损，因肝肾同源，可致肝肾阴虚；阴虚血热，络脉瘀阻，络伤血溢，可致鼻衄、齿衄，甚或大量呕血、便血；阴虚复感外邪或饮食不当，湿热复盛，阻滞肝胆，胆汁不循常道，可并发黄疸；阴虚内热，蒸液生痰，内蒙心窍，引动肝火，可致神昏谵语、痉厥等症。若脾气虚弱渐甚，脾病及肾，则肾之阳气亦虚，本病后期以脾肾阳虚为多见。而脾肾阳虚，湿浊内蒙，亦可导致神志昏迷，甚或正气衰败，气阴枯竭，而由闭转脱，病情极为险恶，预后较差。病情的深重，病机之转化尚与治疗不当有关，如投大剂温阳利水或逐水之剂，可更伤其阴，或过用滋腻之品，助湿伤脾，均易使变证迭起。

韦师强调指出，肝硬化是临床常见的慢性进行性肝病，多为肝炎后肝硬化，往往有胁痛、黄疸病史，尤其在晚期有多脏器受累，因此其病位在肝，不止于肝，脾气虚贯穿病程始终，系肝硬化的病理基础。肝脾在生理上相互为用，一方面“土得木而达”（《素问·宝命全形论》），脾的运化得肝之疏泄，木气条达，则土气自舒，运化方能健旺。另一方面“木得土而荣”，脾胃为后天之本，木植于土，全赖土以滋培，脾气健旺，气血生化有源，统摄有权，肝木方能得以荣养，才有血可藏。肝脾在病理上亦相互影响，肝病可以传脾，脾病也可及肝，如肝气郁结，乘脾犯胃，则木郁土壅；脾失健运，湿滞气机，则土壅木郁。脾气日衰，水湿难化，气血瘀滞，而缠绵难愈。诚如金·张元素《治法机要》所云：“壮人无积，虚人则有之，脾胃虚弱，气血两衰，四时有感，皆能成积。”《临证指南医案》亦谓：“湿喜归脾者，以其同气相感故也。”

治法之要，在知攻补之宜，而攻补之宜，必以《医宗必读·积聚》之初、中、末三期论治原则为指导，即“初者，病邪初起，正气尚强，邪气尚浅，则任受攻；中者，受病渐久，邪气较深，正气较弱，任受且攻且补；末者，病魔经久，邪气侵凌，正气消残，则任受补”。关键是要抓住本病的初期、中期及时治疗，此时患者尚未“正气消残”，体质尚可，治之如法者，收效多可满意。《金匮要略》尝谓：“见肝之病，知肝传脾，当先实脾。”后世医家力倡“养正则积自除”，因此，韦师强调补气健脾之法应贯穿本病治疗的始终，尤其癥积渐久而中气大伤者，治不宜攻，否则愈攻愈虚，只宜专培脾胃以固其本，或施以攻补兼施之法。“攻补之宜”还当于孰缓孰急中辨之。若以实证为主，则应着重祛邪治标，根据具体病情，灵活选用行气、化瘀、利水之剂，若腹水严重，亦常酌情暂行攻逐，同时辅以补虚；若以虚证为主则应侧重扶正补虚，视证候之异，健脾、温肾、滋养肝肾等法，或一法独进，或数法合施，并兼顾祛邪。

逐水法仅为“急则治标”的权宜之计，因其逐水之力峻猛，易于伤正，故韦师运用此法十分谨慎，主张在患者腹水严重，胀急难忍，甚或喘促尿少时方可暂用之，一般应寓补于攻。宜谨遵《黄帝内经》“衰其大半而止”

之诫，待水去大半，然后转予攻补兼施，不可蛮攻以伤正气。对其轻证，吾师喜用二丑粉，每次冲服 1.5 ～ 3g，每天服 1 ～ 2 次。重证则用十枣汤，取大戟、甘遂、芫花等量为末，装入胶囊，每次服用 0.3 ～ 1g，用大枣 10 枚煎汤送服，清晨空腹服，每日 1 次。若泻利不明显，次日再加 0.5 ～ 1g，得快利后，可进米粥，护养胃气。如泻后患者精神疲惫，短气厌食，应暂停服用，须观察一二日，再根据患者具体情况而定。年老体弱者慎用，孕妇忌服。

用活血化瘀法治疗肝硬化，目前有滥用倾向，且剂量越用越大。活血化瘀诸药多有破气之弊，若囿于肝肿大而过早使用，易损伤脾胃，脾胃气虚则纳少化迟，又易致食积，而致腹胀加重。故在该病的各个阶段，要时时顾护胃气或辅以消食积，否则胃气一败，百药难施。如患病初期仅有肝大，而无明显血瘀之象时，脾气虚仍是病机之主流，故应以补气健脾法为主，或辅以养血活血法，方可促使病情好转。病至中、晚期，胁下积块较硬，并见唇色紫黯、舌质紫黯或有瘀斑瘀点，脉涩等，方可在补气健脾的基础上运用活血化瘀药。总之，必须强调辨证论治，力图缓治，不求峻攻。

早治防变，重视摄生调护，对于实现早期干预，有效控制病情和防止并发症出现或加重具有重要意义。一旦调护不当，病情反复，而患者的正气大伤，治疗就会更加困难。故韦师防治本病，提倡在早治防变的基础上，重视以下摄生调护要点。①调情志：性情宜恬淡虚无，切忌恼怒、悲观失望等不良情绪，以有利于血脉流通，气机调畅，并可避免损伤肝脾；②节饮食：饮食宜清淡、低盐而富有营养，不宜食油腻、煎炸及辛辣食物，以免助湿生热，或损伤血络而复发或加重病情；③适起居：活动要适量，更应慎劳作、避纵欲，使阴阳和调，正气充足，以防止病邪的侵袭。

（三）辨证撷菁

韦师认为，本病病因复杂，见证殊多，病程较长，迁延难愈。其辨证之关键，在于四诊合参，根据其病程、症状、舌象、脉象等诸多方面综合辨别，以明确病名诊断，权衡证候之虚实，以及气、血、水之偏重，务求其要。在病名诊断上，肝硬化代偿期属积证的范围，积证是有形可征，积块坚着，固定不移，痛有定处。积块的形成为时较长，病情亦较重，病在血分。积证与痞满不同，痞满是一种自觉症状，感觉胃脘部痞塞不通，甚或胀满难忍，但不能触及到块物。肝硬化失代偿期属鼓胀范围，其以腹部胀大如鼓，肤色苍黄，脉络暴露为临床特征，并多有黄疸、积证等病史。

虚实之辨，吾师常以神色、脉象、舌象为重点。一般说来，本病以神疲乏力，肤色苍黄为常见，尤以皮色苍黄为辨证眼目。因苍主肝气盛，黄主脾土衰，肝强脾弱，故令苍黄。其既集中反映了肝硬化肝强脾弱的病机特点，也系本病定位诊断的要点，最具诊断价值。就脉象而言，韦师常谓，肝病之脉宜小不宜大，大为病进，小为病缓，脉滑或弦有力者多实，弦浮微细者多虚，脉弦细而涩者多为兼瘀血之象，脉微欲绝者，乃属气阴耗竭，元气将绝之危象。而邪正之盛衰，必验之于舌苔与舌质，舌苔厚者属实，其中舌苔白腻者多属气滞湿阻；苔白厚腻水滑者为寒湿中阻；舌苔黄腻或灰黑而润者为湿热蕴结；舌体瘦小，舌质红少苔或无苔者属虚，以肝肾阴虚为多见；舌质淡，舌体胖边有齿痕者属虚，以脾肾阳虚为多见。从临床分型看，大抵气滞湿阻、寒湿困脾、湿热蕴结、肝脾血瘀等证以实证为主；脾虚水停、脾肾阳虚、肝肾阴虚则以虚证为要。

气、血、水及其主次之辨，气鼓、血鼓、水鼓三者既可独立存在，又可互为因果。以气结为主者，患者自觉腹部作胀或胀痛，腹虽胀大，切之而不坚，随按随起，如按气囊，叩之空空如鼓；以瘀血为主者，则见腹壁青筋暴露，腹中常可扪及肿块，面、颈、胸部有红缕赤丝，舌有瘀点或舌色青紫，舌下脉络紫黯、曲张增粗，其常与X线检查之食道静脉曲张相吻合；以水裹为主者，腹胀，尿少，腹部膨隆，脐平甚或脐突，按之腹部坚满、如囊裹水，动摇有声。

本病预后之辨，《诸病源候论》所记载的“水病有五不可治”，可作为临床判断本病预后的参考。即“第一唇黑伤肝，第二缺盆平伤心，第三脐出伤脾，第四足下平满伤肾，第五背平伤肺，凡此五伤，必不可治”。此五伤应五脏之辨，可谓形象深刻，要言不烦，然其中任何一伤，必与多脏器衰竭相关，只是以某脏虚衰为主而已。所谓“必不可治”，应视为预后不良，可依当今之科技进步，尽力救治。

二、验案举隅

（一）湿热瘀血互结，肝脾气阴两虚案

贾某，男，37岁。2012年9月24日初诊。

主诉：患“酒精性肝硬化”6年余，加重2月。

病史：患者长期嗜酒，每日饮酒约1斤。时感右胁肋部胀满不适，脘腹胀闷，食欲减退，于6年前诊断为酒精性肝硬化，仍嗜酒无度，病情迁延未愈。2月前猝见狂躁、神昏，急诊入当地医院按“肝昏迷”救治，经治疗2个月，病情好转出院。出院后不顾家人劝告，仍每日饮酒无度，其家属遂陪其前来就诊。刻下：右胁肋部胀满疼痛，脘闷腹胀，纳差，形体消瘦，伴心烦不安，眩晕，牙龈出血，口干而不欲饮，乏力，大便稀溏不爽，每日2～3次，小便短黄。查体：面色晦暗，双侧巩膜无黄染，颈、胸、臂部多处红丝赤缕，肝掌，肝脾未触及，移动性浊音（-）。舌质红略黯有瘀点、瘀斑，舌体胖，边尖略红，苔黄厚腻，脉弦细数。实验室检查：总蛋白65g/L，球蛋白38g/L，谷丙转氨酶100U/L，谷草转氨酶80U/L。腹部彩超示：肝脏弥漫性改变，小结节性肝硬化。西医诊断：酒精性肝硬化。中医诊断：积证。证属湿热瘀血互结，肝脾气阴两虚。治当本虚与标实兼顾，清热利湿，活血化瘀与益气养阴并投。用茵陈蒿汤合逍遥散、二至丸化裁。

处方：茵陈25g，栀子9g，大黄（后下）9g，柴胡12g，黄芩12g，虎杖15g，赤芍30g，当归20g，白芍12g，莪术15g，党参30g，炒白术12g，茯苓15g，女贞子30g，旱莲草30g，炙甘草6g。每日1剂，水煎500mL，分2～3次温服。并嘱家属专人陪护，监督其戒酒。

二诊：服上方8剂，右胁肋部胀满疼痛稍有减轻，食欲好转。舌、脉象同前。效不更方，原方再投。

三诊：服上方21剂，右胁肋部胀满疼痛明显减轻，心烦不安、牙龈

出血等症状亦明显减轻，仍感乏力，大便稀溏而不爽，日行 2 ～ 3 次。舌质淡略黯，舌体胖，边尖微红，有瘀点、瘀斑，苔厚腻微黄，脉弦细略数。此乃湿热、瘀血渐祛，而中气未复，上方减栀子，赤芍减至 15g，大黄减至 6g，加黄芪 25g，砂仁 12g（后下），以增强益气健脾固本之力。

四诊：服上方 28 剂，右胁肋部胀满疼痛、脘闷腹胀、纳差等诸症基本消失。舌质略淡黯，苔薄白腻微黄，脉弦细。实验室检查：总蛋白 70g/L，球蛋白 26g/L，谷丙转氨酶 55U/L，谷草转氨酶 29U/L。以上方加减调理 2 个月，诸症悉除。嘱患者长期服用逍遥丸，每日用薏苡仁 30g，大枣 10 枚，焦山楂 15g，煮粥，连服 1 月，以巩固疗效。随访 1 年未见复发。

按：本案患者长期嗜酒过度，脾土受伤，运化失职，湿郁化热，蕴结中焦，土壅木郁，肝脾俱伤，气血郁滞，以致湿热与瘀血互结，遂成积证。复因病程久延，湿热日盛，而肝阴渐伤，使实者愈实，虚者愈虚，虚实并见。故治当本虚与标实兼顾，以清热利湿为主，活血化瘀与益气养阴并投。方中之茵陈蒿汤并非仅限于治疗湿热黄疸，其与柴胡、黄芩、虎杖并用，清利肝胆，泄热逐瘀，功专力宏，为治疗本病湿热蕴结证之要药。茵陈蒿汤诸药与虎杖相配，降低湿热证之转氨酶升高疗效可靠。参、苓、术、草相伍，既可健脾益气，扶土而荣木，又可防湿热伤正。赤芍、当归、白芍、莪术合用，为疏肝柔肝、活血化瘀并举之法。女贞子、旱莲草既能滋补肝肾之阴，又可凉血止血。诸药配合，深得理法之旨，故获良效。

（二）脾虚肝郁，湿热瘀血互结案

许某，男，53 岁。2013 年 3 月 5 日初诊。

主诉：纳差，脘腹胀满 10 年余，加重半年。

病史：自述患“慢性乙型肝炎”10 年余，平时纳差，脘腹胀满，虽多方诊治，病情仍时轻时重。近半年来，又感体倦乏力，大便稀溏，每日 3 ～ 4 次，5 天前因饮食不慎，脘腹胀满更甚，小便不利，双下肢轻度水肿，遂到某市医院就诊。实验室检查：总蛋白 62g/L，球蛋白 35g/L，谷丙转氨酶 96U/L，谷草转氨酶 87U/L，谷氨酰转移酶 75U/L，直接胆红素 9μmol/L。

乙肝两对半：HBsAg（+），抗 HBe（+），抗 HBc（+）。腹部彩超示：肝脏弥漫性改变，结节性肝硬化，非均匀性脂肪肝。刻诊：形体消瘦，面色苍黄，双侧巩膜轻度黄染，头、颈、胸部红丝赤缕，肝掌，肝脾未触及，移动性浊音（-）。舌质黯淡，舌体胖，边有齿痕，舌下脉络青紫，苔白厚腻微黄，脉沉弦细。西医诊断：肝炎后肝硬化（代偿期）。中医诊断：积证。证属脾虚肝郁，湿郁化热，湿重于热，湿热与瘀血互结。治当本虚与标实兼顾，重在益气健脾以固本，宜健脾疏肝与清热利湿、化瘀通络法并用。予逍遥散合茵陈五苓散化裁。

处方：柴胡 12g，白芍 12g，当归 15g，党参 30g，炒苍术 15g，炒白术 15g，茯苓 15g，茵陈 25g，虎杖 12g，猪苓 12g，泽泻 15g，三棱 12g，莪术 15g，川芎 15g，生鸡内金 15g，炙甘草 3g。每日 1 剂，水煎 500mL，分 2 次温服。

二诊：服上方 14 剂，大便成形，每日 2 ~ 3 次，纳差、脘腹胀满等症亦稍有减轻。舌质黯略淡，舌体稍胖，舌边齿痕减少，舌下脉络青紫，苔薄白腻微黄，脉沉弦细。效不更方，继用上方。

三诊：服上方 21 剂，精神转佳，食欲好转，大便正常，脘腹胀满等症亦明显减轻。舌质略黯淡，舌体稍胖，舌下脉络青紫，苔薄白腻微黄，脉沉弦细。因肝体阴用阳，其病日久而阴血易伤，故上方加鳖甲 15g，以“攻坚，又不损气……而又补至阴之水”（《本草新编》）。

四诊：服上方 21 剂，纳差、脘腹胀满等症基本消退。舌质淡略黯，舌下脉络青紫，苔薄白腻微黄，脉沉弦细。实验室检查：总蛋白 70g/L，球蛋白 32g/L，谷丙转氨酶 60U/L，谷草转氨酶 29U/L，谷氨酰转移酶 31U/L，直接胆红素 5μmol/L。继用上方，每 2 日 1 剂，分 4 次服，共调理治疗 3 个月，诸症悉除。随访半年未见复发。

按：本案患者肝病 10 余年久治不愈，在病变过程中，肝脾互损，虚实夹杂，湿、瘀、虚相互影响，脾虚肝郁贯穿病程始终。故治疗上必须守方守法，健脾疏肝与清热利湿、化瘀通络法并用。因脾虚湿盛较甚，故重用党参、苍术、白术、茯苓，以健脾益气，苦温燥湿。五苓散虽系仲景为蓄水证而设，但其病机特点为水湿内盛，膀胱气化不利，本例用之颇为合拍；加茵陈、虎杖，为清热利湿与淡渗利湿并用之法，且降低转氨酶之力益彰。柴胡、白芍疏肝柔肝；当归、川芎、三棱、莪术并用，以养血活血，化瘀通络；鸡内金不仅可以消瘀化积，还具有补益脾胃之功，生用则作用更强。诸药相伍，以健脾益气，甘淡渗利为主，使水湿之邪从小便而去，以应无穷之变。

（三）脾肾阳虚水聚，肝络瘀滞案

孙某，男，49岁。2012年12月25日初诊。

主诉：胁腹胀满，伴纳差、神倦乏力3年余，加重3周。

病史：患者嗜酒20余年，于7年前体检时发现有脂肪肝，未予治疗，亦未严格控制饮酒和油腻饮食。3年前自觉胁腹胀满，伴纳差、神倦乏力，经住院治疗，诊断为肝硬化腹水，病情好转出院后，病情仍时有反复。3周前因工作烦劳，以致病情加重，虽经西医治疗，病情仍不减。刻诊：胁腹胀满，纳差，神倦乏力，畏寒肢冷，腰膝酸软，口淡乏味，下肢轻度浮肿，小便量少，每日约400mL，大便偏干，两日1次。查体：面色苍黄，皮肤巩膜无黄染，四肢肌肤甲错，颈、胸、腹部红丝赤缕，肝掌，腹部明显膨隆，腹围95cm，腹壁脉络怒张，肝脾未能触及，移动性浊音（+）。舌质淡黯，有瘀斑、瘀点，舌体胖，边有齿痕，舌下脉络怒张，苔白滑，脉沉弦细。实验室检查：总蛋白67g/L，球蛋白41g/L，谷丙转氨酶180U/L，血白细胞4.7×10^9/L，红细胞3.3×10^{12}/L，血红蛋白89g/L，血小板61×10^9/L。腹部彩超示：肝硬化合并腹水（大量），脾大。西医诊断：酒精性肝硬化（失代偿期）。中医诊断：鼓胀。证属脾肾阳虚，水液停聚，肝络瘀滞。治当本虚与标实兼顾，宜温补脾肾与行气利水、化瘀软坚法并投。予实脾饮合当归芍药散化裁。

处方：制附子（先煎）12g，干姜9g，黄芪30g，党参25g，炒白术15g，茯苓20g，炒莱菔子18g，大腹皮25g，当归15g，白芍12g，川芎15g，泽泻15g，醋鳖甲（先煎）24g，鸡内金12g，莪术15g，炙甘草3g。

每日1剂，水煎500mL，不拘时温服。

二诊：服上方5剂，胁腹胀满未减，小便量未增，腹胀难忍。其证虽仍属本虚标实，但已呈标实为主之候，急当合用逐水法，即无粮之师贵在速战之意，遂于上方加二丑粉冲服，每次2g，每天服2次。

三诊：服药后，次日排稀便3次，此后每天予原方冲服二丑粉0.6g为维持量，炒莱菔子减至18g，使腹水明显减少为度。

四诊：服上方至第3天，胁腹胀满减轻，腹围减至90cm，纳食好转，小便量增多，每日约800mL，舌、脉象同前。上方减二丑粉继服，每日1剂。

五诊：上方服至21剂，胁腹胀满明显减轻，腹围减至80cm，小便明显增多，每日约1000mL，精神、体力好转，纳食增加，大便调，效不更方，原方再投。

六诊：因其家属求愈心切，过于滋补，食量偏多，胁腹胀满如初，大便3日未行，手足心热，口干苦，舌质淡黯，舌体稍胖，边尖略红，舌苔白腻微黄，上方以制大黄9g易炒莱菔子，加枳壳12g，茵陈20g，以清热化湿导滞，寒热并用，辛开苦降。并嘱其饮食宜清淡，避油腻。

七诊：服上方7剂，胁腹胀满基本消失，腹围减至71cm，纳食增加，大便调，小便量每日增至约1600mL，手足心热、口干苦、畏寒肢冷，腰膝酸软等症消失，仍疲乏无力，面色苍黄，形体消瘦，饮食稍多即感胁腹胀满，舌质淡略黯，舌体稍胖，舌苔薄白腻，脉沉细稍弦。实验室检查：总蛋白70g/L，球蛋白28g/L，谷丙转氨酶76U/L，血白细胞6.2×10^{9}/L，红细胞4.8×10^{12}/L，血红蛋白130g/L，血小板110×10^{9}/L。复查腹部彩超示：腹水少量。证属气滞、血瘀、水停之标实缓解，肝郁脾虚未复。继予实脾饮合当归芍药散化裁。

处方：黄芪30g，党参20g，炒白术12g，茯苓15g，炒莱菔子12g，大腹皮15g，当归15g，白芍15g，川芎12g，醋鳖甲（先煎）15g，鸡内金12g，莪术12g，炙甘草3g。

八诊：守上方调理5个月，病情稳定，腹部彩超示：腹水消失。血生化检查：肝功能各项指标均在正常范围。随访1年，未见复发。

按：本案患者嗜酒及油腻饮食20余年，病程迁延，土壅而木郁，肝郁则乘脾，以致久病伤及肾阳，火不温土，加之气、血、水相因为病，气滞则血瘀，血不利而为水，水阻则气愈滞，气血水结于腹中，而致鼓胀。久则实者愈实，邪反伤正；虚者愈虚，正不胜邪。但其毕竟以脾肾阳虚为本，气滞、血瘀、水停为标，故予实脾饮合当归芍药散化裁，以温补脾肾为主，兼予行气利水、化瘀软坚。方中附子重于温肾以行水；干姜善于温脾以制水，二药相合则扶阳以抑阴。参、芪、术、苓、泽泻并用，重在健脾益气以固本，兼予渗湿利水以治标。莪术与莱菔子、大腹皮合用则行气导滞，令气化则水化，气行则胀消；莪术与当归、白芍、川芎、鳖甲配伍，疏肝柔肝，化瘀软坚。鸡内金与莱菔子合用，为本病化积导滞之良方。诸药相伍，肝脾肾同治，而以温补脾肾为主，寓行气于活血利水之中，共奏标本同治之效。

第六节　溃疡性结肠炎

溃疡性结肠炎是一种病因尚不十分清楚的结肠和直肠慢性非特异性炎症性疾病，病变局限于大肠黏膜及黏膜下层。病变多位于乙状结肠和直肠，也可延伸至降结肠，甚至整个结肠。病程漫长，常反复发作。本病可见于任何年龄，以20～30岁最多见。临床类型分为初发型、慢性复发型、慢性持续型、急性型四种，诊断上主要依靠纤维结肠镜检查。临床表现一般起病缓慢，病情轻重不一，症状以腹泻为主，排出含有血、脓和黏液的粪便，常伴有阵发性结肠痉挛性疼痛，并里急后重，排便后可获缓解。病情轻者症状较轻微，每日腹泻不足5次。病情重者每日腹泻在5次以上，为水泻或血便，腹痛较重，体温可超过38.5℃。暴发型较少见，起病急骤，病情发展迅速，腹泻量大，经常便血，体温升高可达40℃。日久不愈，可出现消瘦、贫血、营养障碍等。部分病人可有关节、皮肤、眼、口及肝、胆等肠外表现。本病可归属于中医学“痢疾”“泄泻”“腹痛”“肠澼”“脏毒”

等范畴。

一、临证思维

（一）思维溯源

《黄帝内经》关于“肠澼”的记载中，所述“便血”“下白沫”“下脓血”等症状与本病颇为相似，并提出以脉象观察预后，迄今仍有重要的临床价值。张仲景《金匮要略·呕吐哕下利病脉证治》指出：“下利已差，至其年月日时复发者，以病不尽故也，当下之，宜大承气汤。”此条言简意赅，所言病机不但与本病颇为契合，而且证治方药兼备，一直被临床所宗。该篇所创用白头翁汤清肠解毒，以治疗热痢；用桃花汤温肾补虚，涩肠固脱，以治疗脾肾阳衰的虚寒久痢，对后世有很大的影响。张仲景还创立了疏肝理脾的四逆散，温中散寒的理中丸，清上温下、寒热并治的乌梅丸，辛开苦降的半夏泻心汤等，皆为治疗本病的有效方药。隋·巢元方《诸病源候论》所谓“由脾胃大肠虚弱，风邪乘之，则泄痢。虚损不复，遂连滞涉引岁月，则为久痢也”之说，对病机阐述较为深刻。金·刘河间提出了“调气则后重自除，行血则便脓自愈”治法，据此所创制的芍药汤仍广泛应用于临床。有学者提出“内痈”发病观，认为“痢之红白”和“疖之脓肿”具有痈疡的内在联系，辨证应属阴性脓疡，用治疗痈疡的有关方药治疗本病而取效，颇有新意，有助于扩大临床诊疗思路。

（二）理法精要

韦师认为，本病病因复杂，不只是肠腑局部的病变，而是一种全身性疾病，与脏腑功能失常，阴阳平衡失调密切相关。古今文献多认为因先天禀赋不足，或外感湿热毒邪，或饮食不节，或情志失调，或脾胃素虚，或劳倦太过等所致。其病位在肠，与脾、肝、肾关系密切，病初以湿热内蕴，标实为主，久则伤及脾肾，累及阴阳，由实转虚，又因虚致实，从而形成了本虚标实、寒热错杂的病机特点。脾气亏虚为发病之本，湿热蕴结为发病之标，血瘀为局部之病理变化。

韦师诊治本病经验丰富，疗法多样，单独使用中药即能够控制急性发作（尤其是轻、中型患者），而且无任何副作用。他认为，中医治疗本病的优势在于补泻兼施，标本同治，寒热互用，气血同调，扶正固本，内服与灌肠结合。韦师强调，无论初病或久病，在活动期的病机特点皆以标实为主，治疗关键在于祛邪。他常以其先父韦献贵老中医的经验启发后学："久泻亦肠间病，肠为腑属阳，腑病多滞多实，故久泻多有滞，滞不除则泻不止。……论治立足于一个'通'字，祛邪务尽，以防宿积未净，新邪又生。俟便次大减，黏冻、脓血俱除，始佐入补气益胃之品，祛邪而不伤正，扶正而不恋邪，以收全功。"（《古今名医临证金鉴·腹泻痢疾卷》）对标实证的治疗，虽不避寒凉之品，但应同时顾护脾胃。脾气的盛衰是本病形成和预后的病机关键，活动期祛邪时勿过用伤脾，缓解期扶正时重在健脾。对于久病不愈，大便次数较多，或滑脱不禁者，应适时伍用涩肠止泻，温补固摄之法。

（三）辨证撷菁

本病病程较长，复发率高，要根据病程长短、发病急缓、病史、诱因、症状、舌象、脉象等，全面辨别。一般而言，其证多属本虚标实，初发型、急性型以标实为主，慢性复发型以本虚为主，慢性持续型之表现则多为虚实互见。本病慢性复发型所表现的脾气虚弱、肝郁脾虚、脾肾阳虚、脾肾气阴两虚诸证，尚不难辨识。但随着病程的延长，或反复发作，肝脾肾相互影响，往往三脏同病，甚或气病及血，气滞血瘀，络脉痹阻，或湿郁化热，以致兼见寒热错杂、瘀血、湿热等标实之候，最当详察细辨。如寒热错杂有偏寒偏热之别，偏于寒者多兼气虚阳虚，偏于热者多兼营热阴虚；湿热留恋者，其病变可涉及血分，又当权衡湿热的孰轻孰重。本病之初发型、急性型多表现为大肠湿热证，若热重于湿，入营动血，扰乱心营，损伤血络，则有肠风脏毒之变。对此急症，中医临床时有疏忽，甚或误诊，故尤应明辨。

二、验案举隅

（一）脾肾阳虚，湿热留恋，肠道气血壅滞案

王某，男，59岁。2009年10月11日初诊。

主诉：间断性腹痛，排黏液脓血便3年，加重3天。

病史：患者素体虚弱，于3年前因饮食不慎而出现便溏，夹黏液脓血，白多赤少，每天3～6次，伴里急后重，经用西药治疗后，病情有所缓解。3天前因疲劳而病情复发如初。刻诊：大便黏滞不爽，夹黏液脓血，白多赤少，每天2～4次，腹胀食少，畏寒肢冷，形体消瘦，神疲乏力，面色萎黄，胃脘隐痛，小腹压痛，舌质淡略红，苔白腻微黄，脉细滑。结肠镜检查示：横结肠、降结肠黏膜下血管模糊，多处糜烂、溃疡。西医诊断：溃疡性结肠炎。中医诊断：痢疾。证属脾肾阳虚，湿热留恋，湿重于热，肠道气血壅滞。刻下正值下痢复作，姑拟治标，通因通用，先宜燥湿清热，佐以调气行血。以平胃散合芍药汤化裁。

处方：苍术15g，炒白术15g，厚朴12g，陈皮9g，黄连6g，制大黄6g，白芍12g，当归15g，肉桂1.5g，木香12g，槟榔6g，炙甘草3g。每日1剂，水煎400mL，分2次温服。嘱其忌辛辣，避劳累，饮食宜清淡等。

二诊：服上方7剂，大便仍溏，每日3次，黏液减少，已无脓血，舌、脉象同前。上方减槟榔、陈皮，加党参25g，白蔻仁12g，以增强健脾化湿之力。

三诊：服上方10剂，每日排溏便2次，间有少许黏液，纳食好转，仍神疲乏力，畏寒肢冷，面色萎黄，小腹压痛，舌质淡，苔薄白腻，脉沉细无力。此乃脾肾阳虚，湿热分消而湿邪留恋。当转予温补脾肾治本为主，佐以调气行血。以附子理中汤化裁。

处方：制附子（先煎）12g，党参30g，炒白术15g，干姜9g，煨肉蔻9g，白扁豆30g，薏苡仁30g，焦山楂15g，木香9g，白芍12g，当归15g，炙甘草6g。每日1剂，水煎400mL，分2次温服。

四诊：上方服用1个月，大便每日1～2次，质软，无黏液脓血，余症状悉除。此乃邪实已祛，正气渐复，遂嘱患者改服附子理中丸与参苓白术散隔日交替服用，以巩固疗效。随访半年未见复发。

按：患者年近花甲，黏液脓血便时作时止已逾三载，既有神疲乏力，畏寒肢冷等脾肾阳虚诸症，又有便脓血黏液，腹痛腹胀，苔白腻微黄，脉细滑等脾胃湿热之象，显然寒热错杂，本虚标实已成因果之势，以致衍为痼疾。治之若温清兼施，消补并用，虽亦可取效，但不如先从标治，通其腑行其滞，而取效更为迅捷，故首予平胃散合芍药汤化裁，以燥湿清热，调气行血。但运用燥湿清热之品不可太过，以免苦寒伤阳，温燥伤阴，应始终注意顾护脾胃。三诊标实之候大减，则以附子理中汤化裁，转予温补脾肾治本为主，兼予调气行血以治标。方中附子与干姜相伍，大辛大热，为温中散寒，振奋肾阳之要药；参、术、草相配，则甘温益气健脾与苦温燥湿健脾兼顾；白扁豆、薏苡仁助参、术、草益气健脾，兼能渗湿；煨肉蔻助附子温补肾阳，兼能固涩；木香与归、芍相伍，以调气行血；焦山楂长于消食活血，兼有收敛止痢之功。全方温、补、燥、和具备，以温为主，俾阳复寒散，脾运健旺，而诸症获愈。

（二）肝郁脾虚，胃热肠寒，寒重于热案

刘某，女，32岁。2008年7月21初诊.

主诉：大便稀溏夹白色黏冻6年余。

病史：患者于6年前每天稀便5次以上，夹有白色黏冻，经某市医院纤维结肠镜检查，诊断为慢性溃疡性结肠炎，服中、西药及灌肠治疗皆罔效。刻诊：大便溏薄，间夹白色黏冻，每日3～5次，少腹隐痛，便时痛增，便后痛减，喜暖喜按，口干口渴，喜凉饮，饮凉则便次辄增，脘胀纳呆，嗳气，嘈杂吞酸，面色萎黄，形体消瘦，体倦乏力，手足不温，善急易怒，头晕目眩，舌质淡红，苔薄黄，脉沉弦略数。西医诊断：溃疡性结肠炎。中医诊断：痢疾。证属肝郁脾虚，胃热肠寒，寒重于热。治宜柔肝健脾，辛开苦降。只有虚实并治，清上温下，以平为期，才能使气血调畅，

血脉冲和，而肠固泻止，即所谓“关门闭而水谷腐”。予乌梅丸化裁。

处方：乌梅 20g，熟附子（先煎）9g，干姜 15g，蜀椒 12g，桂枝 12g，党参 25g，黄连 9g，黄柏 6g，当归 12g，白芍 20g，炙甘草 12g，桔梗 12g，砂仁（后下）9g。每日 1 剂，水煎 500mL，分 2 次温服。嘱其调畅情志，避免肥腻饮食等。

二诊：服上方 10 剂，大便已成形，每天 2 ～ 3 次，黏冻明显减少，纳可，少腹痛及脘胀、嗳气、嘈杂吞酸悉除。治宗原方出入，上方减桔梗、蜀椒、黄柏，白芍、甘草，均减至 10g，加炒白术 12g，茯苓 12g。

三诊：守方治疗 3 周，精神好转，体重增加，诸症基本消失。后改为丸剂，继续服用，以巩固疗效。

按:《伤寒论》明言:“蛔厥者，乌梅丸主之。又主久利。”蛔厥证临床已属鲜见，而对乌梅丸治久利尚未引起临床足够重视。临床观察表明，此方不仅治疗寒热错杂，正气虚弱的久痢、久泄最为适宜，只要病位在厥阴经，病机属于寒热错杂，虚实夹杂者均可加减治之。该患者之“久利”，肝郁脾虚、寒热交错、虚实夹杂数种病机并存，选用乌梅丸颇为合拍。本方集酸、苦、辛、甘于一身，寒热并用，虚实并治，具有清上温下，调和阴阳，土木双调之功。全方酸甘化阴，酸苦泄热，是其配伍的主要特点，也体现着辛甘化阳，辛开苦降之能，用于厥阴病阴阳两伤，木火内炽证，可屡获良效。本方运用之妙有二：一是乌梅用量独重，取其敛肝与涩肠止泻之功；二是必须权衡寒热的孰轻孰重，寒重于热者，姜、附用量之和一定大于连、柏，热重于寒者，连、柏用量之和一定大于姜、附。方中重用芍药甘草汤，芍药酸敛属甲木，甘草甘缓属已土，“甲已化土”，从而达到肝木条达，脾土运转，万物之母供养四方之功用，故获泻止痛平之效。

（三）脾肾气阴两虚，肠道湿热留恋，脉络瘀滞案

苏某，女，53 岁。2010 年 9 月 15 日初诊。

主诉：腹痛，大便带脓血，时发时止 2 年余。

病史：自述 2 年前患“痢疾”，虽多方求治，脓血便仍时发时止，缠

绵未愈。刻诊：大便溏薄，大便每日不超过3次，但均带黏稠脓血，赤白夹杂，伴里急后重，左少腹刺痛，泻后痛减，形体消瘦，体重日减，面色萎黄，神疲乏力，腰膝酸软，纳差，溺黄，心烦，少寐，口干，入夜尤甚，舌质黯红少津，有瘀点，苔薄黄腻花剥，脉沉细数。经X线钡剂灌肠及纤维结肠镜检查，排除结肠癌。西医诊断：溃疡性结肠炎。中医诊断：痢疾。证属脾肾气阴两虚，肠道湿热留恋，脉络瘀滞。治当本虚与标实兼顾，宜益气养阴与燥湿清热、养血行血法并投。予四君子汤合黄连阿胶汤、驻车丸加减。

处方：党参20g，白术12g，茯苓12g，黄芩12g，黄连9g，阿胶（烊化）12g，白芍15g，鸡子黄2枚，当归15g，白头翁15g，桔梗12g，制没药12g，干姜6g，炙甘草12g。每日1剂，水煎500mL，纳入阿胶烊化，待稍冷，再纳入鸡子黄，搅匀分2次温服。

二诊：服上方3剂，少腹痛及里急后重略有好转，舌、脉象同前。仍守前方治疗。

三诊：上方服至13剂，少腹痛及里急后重悉除，大便仍为每日3次，脓血明显减少，白多赤少，饮食增加，神疲乏力等症状好转。此乃肠道湿热、瘀滞等标实之象已大减，而培补脾肾气阴之虚尚需时日，故法当转予扶正为主，祛邪为辅。上方白头翁、桔梗，黄芩减至9g，炙甘草减至6g。煎服法同前。

四诊：服上方17剂，患者大便已成形，每日2次，脓血消失，神清气爽，除不耐疲劳，劳则便次辄增外，余无明显不适。遂停用上方，嘱患者继服成药参苓白术散善后调理，随访半年未见复发。

按：大肠乃阳明之腑，多气多血，以通降为顺。患者久痢不已，初诊时仍呈现下痢黏稠脓血，里急后重，腹痛，舌红，苔薄黄腻等湿热痢之征，显然湿热、积滞等邪壅滞肠中，与气血相搏结，血败肉腐，壅滞成脓，内溃成疡。《素问·阴阳应象大论》曰："年四十，而阴气自半。"患者年过半百，素体瘦弱，加之下痢脓血2年余，气阴耗伤当无疑义。故患者既有便溏纳差，面色萎黄，神疲乏力等脾气虚弱之象，又有腰膝酸软，心烦，少痹，口干等肾阴亏虚之候。气阴之伤，则促使湿热胶着，反致脓血壅滞肠中；而湿热愈恋，则脓血愈壅，终致气阴更伤。治当益气养阴顾本，与燥湿清热、养血行血治标并重，俾祛邪而不伤正，扶正而不恋邪。方中用四君子汤健脾益气，扶正以祛邪；驻车丸寒热并用，坚阴养血，清肠化湿；黄连阿胶汤坚阴清热，其与驻车丸合方，坚阴养血而不腻滞，清热化湿而不伤阴，相得益彰，颇合湿热痢日久耗气伤阴之病机。其中阿胶、当归、芍药、鸡子黄相配，滋补真阴，养血和营；重用白芍，有“止下痢腹痛后重”之义，其与甘草相合，酸甘化阴，缓急止痛；干姜反佐，以制芩、连之苦寒；白头翁清热凉血止痢；当归与制没药相伍，养血化瘀而除脓血；桔梗宣降肺气，以助大肠传导，兼取其排脓之功。纵观本方，配伍严谨，治标与治本并重，养阴与清热兼顾，益气与化湿合方，并视本虚与标实主次的转变而灵活权变，故获佳效。

第七节　心力衰竭

心力衰竭简称心衰，是指由于各种心脏疾病导致心脏的收缩功能和 / 或舒张功能发生障碍，不能将静脉回心血量充分排出心脏，导致静脉系统血液淤积，动脉系统血液灌注不足，从而引起心脏循环障碍的一种综合征，集中表现为肺淤血、腔静脉淤血。根据患者有冠心病、高血压等基础心血管病的病史，有休息或运动时出现呼吸困难、乏力、下肢水肿的临床症状，有心动过速、呼吸急促、肺部啰音、胸腔积液、颈静脉压力增高、外周水肿、肝脏肿大的体征，有心腔扩大、第三心音、心脏杂音、超声心动图异常、利钠肽（BNP/NT-proBNP）水平升高等心脏结构或功能异常的客观证据，有收缩性心力衰竭或舒张性心力衰竭的特征，可做出诊断。本病可归属于中医学“心衰”“心悸”“喘证”“厥脱”等范畴。

一、临证思维

（一）思维溯源

“心衰”二字最早见于西晋·王叔和《脉经》，唐·孙思邈《备急千金要方·心脏门》引用了《脉经》中“心衰”这一病名。宋·赵佶《圣济总录·脏门》云：“心衰则健忘，不足则胸腹胁下与腰背引痛，惊悸，恍惚，少颜色，舌本强。”《医述》也有“心主脉，爪甲不华，则心衰矣”等论述。当代不少中医著作亦以“心衰”作为中医病名，如任继学《悬壶漫录》《中医临床诊疗术语》等。中医古籍中有关本病的论述较多，多见于“心悸”“水肿”“喘证”“痰饮”“心痹”等病中。在其临床表现方面，《黄帝内经》的记载颇详，如《素问·脏气法时论》云：“腹大胫肿，喘咳身重。”《素问·痹论》云：“心痹者，脉不通，烦则心下鼓，暴上气而喘。”《素问·水热穴论》云：“水病下为跗肿大腹，上为喘呼不得卧者，标本俱病。”《灵枢·胀论》云：“心胀者，烦心，短气，卧不安。”东汉·张仲景《金匮要略·水气病脉证并治》云：“心水者，其身重而少气，不得卧，烦而喘，其人阴肿。”又谓“心下坚，大如盘，边如旋杯，水饮所作”。在治疗和预后方面，《素问·逆调论》载有“若心气虚弱，可见喘息持续不已”及“夫不得卧，卧则喘者，是水气之客也”。《医宗必读·喘》云：“治实者攻之即效，无所难也。补虚者补之未必即效，须悠久成功，其间转折进退，良非易也。故辨证不可不急，而辨喘证为尤急也。”这些认识为本病的辨证论治，奠定了坚实的理论基础。

（二）理法精要

本病的病理性质为虚实夹杂，以虚为重，病变涉及五脏，以心为主。心主血脉，为君主之官，若感受外邪，内伤饮食，情志失调，劳累过度，或久病不愈，皆可致心气、心阳受损，而无力推动血行，致血脉不畅，日久则形成“心衰”。如《素问·痹论》所提出的“风寒湿三气杂至，合而为痹也……脉痹不已，复感于邪，内舍于心”，即为风寒湿邪反复侵袭肌肤关节，进而累及心脏所致。《素问·举痛论》亦谓“劳则喘息，汗出，外内皆越，故气耗矣”。肾主水，与心之关系甚为密切，若肾阳不足，命门火衰，则心阳失助；或心阳亏虚，心火不能下交于肾，则肾阳亏虚，使水失气化，加之脾阳不足，土不制水，以致水液内蓄，泛溢肌肤而为水肿；水气上凌心肺而喘促不安；或夜间阵发性呼吸困难，咯吐痰涎泡沫，甚或咯吐粉红色泡沫样痰。此外，若脾虚不运，既可致心失所养，亦可致饮邪上犯。由于气血瘀滞，水饮内停，久则肝络失和，经隧不利，可见右胁疼痛，肝脏肿大等。总之，心衰的病位以心为主，与肾、脾、肺密切相关。目前，对本病基本病机的认识颇不一致，如有主阳损及阴，气阴两虚者，或主心、脾功能失调，痰瘀互结说，或主心气虚衰，肺、脾、肾同病说等，不一而足。韦师基于以上临床特征分析，认为其基本病机是本虚标实，本虚以心阳虚为主，标实以瘀血、水饮为甚。水饮与血瘀互为因果，即所谓“血不利则为水”，“水蓄则血不行”。生理上的“津血同源”必然导致病理上的“痰瘀相关”，痰阻血难行，血凝则痰易生。故应重视痰瘀互结的存在，即痰瘀同病，而非单独的痰或单独的瘀。因虚致实，因实致虚，如此反复，终致心衰日重，甚则出现阳气欲脱或阳气暴脱之危候。

本病的治法，当以温阳化瘀为主，但应权衡本虚标实之主次，或急则治其标，或缓则治其本，或标本兼顾，攻补同施。但因心主血脉，心阳虚衰往往是血瘀的病理基础，故一般应以温补心阳为主，以活血化瘀为辅，寓通于补之中，祛邪而不伤正，不可滥用功伐，以防徒伤正气，正气愈虚则气血愈难复。因虚实标本之间常夹杂出现，或互相转化，故治疗宜掌握好治标与治本的关系。若在本虚的基础上感受外邪，痰热壅滞，肺失宣降，水道不通，见咳嗽咳痰，痰色白或黄稠，唇面青紫，颈筋暴露，脘腹胀满，胁下痞块，疼痛不移，浮肿尿少，甚则胸水腹水等，乃痰浊、瘀血、水饮为患。此时不治标则难以治本时，则应急则治其标，以祛邪为要；待标邪解除之后，再行益气温阳，活血化瘀。若标本颠倒，任用温阳之法，不仅正气难复，反会助邪伤阴动血。当出现阳气暴脱，冷汗淋漓、面色灰白、口唇紫绀、四肢厥逆、脉微欲绝时，又当急用回阳救逆固脱。

治疗心衰，还应重视西医学的辨病治疗，病证结合，即根据心衰的不同原发病，施予针对性更强的治疗。如属于冠心病者，临床症状以胸闷、心痛为多见，故治疗常配用瓜蒌薤白半夏汤合冠心Ⅱ号方，以宣痹豁痰，活血化瘀；高血压性心脏病心衰者，病理因素以风、痰为主者，则需配合天麻、半夏、钩藤、石决明等，以平肝潜阳，息风化痰；糖尿病患者多兼阴虚，可加黄精、熟地黄、天花粉、山茱萸等，以滋阴生津；风湿性心脏病心衰患者，每有风寒湿邪留恋，则加用桂枝、豨莶草、汉防己、鸡血藤等，以祛风散寒除湿，桂枝与炙甘草同用，尚可辛甘化阳，以温补心阳；肺源性心脏病心衰患者，在本虚的基础上，往往兼有痰饮或痰热，应辨明主次，分别配合清化痰热、温化痰饮、温肾纳气、降气平喘等法。

此外，对患者加强健康教育，注重养生与调摄也至关重要，如保持生活规律，卧床休息，心理平衡，睡眠充足；日常饮食以清淡富有营养的食物为首选，避免膏粱厚味，宜低盐饮食，少吃多餐，不可暴饮暴食，避免吸烟、饮酒；加强精神调摄，保持室内环境清静，避免情志刺激，解除患者的思想顾虑，保持良好的精神状态，以利疾病康复；季节变换时要注意保暖，预防感冒。若感受外邪，应及时治疗，以免邪毒入里，损伤脏腑，内舍于心而发病。

（三）辨证撷菁

心力衰竭多为本虚标实，虚实夹杂之证，故以辨标本虚实主次为重点。若偏于本虚者，主要责之于心、脾、肺、肾气血阴阳之不足，心失所养，宗气外泄，其中以心气虚、心阳虚为常见。若偏于气虚血少者，可兼见眩晕，面色不华，倦怠乏力，舌淡红，脉细弱等症；若偏于心阴不足者，可兼见心烦不宁，晕眩，失眠，手足心热，舌质红少苔，脉细数等症；若偏于心肾阳虚者，可兼见畏寒肢冷，浮肿少尿，面色无华，舌体胖，脉沉细无力等症；若心悸兼面色苍白，四肢厥冷，大汗淋漓，气喘烦躁，神志模糊等，则属心阳欲脱之重症。韦师强调指出，心阴虚、心阳虚在病程中往往互相转化或相兼，或为气损及血，或为阳损及阴、阴损及阳，或因久用温阳之品，耗伤阴血等，故患者常可出现如心悸难平，水肿不消，烦躁不安，舌红少苔等一派心阴血亏虚之候，此时，若单用温补，必重伤阴血，犯虚虚实实之戒。故治疗上必须阴阳兼顾或重用血肉有情之品，于阴中求阳，而阳得阴助，生化无穷。

临床观察表明，本病在严重阶段，以本虚标实俱甚者为多见，其中若心悸，胸闷气短，动则加剧，咳嗽，咳吐白痰，或咯血痰，自汗，乏力，舌质黯红，苔薄，脉结代，则属心肺气虚，兼血瘀痰阻；若心悸怔忡，稍活动即加剧，神疲乏力，头晕，盗汗，颧红，心烦失眠，舌质偏红，脉结代或细数，则属气阴两虚，兼心血瘀阻；若见咳嗽咳痰，痰色白或黄稠，唇面青紫，颈筋暴露，脘腹胀满，胁下痞块，疼痛不移，浮肿尿少，甚则胸水腹水等，乃心肾阳虚，兼血瘀、水饮、痰浊为患；若心悸憋喘，面色青灰，尿少肢肿，烦躁不安，张口抬肩，大汗淋漓，四肢厥冷，舌质黯淡，舌苔白或苔少，脉沉细欲绝，则属阴阳俱虚，心阳欲脱；若心悸，胸闷，气短喘息，动则加重，形寒肢厥，面色苍白，面浮肢肿，尿少，唇舌紫黯，脉微细欲绝，则属心肾阳气不足，水饮、瘀血停蓄为患。

本病毕竟属于重症，应注意辨预后察顺逆，防微杜渐。经治疗若心悸好转，咳嗽减轻，可以平卧，身沉但有力，饮食稍增，浮肿渐退，症状体征改善者为顺；若心悸加重，喘促不宁，大汗不止，四肢厥冷，神志不清，唇面青紫，脉细微欲绝者，多为心阳衰败，阳气将脱之险症，预后严重为逆。部分病人可突发心阳暴脱，甚则阴阳俱脱而猝死，应予以高度重视。

二、验案举隅

（一）心气阴两虚，水瘀互阻案（扩张型心肌病心力衰竭）

赵某，男，66岁。2013年8月13日初诊。

主诉：气喘，双下肢浮肿2月，加重3天。

病史：2月前患者出现气喘，双下肢浮肿，遂住某市医院治疗。心电图示：右束支传导阻滞，广泛ST–T改变，左心室高电压，左房肥大。心脏彩超示：左室 69mm，EF 值 30%，诊断为扩张型心肌病心力衰竭。给予常规抗心衰治疗，1 个月后病情未缓解，出院后加服温阳利水之中药治疗 1 个月，疗效亦差。3 天前因劳累后病情加重。刻诊：胸闷气喘，心悸乏力，精神不振，夜间不能平卧，伴口干不欲饮，纳差，双下肢浮肿，按之凹陷不易恢复。舌质淡紫，边尖略红，苔少而干，脉沉细数无力。西医诊断：扩张型心肌病心力衰竭。中医诊断：心衰。证属心气阴不足，水瘀互阻。治宜益气养阴，活血利水。方用生脉散合桃红四物汤加味。

处方：太子参 30g，麦冬 15g，五味子 12g，黄精 30g，桃仁 12g，红花 12g，川芎 15g，当归 15g，白芍 12g，丹参 30g，白术 15g，茯苓 20g，泽泻 12g，椒目 3g。每日 1 剂，水煎 400mL，分 2 次温服。

二诊：服上方 7 剂，气喘、双下肢水肿稍减轻，仍纳差，心悸，体倦乏力，舌、脉象同前。仍守方治疗，不可急于利水，以防更伤其阴。

三诊：守方治疗 15 天，心悸，气喘、水肿明显减轻，食欲及体倦乏力好转。舌象同前，脉沉细而不数。守方继服 1 月余，症情平稳，日常活动不受限。复查心脏彩超示：扩张性心肌病，左室 66mm，EF 值 52%。随访半年心悸水肿无复发。

按：本案为扩张型心肌病心力衰竭，心悸乏力，口干，舌少津，苔少，脉细无力等为气阴不足本虚之象；胸闷气喘与舌质淡紫并见，为水瘀互结，心脉痹阻标实之征。一般而言，心力衰竭的原发病——心肌病的病机以阴虚居多，若在治疗过程中注重阳虚水停而大施温阳利水之品，未免有伤津耗液之弊。故以益气养阴与活血利水法并投，本虚与标实兼顾。方中生脉散加白术及大剂黄精，益气养阴以治本；桃红四物汤中以养血活血的四物汤为基础，以化瘀而不峻猛的桃仁、红花活血化瘀为主药，补血而不滞血，化瘀而不破血、耗血；去熟地黄恐其腻胃助湿；加丹参意在加强活血化瘀之效；白术与茯苓、泽泻、椒目合用，健脾利水功倍，其中椒目为治水肿胀满，痰饮喘逆之要药，《唐本草》谓其“主水，腹胀满，利小便”。方药合证，而心悸、水肿获愈。

（二）心肾阳虚，瘀阻水泛案（心肌梗死后心力衰竭）

李某，女，56岁。2012年11月20日初诊。

主诉：阵发性胸闷、气短，伴双下肢水肿4个月。

病史：4个月前突发心前区疼痛，大汗，虚脱等症状，经某县医院急救中心诊断为“急性前壁心肌梗死”，经抢救治疗，病情缓解。刻诊：4个月来经服用中、西药物维持治疗，仍于活动后出现胸闷、气短，并畏寒肢冷，夜间不能平卧，常自汗，双下肢中度水肿，舌质黯淡，边有瘀斑瘀点，苔白滑，脉沉迟。查：心音低钝，心率55次/分，双肺底湿性啰音，血压95/50mmHg。心脏彩超示：节段性室壁运动功能差，左室舒张功能减退，EF值44%。西医诊断：心肌梗死后心力衰竭。中医诊断：心衰。证属心肾阳虚，瘀阻水泛。治宜温补心肾，活血利水。方用真武汤合桃红四物汤化裁。

处方：制附子（先煎）20g，红参（另煎，兑入）20g，炒白术15g，茯苓20g，泽泻15g，薤白20g，当归20g，白芍12g，川芎15g，桃仁12g，丹参30g，红花12g，生姜12g。每日1剂，水煎500mL，分2次温服。

二诊：服上方15剂，胸闷、气短明显减轻，水肿消退大半，脚踝部虽有轻度凹陷性水肿，但走路稍快时比以前感到轻松，出汗减少，夜间也能平卧睡觉。舌、脉象同前。心率66次/分，血压115/78mmHg。效不更方，继用上方。

三诊：服上方15剂，水肿消失，诸症大减，自感体力增加。上方制附子、红参、薤白均减至15g，泽泻减至9g，共服药20剂，诸恙悉除。嘱其适度锻炼，注意调养，以防复发。

按：本案心肌梗死后出现胸闷、气短，下肢水肿，结合心脏超声检查，诊为心肌梗死后心力衰竭。其畏寒肢冷，自汗，舌质淡白，苔白滑，脉沉迟等，为心肾阳气虚衰之本虚征象，而瘀阻水泛，为标实证候。故其治疗重在温阳，兼顾化瘀利水。真武汤为治疗心肾阳虚，水湿泛溢的基础方，方中附子与红参合用，以温补心肾，化气行水；白术、茯苓、泽泻健脾燥湿，淡渗利水，使水邪从小便而去；生姜既助附子温阳散寒，又可防附子中毒之害；白芍防止附子燥热伤阴，以利于久服缓治；桃红四物汤与附子、红参相合，以温阳化瘀，与薤白相伍，以宽胸散结，通痹化瘀。

（三）心脾两虚，心失所养案（先天性心脏病心力衰竭）

杨某，女，10岁。2013年3月9日就诊。

主诉：胸闷气短，心悸怔忡7年。

病史：平时易感冒，3岁时每逢剧烈活动后胸闷、气短发作，经某医院诊断为先天性心脏病，虽多方治疗未获显效。刻诊：体重增长缓慢，面色萎黄，少气懒言，动则喘促，心悸怔忡，多汗，纳差，大便稀溏，每日2～3行，舌质淡，苔薄白，脉沉细无力。听诊可闻及杂音，心脏彩色多普勒超声波检查示：先天性心脏病室间隔缺损。西医诊断：先天性心脏病心力衰竭。中医诊断：心衰。证属心脾两虚，心失所养。治宜益气健脾，养心安神。方用《证治准绳》养心汤加减。

处方：红参（另煎，兑入）6g，黄芪12g，茯神9g，清半夏6g，当归9g，川芎6g，柏子仁9g，炒枣仁12g，五味子9g，炒远志9g，肉桂0.5g，生姜3g，大枣5枚，炙甘草3g。每日1剂，水煎200mL，分2次温服。

二诊：服上方7剂，心悸、多汗止，活动后喘息减轻，纳差改善，大便溏，每日1次，舌、脉象同前。效不更方，继用上方。

三诊：服上方20剂，精神状态好转，纳食如常，活动耐受强度较前增加。舌质略淡，苔薄白，脉沉细。守方调理2月余，症情平稳。

按：先天性心脏病是心脏器质性病变，当与先天禀赋有关。本案胸闷气短，心悸怔忡，其病在心；少气懒言，纳差便溏，其病在脾。《难经》云："损其心者，调其营卫。"脾胃为气血生化之源，脾胃调而营卫气血生，而心悸可复。养心汤是治疗心脾气虚血少而致神气不宁，心悸怔忡的主方，方中红参、黄芪、五味子补养、收敛心气，其与当归、川芎配伍，补气以生血，养血以益气；茯神、远志、柏子仁、酸枣仁，补心血而安心神；半夏与生姜合用，和胃祛痰；炙甘草、大枣相配，以增强健脾益气之效；肉桂引药入心，可增强各养心安神药的作用。药证相符，守方缓图，而诸症悉平。

第八节　高血压病

高血压病亦称原发性高血压，收缩压≥ 140mmHg 或舒张压≥ 90mmHg，且持续存在，可确诊为高血压。高血压病早期，患者可无症状，可能在体检时发现。少数有头痛、头晕眼花、心悸及肢体麻木等症状。晚期高血压，可在上述症状加重的基础上，引起心、脑、肾等器官的病变及相应症状，以致发生动脉硬化、脑血管意外、肾脏病，并易伴发冠心病。临床上只有排除继发型高血压后，才可诊断为高血压病。其流行病学现状可概括为“三高”“三低”，即患病率高、致残率高和死亡率高；知晓率低、服药率低和控制率低。本病临床分为三期。一期血压达到确诊高血压水平，临床无心、脑、肾并发症表现。二期血压达到确诊高血压水平，已有器官损伤，但其功能尚可代偿，并有下列各项中一项者：①体检、X 线、心电图或超声检查见有左心室肥大；②眼底检查见有眼底动脉普遍或局部变窄；③蛋白尿和（或）血浆肌酐浓度轻度升高。三期血压达到确诊高血压水平，损伤的器官功能已经失代偿，并有下列各项中一项者：①脑血管意外或高血压脑病；②左心衰竭；③肾功能衰竭；④眼底出血或渗出，有或无视神经乳头水肿。急进型高血压（恶性高血压）：病情急骤发展，舒张压常持续在 130mmHg 以上，并有眼底出血、渗出或乳头水肿。按舒张压水平可将高血压分三度。轻度：舒张压 90 ~ 99mmHg；中度：舒张压 100 ~ 109mmHg；重度：舒张压≥ 110mmHg。本病大抵属于中医学“眩晕”“头痛”“不寐”等范畴，预后转归与“中风”“胸痹”等病相关。

一、临证思维

（一）思维溯源

古医籍有关本病的记载，散见于眩晕、头痛、不寐等的论述中。早在

《素问·至真要大论》即指出："诸风掉眩，皆属于肝。"即各种震颤眩晕的病症，均与肝阳上扰，肝风内动相关。《灵枢·海论》云："髓海不足，则脑转耳鸣，胫酸眩冒，目无所见，懈怠安卧。"《灵枢·口问》又云："故邪之所在，皆为不足。故上气不足，脑为之不满，耳为之苦鸣，头为之苦倾，目为之眩。"明确提出了眩晕与髓海不足，脑失所养有关。《素问·五脏生成论》：云"头痛巅疾，下虚上实，过在足少阴、巨阳，甚至入肾。"指出头痛之病主要在肾，多为下虚上实。东汉·张仲景系统论述了痰饮所致眩晕的证治，以补《黄帝内经》之未备，如《金匮要略·痰饮咳嗽病脉证并治》云："心下有痰饮，胸胁支满，目眩，苓桂术甘汤主之。"明代张景岳强调"无虚不作眩"。迨至宋代因血瘀致眩晕的记载，如宋·杨仁斋《仁斋直指方论》所云："瘀滞不行，皆能眩晕。"明·虞抟《医学正传》言："大抵人肥白而作眩者，治宜清痰降火为先，而兼补气之药；人黑瘦而作眩者，治宜滋阴降火为要，而带抑肝之剂。"指出眩晕的治疗宜分别针对不同体质及证候，辨证治之。

（二）理法精要

韦师认为，高血压病因复杂，主要因先天禀赋异常、情志失调、饮食偏嗜、劳倦过度等因素，导致脏腑受损，阴阳失调所致，其中以肝的病变为重点。随着社会经济的变革和人们生活方式的变化，所承受的社会与工作压力较重，易致肝郁气滞，肝阳化风。或素体阳盛而肝火上炎；或肝火久亢，暗耗肝肾阴液；或房室劳倦太过、年高体衰、久病体虚，耗损肾中精气，髓海空虚；或水不涵木，阴不潜阳，上扰清窍；恣食肥甘，或嗜酒无度，脾虚不能运化水液，聚湿生痰，清阳不升，浊阴不降而发病。随着病程的延长，肝肾愈虚，风阳愈盛，凝津为痰，滞血为瘀，从而使痰与瘀互结，凝滞络脉，故本病多为本虚标实之证。本病之面赤、口苦、头痛、头晕诸症不能专属于肝，亦与心之主神明、主血脉等功能失调有关。心气不足，不能推动血运行周身；若心火偏亢，火壅脉道，则心脉失常；若心阳虚，则阳气不布，脉中之血行涩滞，或痰浊阻脉而发为本病。总之，其病位主要在肝，涉及肾、脾、心等脏腑。基本病机不外虚实两端。虚者为气、血、阴、阳、精之不足，髓海失养，实者为风、火、痰、瘀扰乱，清窍失宁。在病变过程中往往虚实错杂，因果相干。

在治疗上，须补虚泻实，调整阴阳。虚者当补益气血、滋养肝肾，填精生髓；实者当潜阳息风，清肝泻火，化痰行瘀；虚实夹杂者当区别标本主次，兼顾治疗。韦师认为，治疗本病不能仅囿于“眩晕”“头痛”，而一味重镇潜阳，而应在辨证的基础上灵活施治。认为由于本病病程较长，顽固难愈，故在肝阳上亢的同时，往往伴有不同程度的瘀血阻络之象，因此，应重视祛瘀生新，活血通窍法的运用。如肝肾阴虚，肝之条达疏泄失常，则易气滞血瘀；肝肾虚损，则阴虚而阳亢，虚火灼津炼血，致阴液不足，脉络涸涩，血行涩滞致血瘀。瘀血形成之后，其作为致病因素进一步加重肝肾之阴血、阴液的不足，形成恶性循环。正如清代叶天士所谓“久发频发之恙，必伤及络，络乃聚血之所，久病必瘀闭”。此外，临证用药时应注意，肝阳上亢者，勿苦寒伐肝太过而伤气；肝肾阴虚者，勿滋腻太过而碍脾。

（三）辨证撷菁

高血压病的辨证以虚实为纲。如见头晕头痛，心烦易怒，面红目赤，口干口苦，尿黄便秘，舌红苔黄，脉弦有力者，属肝阳上亢；头胀头重，如裹如蒙，眩晕且痛，胸膈满闷，呕恶痰涎，少食多寐，苔白腻，脉弦滑者，属痰浊上犯；头痛经久不愈，固定不移，偏身麻木，心痛胸痹，口唇发绀，舌质紫黯，苔薄白，脉弦滑者，属血脉瘀阻。以上三证均以邪实为主。若见头昏目花，头部空痛，脑转耳鸣，腰膝酸软，精神萎靡，舌质淡，脉沉细者，为肾精亏虚之象；而头痛目眩，心悸气短，肢冷麻木，腰膝酸软，夜寐不宁，舌质淡或红，苔少或白滑，脉弦细无力者，为肾之阴阳两虚。

二、验案举隅

（一）肝阳偏亢，痰热上扰案

李某，男，36岁。2013年10月初诊。

主诉：头胀痛，心烦易怒7天。

病史：患者于7天前情绪波动后出现头胀且痛，测血压170/110mmHg，服用“卡托普利片”，头痛无明显好转，平时嗜好烟酒及肥甘厚味，烦劳或失眠后易出现头痛，多于休息后缓解，未曾监测血压。刻诊：头胀痛以两侧为甚，面红目赤，心烦易怒，失眠多梦，口苦口干，脘闷纳差，胸闷痰多，大便黏滞不爽，1～2日1次，形体肥胖，舌质红，苔黄腻，脉弦有力，血压165/105mmHg。西医诊断：高血压病。中医诊断：头痛。证属肝阳偏亢，痰热上扰。治宜平肝潜阳，清热化痰。方用天麻钩藤饮合升降散加减。

处方：天麻12g，钩藤12g，石决明（先煎）25g，夜交藤30g，制大黄12g，姜黄12g，僵蚕12g，蝉蜕6g，胆南星12g，桑寄生30g，栀子9g，黄芩12g，朱茯神15g。每日1剂，水煎400mL，分2次温服。

二诊：服上方7剂后，情绪稳定，头胀痛大为好转，面红目赤，心烦易怒消失，大便已畅，睡眠及脘闷纳差、胸闷痰多无明显改善，舌、脉象同前，血压150/95mmHg。此乃肝阳亢逆之势得缓，而痰热胶着之势难平。治当以涤痰清热为主，佐以平肝潜阳。宜半夏白术天麻汤合小陷胸汤加减。

处方：清半夏12g，白术15g，天麻12g，钩藤12g，全瓜蒌20g，黄连12g，胆南星12g，白蔻仁9g，枳实9g，炒莱菔子25g，葛根20g，焦山楂15g，炙甘草3g。每日1剂，水煎400mL，分2次温服。

三诊：服上方15剂后，情绪稳定，睡眠可，脘闷纳差及胸闷痰多明显好转，余症基本消失，舌质略红，苔薄白腻微黄，脉沉弦细，血压130/85mmHg。继以此方加减调理，以善其后。

按：患者肝阳上亢与痰热错杂，韦师首用天麻钩藤饮以顿挫肝阳亢逆之势。妙在配合升降散，取僵蚕、蝉蜕，升阳中之清阳，清解内郁之热；姜黄、大黄，降阴中之浊阴，散逆浊结滞之痰，一升一降，上下通行，亢盛之阳，非此莫抑。二诊时头胀痛等肝阳亢逆之势得缓，而睡眠及脘闷纳差、胸闷痰多等痰热胶着之势难平，故改用半夏白术天麻汤合小陷胸汤加减，前方以息风化痰为主，后方以清热涤痰，宽胸除痞为要。两方合用，辛开苦降与息风化痰相得益彰，故取效迅捷。

（二）痰瘀互结，风痰上扰案

杨某，男，45 岁。2014 年 9 月 16 日初诊。

主诉：眩晕伴头胀痛，嗜睡 2 月余。

病史：2 月前不明原因而感眩晕，头胀痛，嗜睡，血压波动在 150 ~ 170/95 ~ 110mmHg，经用西药降压治疗后，出现干咳等副作用，不能耐受，改用镇肝熄风汤等平肝潜阳之剂，病情未减。刻诊：眩晕，头胀痛，耳鸣，视物不清，胸闷痰多，泛恶欲呕，食欲不振，肢体困重，大便溏薄，日 1 ~ 2 次，多寐，倦怠乏力，善急易怒，平素嗜食肥甘油腻之品，形体偏胖，舌质黯淡，有瘀斑瘀点，舌体胖，苔白腻，脉弦滑。血压：165/110mmHg。西医诊断：高血压病。中医诊断：眩晕。证属脾失健运，聚湿生痰，痰阻血瘀，土壅木郁，引动肝风，上扰清空。治宜息风化痰，健脾祛湿，祛瘀通络。方用半夏白术天麻汤合通窍活血汤加减。

处方：姜半夏 12g，炒白术 15g，炒苍术 15g，天麻 12g，茯苓 15g，陈皮 12g，赤芍 15g，川芎 18g，桃仁 12g，红花 12g，地龙 12g，石菖蒲 15g，炙远志 15g，炙甘草 3g。每日 1 剂，水煎 500mL，分 2 次温服。

二诊：服上方 7 剂后，头痛已止，眩晕好转，多寐、胸闷痰多等症依然，舌、脉象同前。守方减川芎至 12g，继服。

三诊：服上方 10 剂后，眩晕渐平，嗜睡亦减，血压：145/95mmHg。仍感肢体倦怠、纳差、大便溏薄。舌质略黯淡，舌体胖，苔白腻，脉略弦滑。证属风痰渐平，而湿困脾胃，中阳不展。故守方减桃仁、地龙，加干姜 15g，白蔻仁 10g，以助温中化湿之效。

四诊：服上方 10 剂后，血压：130/85mmHg。诸恙悉平。嘱其饮食宜清淡，适度运动健身，以防病情反复。

按:《丹溪心法·头眩》云:“无痰则不作眩，痰因火动，又有湿痰者，有火痰者。”本案患者系“肥人多痰”体质，加之长期饮食不节，脾之运化功能失司，聚湿生痰，以致酿生风痰，脉络瘀阻。治当息风化痰，健脾祛湿，祛瘀通络。方中姜半夏燥湿化痰，和胃降逆；天麻平肝息风而止眩晕，两者合用，为治风痰眩晕头痛之要药。诚如《脾胃论》所云:“足太阴痰厥头痛，非半夏不能疗；眼黑头眩，风虚内作，非天麻不能除。”白术、茯苓、苍术健脾燥湿，以绝生痰之源；陈皮理气化痰，俾气顺则痰消；石菖蒲、炙远志化湿开窍，养心安神；赤芍、川芎行血活血；桃仁、红花活血通络；地龙息风与通络之能兼备，尤善走窜；炙甘草和中调药。诸药合用，风痰瘀同治，肝与脾并调，而竟全功。

(三)肾阴阳两虚，冲任血瘀案

赵某，女，48岁。2012年12月4日初诊。

主诉：眩晕时作时止2年余，加重3天。

病史:2年前出现头晕，于劳累或情绪波动时易于发作，平时血压偏高，波动在150 ~ 165/90 ~ 100mmHg。3天前因情绪波动而眩晕加重，枕部有疼痛感，自行服硝苯地平缓释片治疗，并经休息后未见好转。刻诊：眩晕，头枕部疼痛，心烦易怒，面部烘热，汗乍出乍止，口干口苦，疲乏无力，腰膝酸软，耳鸣健忘，下肢时感酸痛不舒，手足不温，纳差，大便溏薄，每天1次，月经前后无定期，量少，颜色黯有块，舌体肥胖，舌质淡略黯有瘀点，边尖略红，苔薄白腻微黄，脉沉弦细无力。测血压155/93mmHg。西医诊断：围绝经期综合征。中医诊断：眩晕。证属肾阴阳两虚，肝脾失调，冲任血瘀，湿邪偏盛。治宜肾阴阳双补，柔肝健脾，化瘀通络。方用二仙汤合当归芍药散加减。

处方：仙茅12g，仙灵脾15g，当归20g，盐黄柏12g，山茱萸20g，生牡蛎30g，桑寄生30g，葛根30g，炒白术15g，泽泻12g，白芍15g，川芎15g，益母草30g。每日1剂，水煎500mL，分2次温服。

二诊：服上方10剂后，眩晕、头枕部疼痛、心烦易怒、面部烘热皆明显好转，汗出已减少，仍感疲乏无力，腰膝酸软，耳鸣健忘，血压145/85mmHg。守方减葛根、生牡蛎，加龟板胶（烊化）12g，鹿角胶（烊化）12g，以填精髓，补冲任。

三诊：服上方15剂后，血压稳定在125/80mmHg，疲乏无力、腰膝酸软、耳鸣健忘明显改善，守方再投。

四诊：服上方15剂后，诸恙悉平。嘱服金匮肾气丸，以善其后。

按:《景岳全书》云:“眩运一证，虚者居其八九，而兼火兼痰者，不过十中一二耳。”本案患者年近七七之岁，天癸将竭，复因情绪波动而眩晕加重，其证寒热互见，显然属于肾中阴阳两虚，髓海不足，不能上充于脑，兼冲任脉络不畅所致。故治当标本兼顾，以治本为主，予二仙汤、当归芍药散合方加减，重在阴阳双补，肝脾同调，化瘀与祛湿并用而获效。

第九节　脑卒中

脑卒中是由于脑部血管突然破裂或因血管阻塞造成血液循环障碍而引起脑组织损伤的一组疾病，临床表现以猝然昏仆，不省人事或突然发生口眼㖞斜、半身不遂、舌强言謇、智力障碍为主要特征。脑卒中常见于中老年人，随着人口老龄化的发展，其仍然存在着“三高”（发病率高、致残率高、死亡率高）现象。脑卒中发生后，脑组织超过一定时间（一般为3小时）即发生坏死。脑卒中包括缺血性脑卒中（短暂性脑缺血发作、动脉粥样硬化性血栓性脑梗死、腔隙性脑梗死、脑栓塞）和出血性脑卒中（脑出血、蛛网膜下腔出血）两大类，做颅脑CT、MRI、脑脊液、眼底检查等有助于诊断。脑卒中发病的主要危险因素有高血压病、冠心病、糖尿病、高脂血症、吸烟、饮酒、肥胖等。近年来，脑卒中的诊断技术已经有很大进展，并较大程度地改善了患者的预后。但是，由于大部分脑卒中患者的病理生理过程无法逆转，故其治疗仍然是医学界的难题。中医学将其列为“风、痨、鼓、膈”四大疑难病之首，因其起病急骤，变化迅速，证见多端，与自然界“风性善行而数变”的特点类似，故古代医家取类比象称之为“中风”；又因其发病突然，故又名之为“卒中”。本病大抵属于中医学“中风”“眩晕”“真头痛”等范畴。

一、临证思维

（一）思维溯源

《黄帝内经》虽无“脑卒中”病名，但依据其症状表现和发病阶段不同而有不同的病名，如昏迷者称为“仆击”“大厥”“薄厥”，半身不遂者称为“偏枯”“偏风”“风痱”，言语不利者称为“瘖”。《金匮要略》列中风历节病为专篇，首创“中风”之名，确立“内虚邪中”论，对其病因、病机、证候进行了系统论述，并根据病情轻重分中络、中经、中腑、中脏等四证，治疗上主张祛风邪，补正气，为后世认识本病和辨证论治奠定了基础。在病因学上，唐宋以前，多以“内虚邪中”立论，主倡“外风”学说。唐宋以后，众多医家对中风病的病因有了新的认识，多以“内风”立论。尤其是金元时代的学术争鸣，是中风病因学说的重要转折点。但对引起内风的原因，则各持己见。如刘完素倡热极生风论，认为“风生于热，以热为本，以风为标”；朱丹溪主张“中风大率主血虚有痰，治痰为先，次养血行血”，“初得之即当顺气，乃日久即当活血”；李杲认为，中风是形盛气衰，本气自病。如《医学发明·中风有三》云：“中风者，非外来之风邪，乃本气自病也。凡人年逾四旬，多有此疾。”元·王履从病因学角度将中风分为“真中风”和“类中风”两种，他在《医经溯洄集·中风辨》指出：“因于风者，真中风也，因于火、因于气、因于湿者，类中风而非中风也。”明清以后，对中风的新见解不断出现，“内风”致病的观点日趋形成。如明·张景岳倡“中风非风”论，提出了“内伤积损”的论点。清代医家叶天士创“肝阳化风”学说，如《临证指南医案·中风》云：“内风乃身中阳气之变动，肝为风脏，因精血衰耗，水不涵木，木少滋荣，故肝阳偏亢，内风时起。治以滋液息风，濡养营络，补阴潜阳，如虎潜、固本、复脉之类是也。”清·王清任《医林改错》以气虚血瘀立论，创制补阳还五汤治疗中风偏瘫，沿用至今。近代医家张伯龙、张山雷等总结前人经验，明确提出本病之病位在脑，主要病机在于肝阳化风，气血并逆，直冲犯脑。这些丰富的记载，为临床防治脑卒中提供了清晰思路。

（二）理法精要

韦师认为，中风病多见于中老年人，多有内伤积损，长期过度烦劳、精神紧张、嗜好烟酒厚味、形体肥胖等病史，每因暴怒、过喜、劳累、酗酒、暴食、气候骤变、劳欲过度等诱因，以致机体阴阳失调，气血逆乱，血行阻滞，瘀阻脑脉，或血不循常道，逆经决络，血溢于脑而发病；或阴亏于下，肝阳暴亢，阳化风动，血随气逆，夹火夹痰，横窜经络，蒙蔽清窍，从而发生猝然昏仆、半身不遂等危重证候。

韦师强调指出，脑卒中的病位在心、脑，与肝、脾、肾等诸多脏腑密切相关。脑为奇恒之腑，居颅内，上至颅囟，下至风府，由髓汇集而成，故又称脑为“髓海”。脑又为精明之府，五脏六腑之精气皆上注于脑。脑又为五官九窍之司，脑依靠督脉、经络与脏腑官窍相联系，主管人的意识、思维、情感、记忆，以及主司听觉、视觉、嗅觉、言语等功能。故《素问·脉要精微论》说：“头者，精明之府。”《灵枢·大惑论》说：“五脏六腑之精气，皆上注于目而为之精，而与脉并为系，上属于脑，后出于项中。”中医学将脑的生理功能归属于心，且分属于五脏，故脑与五脏均有生理、病理联系，但与心、肾、肝的关系最为密切。心主神志，故有“心者，君主之官，神明出焉”和“心者，五脏六腑之大主，精神之所舍也”之说；肾为先天之本，藏精生髓，通脑。肝主疏泄，调畅情志，肝又主藏血，血为神之舍。脑神受心气所支配，赖肝气之调畅，脑髓依靠肾精滋、肝血养，故脑卒中的病理变化，主要表现为神志活动障碍，若情志过极，气血逆乱犯脑，或痰火扰神，痰蒙脑窍，或瘀血阻窍，脑脉受损，或气血、肾精不足，脑髓空虚，脑脉失养等，皆可发病。

《黄帝内经》中所记载的薄厥、煎厥、暴厥等均与脑卒中有关。薄厥类似于脑出血、脑血管痉挛、蛛网膜下腔出血等病,《素问·生气通天论》说:“阳气者,大怒则形气绝,而血郁于上,使人薄厥。”指出暴怒伤肝,肝失调达而致肝气上逆,血随气逆于上,气血郁闭于脑,而突然昏厥,不省人事。煎厥类似高血压脑病、短暂性脑缺血发作、脑梗死、蛛网膜下腔出血等病,《素问·生气通天论》说:“阳气者,烦劳则张,精绝,辟积于夏,使人煎厥,目盲不可以视,耳闭不可以听,溃溃乎若坏都,汩汩乎不可止。”指出阳气因烦劳过度而亢盛,消烁阴精,导致阴精渐绝于内,若反复发作,到了夏季复受暑邪,则暑热煎灼真阴,阴竭阳脱,气血逆乱,脑脉失养,而出现目不明,耳不聪,甚至突然昏厥,不省人事。暴厥类似蛛网膜下腔出血等病,《素问·大奇论》曰:“脉至如喘,名曰暴厥。暴厥者,不知与人言。”《素问吴注》释之曰:“气逆而上,则神明皆为壅蔽,故不知与人言。”这些论述,不仅提示脑卒中的病位在心、脑,而且对指导其辨证论治寓有深意,当予以重视。

本病的病机特点多属本虚标实,以肝、脾、肾亏虚,气血衰少为本,风、火、痰、气、瘀为标。发病之初,风阳痰火炽盛,扰乱气血,上扰脑窍,故以标实为主,如《灵枢·五乱》云:“气乱于头,则为厥逆,头重眩仆。”中风病急性期多以标实为主,风、火、痰、瘀互见,少部分病人表现为气虚血瘀、阴虚风动。风邪致病主要表现在发病最初的阶段,即“风病入络”,随着病情的发展,痰、热、瘀之象渐显,痰热阻滞中焦,浊邪不降,腑气不通,而成痰热腑实证。若痰热渐去,腑气得通则转为风痰瘀血痹阻脉络证,或渐显现气虚、阴虚之象,浊邪渐去,本虚之象渐显,病情稳定则成气虚血瘀证或阴虚风动证。韦师诊治本病的经验丰富,认为痰瘀互阻,脑髓脉络不通贯穿中风的始末。尤其瘀血阻塞脑络,神明失用,则昏不知人;瘀血阻滞经脉,筋骨肌肉失于濡养,则偏枯或麻木不仁。病久则五脏功能虚衰,气血亏虚,血流不畅而成瘀。出血性中风属于离经之血瘀于脑府,致使脑髓壅滞,元神受损,神明被蒙,其病机虽然复杂,但总不外瘀血为患。血溢脉外,气血运行受阻,津液输布失常,津凝成痰,进而导致痰瘀互结,郁闭脑窍是出血性中风的病机特点。此外,在痰瘀内聚,阴阳失调的基础上，若气候骤变，尤其在冬春季节，易感受风寒，使气血运行不畅，寒凝血瘀，脑脉痹阻，元神失养，而诱发发病。

在治疗上，急性期应以“急则治其标”为原则，其中中经络者以养风祛风、化痰祛瘀通络为主；中脏腑闭证治当平肝息风，滋阴息风，豁痰开窍，通腑泄热；脱证急宜救阴回阳固脱；对内闭外脱者当醒脑开窍与扶正固脱兼用。恢复期及后遗症期，多为虚实兼夹，邪气未清，而正虚已现，治宜扶正祛邪，标本兼顾，在补益阴阳、气血的同时，配以祛瘀化痰，通经活络等法。其中要重视以下治法的合理运用。

一为下法。主要用于脑卒中急性期之痰热腑实证，其证候以突发半身不遂，口舌㖞斜，舌强语謇，或不语，半身麻木，甚至突然昏厥，不省人事，兼见腹胀便秘，眩晕，咯痰黄稠，甚或痰量多，舌质红，苔黄，或黄腻，脉弦滑数为特征。此时运用泻下通腑法，具有祛瘀、泄热、醒神开窍等作用，使大便畅通，痰热下泄，则神识可清，危象可解。以大便得通，溏而不泻为度，腑气通畅后，转予清热化痰通络为主。

二为活血化瘀法。无论是缺血性脑卒中，抑或出血性脑卒中，瘀血可贯穿于病程的始终。尤其是出血性脑卒中，络破血溢是其发病的关键，“离经之血便是瘀”，而瘀阻脑络则是其主要病机。诚如唐容川《血证论》所说“此血在身不能加于好血，而反阻新血生化之机，故凡血证总以祛瘀为要”。况且目前有关缺血性脑卒中发病后 6 小时内超早期溶栓化瘀已得到普遍认可，对出血性脑卒中使用活血化瘀法治疗也被广为接受，大量的临床及实验研究也提供了可靠的用药依据。因此，用活血化瘀法治疗中风即为主要治法之一，并应根据不同证型，适当配合相应治法，以提高疗效。但应根据发病的不同时期，灵活选择相应药物，如出血性脑卒中在发病 24 小时内应选择化瘀兼能止血的药物，如生大黄、花蕊石、三七粉、卷柏、蒲黄、茜草等，于 24 小时后再运用桃仁、红花类药物。若属阴虚阳亢者，宜用生地黄、牡丹皮、赤芍等凉血化瘀药，慎用川芎类辛温走窜活血化瘀药，以免伤阴耗血，引动肝风而加重出血。对凝血时间延长，血小板减少，颅压升高，并发消化道出血、鼻衄及血尿等内出血者，暂不宜用活血化瘀法。

三是提倡内外兼治，针药并用。脑卒中恢复阶段以经络病变为主，应配合针灸治疗、功能锻炼，以促进康复。后遗症期以半身不遂、口舌㖞斜、语言謇涩或失音为多见，仍须积极治疗，宜药物与针灸、理疗等疗法并举，力求完全康复。

（三）辨证撷菁

韦师认为，脑卒中有渐进发展过程，发病前多有一过性眩晕、头痛、筋惕肉瞤、肢体麻木等症状，此乃中风先兆，应予重视，及时辨识，尽早治疗。尤其是"眩晕乃中风之渐"，其中以肝肾阴虚，肝阳上亢证为常见，此证若肝阳暴亢，阳亢化风，可夹痰瘀横窜经隧，上犯脑窍，当警惕有发生中风的可能，必须严密监测血压、神志、肢体肌力、感觉等方面的变化，以明确诊断，及时治疗，防病情突变。已发展为中风者，应抓主证，辨明病性、病位，分清轻重缓急。本病总属本虚标实证，初期以标实为主，重在辨别阳亢、风动、痰浊、痰热、瘀血等标实证候之主次；后期则多以本虚为主，须辨明心、肝、肾阴阳、气血之不足。此外，以有无神志障碍为辨中经络和中脏腑之关键，如无昏仆而仅见半身不遂，口舌㖞斜，言语不利者为中经络；突然昏仆，不省人事，或神志恍惚而伴见半身不遂，口舌㖞斜者为中脏腑；中经络者病位较浅，中脏腑者病位较深，病情较重。若患者突然昏仆、不省人事，但神昏时间短暂，发作时常伴有四肢逆冷，移时多可自行苏醒，醒后无半身不遂、口舌㖞斜、言语不利等表现者，应属于厥证之范畴。若突然半身不遂，口眼㖞斜，并见恶寒发热，骨节酸痛，肢体拘急，舌苔薄白等症，则属络脉空虚，风邪侵袭所致之中经络，或原系阴虚阳亢，痰湿内盛之体，复因外感风邪而发病。若仅见口舌㖞斜，口角流涎，常伴外感表证或耳背疼痛，多由正气不足，风邪入中经络，气血痹阻所致。

出血性脑卒中变化迅速，变证多端，容易出现各种危重之候，应密切观察病情变化，辨病势顺逆，掌握疾病动态，重点观察神志、瞳神、气息、脉象的变化，及时采取相应对策。中经络与中脏腑之间可相互转化，若中脏腑者神志逐渐转清，半身不遂，口舌㖞斜等症有所改善，病情向中经络转化，病势为顺；中经络者若渐出现神志迷蒙或昏聩不知，为向中脏腑转化，病势为逆。中脏腑患者若神昏渐重，瞳神大小不等，甚至呕吐、项强，或见呕逆频频，或四肢抽搐不已，均为正虚而邪气深入，病势为逆；若见呕血证，戴阳证，或见四肢厥逆者，为病向脱证发展，病势为逆，病情危重，预后极差。同时可结合西医辨病判断预后，脑出血急性期，多为中脏的痰火内闭证，或中腑之腑实瘀热证，有的可表现为脱象。中经络的重症，多为脑梗死、脑血管痉挛，如见肝风痰火证，虽然神志清楚，仍应防其病情恶化，临证时须严密观察。

二、验案举隅

（一）肝阳暴亢，痰热腑实，瘀血阻络案

张某，男，46岁。2011年2月8日初诊。

代主诉：突发头痛、呕吐，伴左侧肢体活动不利5小时。

病史：患者平素嗜食肥甘厚味，性格急躁。5小时前暴怒后突然头痛，呕吐，左侧肢体无力，随即出现呼之不应。诊见：神志不清，口角㖞斜，左侧肢体不遂，小便失禁，口臭，腹胀，按其腹部眉皱作楚，大便5日未行，患肢有不自主动作。舌质黯红，苔黄厚腻，脉弦滑数。血压200/100mmHg。头颅CT示：右侧丘脑出血破入脑室。西医诊断：脑出血（右侧基底节区，高血压性）。中医诊断：中风（中脏腑）。证属肝阳暴亢，痰热腑实，瘀血阻络。急予涤痰通腑开窍，平肝息风，凉血化瘀。方用星蒌承气汤加减。

处方：胆南星15g，瓜蒌30g，大黄（后下）12g，芒硝（溶入）12g，枳实12g，厚朴12g，赤芍15g，地龙12g，牡丹皮15g，羚羊角粉（冲服）3g，石菖蒲15g。每日1剂，水煎400mL，分3次鼻饲。

二诊：鼻饲上方3剂后，呼之能应，大便已通，脉弦滑，舌质黯红，苔薄黄腻。故上方去芒硝，守方加鸡血藤30g，桃仁12g，红花12g，以活

血通络。

三诊：鼻饲上方10剂后，神志转清，在床上可活动肢体，上、下肢肌力均为Ⅲ级，血压150/90mmHg，喉间时有痰鸣，心烦，眩晕，舌、脉象同前。转予涤痰化瘀，平肝息风，佐以滋补肝肾，以镇肝熄风汤加减。

处方：怀牛膝20g，生龙骨30g，生牡蛎30g，生龟甲12g，生白芍15g，羚羊角粉（冲服）2g，玄参12g，胆南星12g，瓜蒌15g，川贝母12g，地龙12g，鸡血藤30g，桃仁12g，红花12g。每日1剂，水煎500mL，分3次温服。

四诊：服上方15剂后，肢体活动有力，灵活自如，血压稳定在135/85mmHg。守上方适当加减调理2月余，诸恙悉平。

按：本案系本虚标实之证。因其过食膏粱厚味，脾失健运，痰湿不化，加之暴怒，肝旺乘脾，肝阳暴亢，炼津成痰，痰热互结，风阳夹痰上冲犯脑，横窜经络，血随气逆，而卒发中风；口臭，大便5日未行，腹胀拒按，苔黄厚腻，脉滑皆提示痰热腑实。证属实，标为急，故急当治标为首务，以涤痰通腑开窍与平肝息风、凉血化瘀法并用。方中胆南星、瓜蒌、石菖蒲与大承气汤相配，意在通腑化痰以开窍，兼有泄热引血下行之功；羚羊角粉、地龙与赤芍、牡丹皮相伍，以平肝息风、凉血化瘀，其中羚羊角入心肝两经，为平肝息风、清热镇痉之要药，俾肝热得清，以遏其风火相扇之势。韦师强调，腑气不通广泛存在于中风病急性期，皆可以承气汤类加减治之。本证毕竟以肝肾阴虚为本，肝阳上亢，气血逆乱为标，且痰热久羁，每易伤阴，故在神志转清，腑气已通时，转予涤痰化瘀，平肝息风，滋补肝肾，以镇肝熄风汤加减治之，通腑之药不可尽剂，以防伤正。本案虽证情危重，但由于用药有胆有识，论治次第分明，故获佳效。

（二）风痰上扰，瘀阻脑络案

张某，男，56岁。2012年11月6日初诊。

主诉：舌强语謇，右半身不遂1月余。

病史：患者1个月前患“脑梗死”，经过住院治疗好转，但仍右半身不遂。刻诊：右侧肢体僵硬，右手不能握物，肌力上、下肢均为Ⅱ级，活动时肢体疼痛，手、足背肿胀，舌强语謇，口角流涎，眩晕头胀，夜寐不宁，形体肥胖，纳可，二便调。舌质黯淡，舌下脉络紫黯，舌体胖，苔白厚腻，脉沉弦滑，血压 150 /100mmHg。西医诊断：脑梗死（左颈内动脉系统大动脉粥样硬化型）。中医诊断：中风（中经络恢复期）。证属风痰上扰，瘀阻脑络。治宜化痰息风，活血通络。方用半夏白术天麻汤合通窍活血汤加减。

处方：清半夏 12g，炒白术 15，天麻 12g，炒苍术 15g，陈皮 12g，茯苓 15g，胆南星 12g，全蝎（研末冲）6g，僵蚕 12g，乌梢蛇 12g，川芎 15g，桃仁 12g，红花 12g，炙甘草 3g。每日 1 剂，水煎 400mL，分 2 次温服。嘱其配合肢体和语言功能锻炼。

二诊：服上方 15 剂，患侧手足肿胀渐消，下肢可抬起，舌、脉象同前。因久病易耗伤正气，且化痰祛瘀诸药久服，每有耗气之弊，故于上方加黄芪 30g，补气以增强化痰祛瘀之效。

三诊：服上方 30 剂，扶杖可行走，言语流畅，已无明显不适，右侧上肢肌力Ⅲ级，下肢Ⅳ级，血压 130/75mmHg。嘱其守方继服以巩固疗效。

按：韦师认为，《丹溪心法》的“痰夹瘀血，随成窠囊”之说言简意赅，可视为缺血性脑卒中的病理基础，若能及早治痰，截断病势，可避免痰瘀互结之象，而预防中风的发生，即使中风已成，治痰也是治疗中风的关键。本案患者形体肥胖，舌强语謇，口角流涎与眩晕头胀、夜寐不宁、苔白腻，脉弦滑并见，为风痰上扰之象；而半身不遂，肢体疼痛，舌及舌下脉络紫黯则为瘀阻脑络之征。故以二陈汤燥湿化痰，理气健脾为基础，使气顺则痰降，气化则痰亦化，此正合“治痰先治气”之意；以“御风草”天麻平肝息风，以止眩晕；苍术、胆南星燥湿化痰，兼能息风，其与全蝎、僵蚕、乌梢蛇配伍，则息风化痰，通经活络之力益增；川芎、桃仁、红花合用，以增强化瘀通络之功，川芎尤能引药上行。

（三）脾肾气阴两虚，脉络瘀阻案

王某，男，66 岁。2012 年 11 月 12 日初诊。

主诉：右侧半身不遂3月余。

病史：自述患“糖尿病”5年余，因平时无明显不适，而未重视坚持治疗。3月前因右侧偏瘫，不能站立，经在某县医院住院，诊断为“脑梗死”，用中、西药治疗半月病情好转，已能站立而出院。刻诊：右侧肢体不遂伴麻木，肢软无力，言语不畅，口舌㖞斜，手足肿胀，眩晕耳鸣，腰膝酸软，面色萎黄，少气懒言，纳可，自汗，舌质淡黯有瘀斑，舌下脉络紫黯粗长，边尖略红，苔薄白少而干，脉细涩无力，血压115/75mmHg，空腹血糖10.3mmol/L。西医诊断：2型糖尿病；脑梗死恢复期。中医诊断：中风（中经络）恢复期。证属气阴两虚，脉络瘀阻。治宜益气养阴，化瘀通络。方以参芪地黄汤合补阳还五汤加减。

处方：西洋参18g，黄芪60g，熟地黄18g，怀山药25g，山茱萸12g，牡丹皮9g，茯苓12g，泽泻9g，水蛭6g，地龙12g，当归20g，赤芍12g，桃仁12g，红花12g。每日1剂，水煎500mL，分2次温服。

二诊：服上方21剂，右手能屈伸，搀扶时能站立、行走，小便黄、大便干悉除，舌、脉象同前。守方减水蛭，继续服用。

三诊：服上方40剂，手足肿胀消退，可独自行走，诸恙悉平。患者难于坚持服汤药，遂嘱其改服西洋参地黄丸、血府逐瘀片，以巩固疗效。半年后电话随访，服上述中成药2个月后停药，病情稳定，无复发。

按：本案患者年逾花甲，消渴日久，气阴耗伤，气虚不能运血，脉络瘀阻，而发为本病。治当益气养阴与化瘀通络并用，治标与治本兼顾。方中参芪地黄汤重用西洋参、黄芪，既能补气以养阴，又能补气以化瘀，而起偏废；西洋参与补阳还五汤合用，补气化瘀功专力宏；现代药理研究表明，西洋参、黄芪、熟地黄尚有降血糖之功；水蛭为逐瘀通脉之要药，其与大剂西洋参、黄芪同用，有逐瘀之功，而无伤正之弊。韦师强调，用补阳还五汤治疗中风，贵在辨证准确，凡无明显气虚血瘀证象者应慎用本方。张锡纯《医学衷中参西录》亦曾强调：“若遇脉之虚而无力者，用其方原可见效；若其脉象实而有力，其人脑中多患充血，而复用黄芪之温而升补者，以助其血愈上行，必至凶危立见，此固不可不慎也。”

第十节　糖尿病

糖尿病是由遗传和环境因素相互作用而引起的一组以慢性高血糖为共同特征的代谢性疾病。因胰岛素分泌绝对或相对不足以及靶组织细胞对胰岛素敏感性降低，引起糖、脂肪、蛋白、水盐代谢紊乱而发病。临床以多饮、多食、多尿和体重减少（即“三多一少”）为特征，空腹血糖大于或等于7.0mmol/L，和/或餐后2小时血糖大于或等于11.1mmol/L即可确诊。1型糖尿病发病年龄轻，大多<30岁，起病突然，多饮、多尿、多食、消瘦症状明显，血糖水平高，因胰岛素分泌缺乏，依赖外源性胰岛素补充以维持生命。2型糖尿病常见于中老年人，肥胖者发病率高，常可伴有高血压、血脂异常、动脉硬化等疾病。早期可无任何症状，或仅有轻度乏力、口渴，血糖增高不明显者需做糖耐量试验才能确诊。血清胰岛素水平早期正常或增高，晚期低下。因其起病隐匿，被称为“沉默的杀手”。临床尚有妊娠糖尿病和其他特殊类型。糖尿病长期的高血糖及伴随的蛋白质、脂肪代谢异常所导致的各种慢性并发症，是糖尿病致残、致死的重要原因。主要包括：①大血管并发症，如脑血管、心血管和下肢血管的病变等；②微血管并发症，如肾脏病变和眼底病变；③神经病变，以周围神经病变为最常见的类型。本病可归属于中医学“消渴”“消瘅”等范畴。久病络脉瘀结，可继发胸痹、中风、麻木、水肿、关格、视瞻昏渺、脱疽等多种病证。

一、临证思维

（一）思维溯源

中医学对本病的认识最早，并详细记载了糖尿病的病名、症状、并发症及治疗方法。早在甲骨文中已有“尿病”的记载，其内涵虽无从考证，但不排除系糖尿病的最早记载。至《黄帝内经》时期，中医学对消渴病的认识有了很大发展，如《灵枢·五变》篇提出了“消瘅”病名，并认为其成因与五脏虚弱、情志失调、内热等有关，其明确指出：“五脏皆柔弱者，善病消瘅。…… 此人薄皮肤，而目坚固以深者，长冲直扬，其心刚，刚则多怒，怒则气上逆。胸中蓄积，血气逆留，髋皮充肌，血脉不行，转而为热，热则消肌肤，故为消瘅。”

《素问·奇病论》记载了消渴病名，并认为其发病与“食肥甘”有关，如谓：“此肥美之所发也，此人必数食甘美而多肥也，肥者令人内热，甘者令人满，故其气上溢，转为消渴。”上述对于“消瘅”“消渴”的认识较为中的，可视为古代糖尿病的通称。迨至东汉消渴病名被广泛运用，并逐渐取代“消瘅”。如《金匮要略·消渴小便不利淋病脉证并治》从肾阴阳两虚论治“消渴”，创制肾气丸以阴中求阳、少火生气。如谓“男子消渴，小便反多，以饮一斗，小便一斗，肾气丸主之”，迄今仍有其重要临床价值。隋·巢元方首次提出其并发症，如《诸病源候论·消渴候》云：“其病变多发痈疽。”唐·王焘《外台秘要·消中消渴肾消》引《古今录验》明确地论述了其临床特点，云“渴而饮水多，小便数……甜者，皆是消渴病也”，“每发即小便至甜”，“焦枯消瘦”。孙思邈《千金要方》重视消渴病治禁：“其所慎者有三，一饮酒、二房室、三咸食及面。”宋以后明确提出了“三消”及“上消、中消、下消”之名，其含义及相互关系如《临证指南医案》所云：“三消之病，三焦受病也。上消者，渴证也，大渴引饮，随饮随渴，以上焦之津液枯涸。古云其病在肺，而不知心脾阳明之火皆能熏炙而然，故又谓之膈消也。中消者，中焦病也。多食善饥，不为肌肉而日加消瘦，其病在脾胃，又谓之消中也。下消者，下焦病也。小便黄赤，为淋为浊，如膏如脂，面黑耳焦，日渐消瘦，其病在肾，故又名肾消也。”金元医家进一步论述其并发症，如刘完素《黄帝素问宣明论方·消渴总论》认为“可变为雀目或内障”；张从正《儒门事亲·三消论》云“夫消渴者，多变聋盲、疮癣、痤痱之类”，“或蒸热虚汗，肺痿劳嗽”。明清医家对其并发症的认识进一步深化，如明·戴思恭《证治要诀·消渴》云：“三消久之津血既亏，或目无见，或手足偏废如风疾……此证肾消得之为多。”王肯堂《证治准绳·消瘅》对三消的临床分类做了规范，“渴而多饮为上消（经谓膈消）；消谷善饥为中消（经谓消中）；渴而便数有膏为下消（经谓肾消）”。清·程国彭《医学心悟·三消》云“治上消者，宜润其肺，兼清其胃”；“治中消者，宜清其胃，兼滋其肾”；“治下消者，宜滋其肾，兼补其肺”，可谓深得临证要旨。《王旭高医案》记载：“消渴日久，但见手足麻木，肢凉如冰。”后世医家在前人论述的基础上，开展了广泛深入的理论、临床研究，使诊疗水平日趋提高。

（二）理法精要

韦师认为，本病病因复杂，涉及饮食不节、情志失调、劳欲过度、药石所伤以及外感邪毒等方面，与先天禀赋不足，后天失养，体质偏颇密切相关。发病初期，主要为饮食失节，长期过嗜肥甘醇酒，辛辣香燥，煎炸烧烤，以致内生湿热、痰火；或有胃肠结热，热伤气阴。或长期情志失调，气郁化火，郁热伤阴耗气；或竭虑强思，阳气过用，阴血暗耗。或外感温热毒邪，或为药石之燥烈所伤，劫伤阴液，进而伤气。或房劳伤肾，或年老体弱，劳逸失度，暗耗阴精，虚火内生，皆可引发消渴病。其病机特点是燥热耗伤气阴，以阴虚为本，燥热为标，两者互为因果，阴愈虚则燥热愈盛，燥热愈盛则阴愈虚。其病位在于肺、胃、肾，可兼及多脏，尤以肾为关键。阴虚肺燥，津液不布，则胃失濡润，肾乏滋助；胃热炽盛伤阴，则上灼肺津，下耗肾阴；肾阴虚火旺，上炎肺胃。致使肺燥、胃热、肾虚相因为患，而各有所偏重，故“三多”症状既可并见，又主次有别。病程较久，则易发生以下三种病变：一是肾阴亏虚，水不涵木，往往因燥热偏盛，暗耗肝肾阴液，阴不制阳，目失濡养，导致二目干涩，视物昏花，甚至失明。即所谓“耗乱精神，过违其度，则燥热郁盛之所成也”（刘河间《三消论》）；二是“壮火食气”、阴损及气（阳），脾肾气（阳）阴俱虚，致使水湿泛滥，发为水肿，或阴竭阳亡，而致神识不清，皮肤干燥，四肢厥冷，脉微细欲绝等危候；三是在气虚、阴虚、气阴两虚甚至阴阳俱虚的基础上，阳虚、气虚则血行迟滞，阴虚则血脉虚涩，终致血行不畅，渐致血瘀，而为络脉病变。或久病入络，多因热结、气郁、湿滞、痰阻等诸多病理产物互相胶结，致使络脉瘀结，成为多种继发病证发病的基础。如心脉瘀阻，即为胸痹心痛、心悸、怔忡；风痰瘀阻，痹塞脑络，即为眩晕、中风；肾络瘀结，肾体受损，肾用失司，可见水肿或致关格危候；肢体络脉痹阻，气血不能布达于四肢，即可见血痹、痿、厥，甚至发生脱疽之变。总之，本病为本虚标实之证，虚实夹杂。即本虚有气、血、阴、阳之不同，尤以脾肾气阴两虚为多见；标实则多为燥热、瘀血、痰阻、寒凝等痹阻脉络之各异。阴虚燥热常贯穿病程始终，一般而言，早期以阴虚燥热为主，中期以气阴两虚为主，晚期则阴损及阳，以阴阳两虚为主。

在治疗上，应根据其病机特点，标本兼顾，药物疗法与饮食疗法并举。正如《景岳全书·三消干渴》云："凡治消之法，最当先辨虚实，若察其脉证，果为实火致耗津液者，但去其火则津液自生，而消渴自止。若由真水不足，则悉属阴虚，无论上、中、下，急宜治肾，必使阴气渐充，精血渐复，则病必自愈。若但知清火，则阴无以生，而日渐清败，益以困矣。"因此，药物疗法当以清热润燥、养阴益气为基本治法。尤应结合脏腑定位，处理好治本与治标的关系。一般说来，应视标本的主次，或以治标为主，兼以治本，或以治本为主，兼以治标。《医学心悟·三消》主张"治上消者，宜润其肺，兼清其胃"；"治中消者，宜清其胃，兼滋其肾"；"治下消者，宜滋其肾，兼补其肺。"这种"清""补"并用，针对三消主次而有所侧重的治法，可谓要言不烦，足资借鉴。再者，随着生活水平的不断提高，因"数食甘美"，致体质肥胖者日渐增多，而"肥人多痰"，痰浊阻滞气机，日久则血行不畅，导致并加重血瘀。血瘀气滞，津液运行受阻，又可聚而成痰，即所谓"瘀血既久，亦能化痰"（《血证论》）。痰浊瘀血互为因果，终致痰瘀并见，阻滞脉络。因此，重视活血化瘀、祛痰泄浊法的及时运用，对于控制病情发展及预防并发症，具有"未病先防""既病防变"的意义。

在辨证论治的前提下，结合中药药理研究，选择相应药物，每可提高疗效。如气虚者选用黄芪，既可降糖、降脂、降压，又有减少尿蛋白、调节免疫功能等作用，可谓一药多用；人参不仅能降低血糖，还可直接清除自由基，抗脂质过氧化。中满内热者，运用黄连具有可靠的降血糖、降血压、调血脂、抗心律失常和保护心肌等作用，用于降糖剂量要大，一般在15g以上。热盛伤津者，黄连配乌梅，以“苦酸制甜”；寒热错杂者，黄连伍干姜，为降血糖之常用药对，意在“辛开苦降”；兼油腻肉食之积者，黄连配山楂，以消食化积祛脂；兼肺胃之热者，黄连配天花粉，以清热养阴，生津止渴，且天花粉有可靠的降血糖作用。黄连虽属苦寒之品，然经适当配伍，制其苦寒之性，而无寒凉伤中之弊。瘀阻血络者用水蛭，其破血、逐瘀、通经作用功倍，具有抗凝血、抗血小板凝集、降低血液黏稠度、改善微循环、降血脂、抗动脉硬化等作用，为治疗糖尿病高黏滞血症和高脂血症之要药。

饮食疗法、运动锻炼与药物治疗具有同等重要的意义。饮食要坚持平衡膳食，《素问·脏气法时论》所提出的“五谷为养，五果为助，五畜为益，五菜为充，气味合则服之，以补精益气”原则，为平衡膳食的重要理论依据，意在强调把五谷、五果、五畜、五菜气味调和才能补精益气，这对糖尿病患者的膳食具有普遍指导意义。具体而言，要在主食定量范围内尽可能多吃些粗杂粮及豆类，禁忌“甘美多肥”的食物。蔬菜以绿叶菜为主，如苦瓜、洋葱、马齿苋、油菜、小白菜、韭菜、菠菜、芹菜、葫芦瓜、冬瓜、萝卜、山药等，这些蔬菜中含有丰富的维生素和较多的粗纤维，能有效地防止血糖吸收过快，还有降低胆固醇，预防动脉硬化及防治便秘的作用。水果中火龙果、鲜枣、红果、海棠、柿子、鲜桂圆、香蕉含糖量较高；橘子、橙、柚子、鲜荔枝、苹果、梨含糖量为中等；草莓、枇杷、菠萝、西瓜、樱桃含糖量较少，可以适当食用，其中菠萝、草莓、樱桃能改善胰岛素的分泌，有降糖的作用；西红柿、黄瓜含糖很低，可以适当多吃些以代替水果。运动锻炼对降低血糖有重要意义，运动强度要适当，应循序渐进，以不疲劳为度。尤其是患严重并发症者，应该限制活动量，以免加重病情。运动的方式多种多样，如散步、快速行走、健身操、太极拳、滑冰、游泳、老年迪斯科等，尤其是打太极拳，具有轻松、自然、舒展与柔和等特点，是糖尿病患者最为适宜的运动形式。

（三）辨证撷菁

韦师对于本病辨证，非常重视辨证与辨病结合。由于糖尿病发病之初“三多”症状多不典型，往往“无证可辨”，故应根据其病程、症状、体质、饮食习惯、家族史、舌象、脉象等诸多方面综合分析。若于中年之后发病，且平素嗜食膏粱厚味、醇酒炙煿，形体肥胖，以眩晕、胸闷气短、中风等病证就诊，并有糖尿病家族史者，应考虑本病的可能性。应同时做空腹、餐后2小时血糖和尿糖、尿比重、葡萄糖耐量试验等检查，以明确辨病诊断。其次辨病位，若“三多”症状同时存在，应该根据其偏重程度的不同，辨上、中、下三消。再次辨标本虚实，本虚证常见阴虚、气虚、气阴两虚、阴阳俱虚，标实证有燥热、气滞、痰湿、血瘀之分。其中，热证进一步又可分肺胃热结、脾胃湿热、肝经郁热、痰热中阻，而且表现为肝阳上亢者也不少见。本虚与标实两者常互为因果。一般初病多以热证、实证为主，病久则燥热与阴虚、气虚互见，或与气阴两虚甚至阴阳俱虚证互见，并常兼见气滞、痰湿、血瘀诸标实证候。最后辨本证与变证，糖尿病一般先出现多饮、多食、多尿和乏力、消瘦等本证，随病情的发展而出现痈疽、眼疾、心痛、中风等变证。但亦有少数中老年患者与此相反，其“三多”及消瘦的本证不明显，而常以变证为线索，最后确诊为本病。

二、验案举隅

（一）肝肾阴虚阳亢，中焦热盛津伤案

马某，男，53岁。2014年10月28日初诊。

主诉：患“高血压”3年余，多食、消瘦近半年。

病史：患者3年前因失眠、眩晕，在某社区卫生服务中心诊断为高血压病，经口服卡托普利片等西药治疗，病情尚稳定，平时血压多为140/100mmHg左右。近半年来饮食增加，而形体日渐消瘦，经中、西药治疗（药名不详）乏效。刻诊：眩晕、耳鸣时作，头目时感胀痛，颜面潮红，腰膝酸软，两目干涩，口渴唇燥，少寐多梦，健忘，多食，形体消瘦，体

重由70kg减少至58kg，大便秘结，3～4日1行，舌质红，舌苔薄黄干燥花剥，脉弦细数。血压170/115mmHg，空腹血糖检查示11.8mmol/L，空腹尿糖（±），餐后尿糖（+++）。西医诊断：糖尿病；高血压。中医诊断：消渴；眩晕。证属肝肾阴虚阳亢，中焦热盛津伤。治以滋水涵木，平肝潜阳，清胃生津。予杞菊地黄丸改汤，合白虎加人参汤加减。

处方：熟地黄20g，怀山药15g，山茱萸15g，牡丹皮12g，茯苓12g，泽泻12g，枸杞子18g，菊花12g，生龙骨（先煎）30g，生牡蛎（先煎）30g，钩藤12g，生石膏30g，黄连15g，红参12g，石斛12g，天花粉18g，大黄9g。每日1剂，水煎500mL，分2次温服。嘱其忌辛辣肥甘之品，避劳累，饮食宜清淡等。

二诊：服上方15剂，眩晕、头胀痛明显减轻，大便不干，2日1行，口渴、多食等症稍好转，血压150/95mmHg，舌、脉象同前。上方生石膏减至20g，红参减至9g，黄连减至12g，减大黄，再投。

三诊：服上方60剂，眩晕、耳鸣、头痛、口渴、多食、颜面潮红等症基本消失，大便转畅，1日1行，腰膝酸软，两目干涩，口渴唇燥，少寐多梦，健忘等症明显好转，体重增加至67kg，舌质略红，舌苔薄白微黄，脉弦细。血压135/85mmHg，空腹血糖7.8mmol/L，空腹尿糖（-），餐后尿糖（+）。证属肝阳上亢与阳明燥热之象大减，遂转予滋补肝肾为主，兼清余热，继续用杞菊地黄丸改汤加减，以善其后。

处方：熟地黄15g，怀山药15g，山茱萸12g，牡丹皮12g，茯苓12g，泽泻9g，枸杞子18g，菊花9g，生龙骨（先煎）20g，生牡蛎（先煎）20g，白芍12g，钩藤9g，黄连9g，玄参12g，天花粉15g。每日1剂，水煎500mL，分2次温服。

四诊：服药2个月后复查，各项指标均在正常范围内，已无明显不适，随访半年，病情稳定。

按：由于糖尿病发病隐匿，故患者失眠、眩晕达3年之久方表现出多食、形体消瘦等症。显然多食、体瘦属于本证，失眠、眩晕等属于变证，即“高血压”属于糖尿病的并发症。若在辨证上主次不分，在治疗必犯虚虚实实之诫。其病机特点为肝肾阴虚、肝阳上亢与中焦燥热津伤互见，属标本俱重。诚如《临证指南医案·三消》所云："心境愁郁，内火自燃，乃消症大病。"故对其治疗滋水涵木与平肝潜阳、清胃生津并举，本虚与标实兼顾。予杞菊地黄汤滋补肝肾以治本，以白虎加人参汤清胃生津以治标。方中加生龙骨、生牡蛎与钩藤合用，以平肝潜阳；加石斛、天花粉，以滋养胃阴；以黄连易知母，取其既能清泄胃热，又为本证降血糖之要药；用红参易人参，益气以生津，补而不燥；"以生山药代粳米，则其方愈稳妥，见效亦愈速"（《医学衷中参西录》）；加大黄通腑以泄热，有救津液将涸之妙。俟肝阳上亢与阳明燥热之标实大减，则转予滋补肝肾为主以治本，用药次第井然，而获佳效。

（二）脾肾气阴两虚，痰瘀互结，风痰上扰案

吕某，男，62岁。2013年3月22日初诊。

主诉：多尿、倦怠乏力、眩晕3年余。

病史：患者于3年前不明原因出现多尿、倦怠乏力伴眩晕，经检查诊断为糖尿病，长期用二甲双胍、硝苯地平缓释片等西药治疗，病情时轻时重，疗效不佳，遂来我院就诊。刻诊：尿量日渐增多，形体肥胖，倦怠乏力，白天嗜睡，夜晚失眠多梦，入睡则鼾声如雷，眩晕，脘闷纳差，大便不爽，3日1行，腰膝酸软，舌质淡黯，边尖红，舌体胖，苔薄白腻，舌下脉络色紫黯，脉沉弦细。血压150/105mmHg，空腹血糖检查示9.3mmol/L，空腹尿糖（-），餐后尿糖（+）。西医诊断：糖尿病；高血压。中医诊断：消渴；眩晕。证属脾肾属气阴两虚，痰瘀互结，风痰上扰。治宜补益脾肾气阴，涤痰息风，活血化瘀。予参芪地黄汤、半夏白术天麻汤合当归芍药散化裁。

处方：黄芪40g，西洋参15g，熟地黄15g，山茱萸12g，山药20g，牡丹皮9g，茯苓15g，泽泻12g，天麻12g，清半夏12g，白术15g，当归20g，白芍12g，川芎15g，水蛭6g，生大黄9g。每日1剂，水煎500mL，分2次温服。嘱其忌辛辣肥甘之品，避劳累，饮食宜清淡等。

二诊：服上方21剂，多尿稍好转，大便转畅，失眠、眩晕无明显改善，舌、脉象同前。上方减大黄，加石菖蒲15g，白蒺藜25g。

三诊：服上方50剂，自觉症状基本消失，恢复正常工作，舌质略淡黯，舌体略胖，苔薄白微腻，舌下脉络色稍紫黯，脉沉弦。嘱其改服参芪降糖片，并饮食、精神调理，增加运动量，半年后再次复查，各项指标均在正常范围。

按:《素问·阴阳应象大论》曰:“年四十，而阴气自半也，起居衰矣。”患者年逾花甲，长期多尿、倦怠乏力，且伴腰膝酸软等症，为脾肾气阴两虚之象。形体肥胖与嗜睡、鼾声如雷、脘闷纳差等症并见，属痰湿之征。失眠多梦，眩晕，乃肝阳上亢之象。诸症与脉、舌象互参，属痰瘀互结无疑。故投参芪地黄汤，以补益脾肾之气阴；合半夏白术天麻汤，以涤痰息风；用当归芍药散，以活血化瘀，兼能健脾祛湿；水蛭与当归芍药散相合，以增强化瘀泄浊之效；佐以少量大黄，以泻胃肠湿浊积滞、化瘀通脉；白术“既能燥湿实脾，又能缓脾生津，且其性微温，服之能健脾消谷，为补脾脏第一要药也”(《本草求真》)。诸药合用，使脾肾气阴得补，风息痰化，气血调畅而诸恙悉除。

（三）脾肾气阴两虚，瘀阻脉络案

王某，男，45岁。2011年12月6日初诊。

主诉：口干、多食易饥2年余，伴双下肢麻木、疼痛3月余。

病史：患者于2年前出现口干、多食易饥，近3个月身体逐渐消瘦，伴双下肢远端麻木、疼痛、发凉，在当地县医院经检查诊断为2型糖尿病，糖尿病周围神经病变。经口服二甲双胍肠溶片，肌注胰岛素、甲钴胺等治疗2月余，因病情改善，而自行间断治疗。1月来上述症状日益加重，遂来我院就诊，刻诊：咽干口燥，多食易饥，身体消瘦，双下肢远端麻木、疼痛难忍并逆冷，疲乏无力，心烦失眠，足背动脉搏动减弱，小便短黄，大便调，舌质黯淡有瘀斑，舌边尖稍红，苔少，舌下脉络色黯，脉沉细。实验室检查：空腹血糖11.3mmol/L，空腹尿糖（－），餐后尿糖（++）。肌电图测定：总神经运动神经传导速度（MNCV）减慢。西医诊断：糖尿病周围神经病变。中医诊断：消渴；痹证。证属脾肾气阴两虚，瘀阻脉络。治宜补益脾肾气阴，化瘀通络。以消瘅通痹汤加减。

处方：西洋参 20g，怀山药 30g，怀牛膝 25g，熟地黄 20g，水蛭 9g，大黄 6g，黄连 15g，生石膏 25g，玄参 15g，姜黄 12g，僵蚕 12g，地龙 12g，威灵仙 15g，鸡血藤 30g，络石藤 20g。每日 1 剂，水煎 500mL，分 2 次温服。嘱其忌辛辣肥甘之品，避劳累，饮食宜清淡等。

二诊：服上方 21 剂，诸症稍好转，但时感胸闷不舒，口苦，舌象同前，脉沉细稍滑。因兼见痰热之象，故上方加全瓜蒌 15g，清半夏 12g，以清化痰热，宽胸散结。

三诊：服上方 40 剂，口干、多食消失，双下肢麻木、疼痛明显改善，空腹血糖 8.3mmol/L，空腹尿糖（-），餐后尿糖（-），肌电图改善。以上方加减继服 2 个月，以巩固疗效。随访半年，未出现明显临床症状。

按：消瘅通痹汤为韦师治疗糖尿病周围神经病变的专方专药。原方西洋参、山药补益脾肺之气；怀牛膝、玄参、熟地黄滋补肾阴；姜黄、僵蚕、水蛭、地龙、鸡血藤活血通络，其与西洋参合用，祛瘀而不伤正，扶正而不恋邪；大黄化瘀通脉，其与黄连相配，兼清燥热；《本草汇言》云“凡藤蔓之属，皆可通经入络”，能引诸药力达于四末，故络石藤与鸡血藤合用，以增强通经活络、疗痛、愈麻之功，《饮片新参》亦云“鸡血藤去瘀血，生新血，流利经脉”，乃“血分之圣药”；威灵仙“性猛急，善走而不守，宣通十二经络，主治风、湿、痰壅滞经络中，致成痛风走注，骨节疼痛，或肿，或麻木”（《药品化义》）。综观全方，标本兼顾，益气养阴，活血通络，故取佳效。

第十一节　高脂血症

高脂血症又称血脂异常，通常指血浆中总胆固醇（TC）、甘油三酯

（TG）、低密度脂蛋白胆固醇（LDL-C）、载脂蛋白 B 中的一种或多种高于正常水平，并伴高密度脂蛋白胆固醇（HDL-C）、载脂蛋白降低的病症。实际上是血浆中某一类或某几类脂蛋白水平升高的表现，近年来大家已逐渐认识到血浆中高密度脂蛋白胆固醇降低也是一种血脂代谢紊乱，因而有人建议采用脂质异常血症名称，认为其更能全面准确地反映血脂代谢紊乱状态。高脂血症的临床表现，主要包括脂质在真皮内沉积所引起的黄色瘤，和脂质在血管内皮沉积所引起的动脉粥样硬化，产生冠心病和外周血管病等。由于高脂血症时黄色瘤的发生率并不十分高，动脉粥样硬化的发生和发展则需要相当长的时间，所以多数高脂血症患者并无任何症状和异常体征发现，通常是在血液生化检验时才被发现。高脂血症分为原发性和继发性两类，前者罕见，与先天性和遗传有关，系由于脂质和脂蛋白代谢先天性缺陷引起；后者主要继发于代谢性紊乱疾病，如糖尿病、高血压、黏液性水肿、甲状腺功能减退、肝脏疾病、肾病综合征、痛风等，以及饮酒、肥胖、饮食与生活方式等环境因素的影响。积极地防治高脂血症，对提高生活质量、延长寿命具有重要意义。本病大抵属于中医学“膏浊”“血浊”“肥胖”“眩晕”等范畴。

一、临证思维

（一）思维溯源

中医学之“脂”“膏”与现代医学“血脂”“脂质”相类似。《灵枢·卫气失常》提出了膏人、肥人、肉人的概念，并对其临床特征做了细致的描述，如谓：“人有肥有膏有肉。黄帝曰：别此奈何？伯高曰：䐃肉坚，皮满者，肥。䐃肉不坚，皮缓者，膏。皮肉不相离者，肉。……膏者，多气而皮纵缓，故能纵腹垂腴。肉者，身体容大。脂者，其身收小。”丹波元简《灵枢识·卫气失常》释之曰：“膏者纵腹垂腴，脂者其身收小，是膏肥于脂也。”膏人的特征为“纵腹垂腴”“䐃肉不坚，皮缓”，即皮肤弛缓，腹部肌肉宽纵。张志聪《黄帝内经素问集注》指出：“中焦之气，蒸津液化其精微，溢于外则皮肉膏肥，余于内则膏肓丰满。”根据本病的临床表现，散见于历代文献所论述的肥胖、积聚、湿热、湿阻、痰湿、痰饮、痰瘀、浊血、中风等病证，多与之相关。《灵枢·血络论》所谓之“血气俱盛而阴气多者，其血滑，刺之则射；阳气蓄积，久留而不泻者，其血黑以浊，故不能射”。形象地说明了气血津液代谢失常，痰瘀交结于血脉，为其主要的病机。清·陈士铎《石室秘录·肥治法》倡气虚痰浊内生说，认为“肥人多痰，乃气虚也，虚则气不能运行，故痰生之，则治痰焉可独治痰哉？必须补其气，而后兼消其痰为得耳。然而气之补法，又不可纯补脾胃之土，而当兼补命门之火，盖火能生土，而土自生气，气足而痰自消，不治痰，正所以治痰也”。此说提纲挈领，对指导辨证论治颇有裨益。

（二）理法精要

韦师认为，血脂属于中医学“脂膏”之范畴，由水谷精微所化生。如《灵枢·五癃津液别》曰：“五谷之津液和合而为膏者，内渗入于骨空，补益脑髓，而下流于阴股。”《类经》进一步指出：“膏，脂膏也。津液和合而为膏，以填补于骨空之中，则为脑为髓，为精为血。”饮食有节，适则为正，多则为害。若偏嗜肥甘、疏于劳作、劳倦内伤、情志失调，皆可使脾失健运，升降失调，湿痰内蕴，久则脂膏蓄积而为膏浊，浸淫脉道而发为高脂血症。随着年龄的增长，年高体弱，或先天禀赋异常，元气不足，脏腑气化功能下降，水谷津液不归正化，聚湿成痰，亦可导致脂膏积浊为害。其病机十分复杂，涉及五脏功能的失调。

脾胃为后天之本，气血生化之源，主受纳、腐熟、运化、吸收、输布水谷精微，若嗜食肥甘厚味，或饮食节制无度，宴请应酬过多，日久损伤脾胃，加之中年以后，脾胃之运化功能渐弱，以及疏于劳作运动，甚或生活安逸而久坐久卧，对水谷精微不能化生输布，湿从内生，聚湿生痰，而为痰湿膏浊。故有“肥甘生痰”“肥人多痰”之说。即《素问·通评虚实论》所谓“肥贵人则膏粱之疾也”。其中若恣食辛辣而胃热偏盛者，往往食欲亢进，食量过大，脾运不及，亦可致痰湿膏浊为患。

肾为先天之本，主藏精，肾所藏先天之精决定着先天禀赋，而体质的胖瘦受先天禀赋的影响。《灵枢·阴阳二十五人》所描述的“土形之人……其为人黄色，圆面，大头，美肩背，大腹，美股胫，小手足，多肉”；“水形之人……大头，廉颐，小肩，大腹”。“土形之人”为全身性肥胖体质，“水形之人”为中心性肥胖体质，二者均与先天禀性赋密切相关。又如《医学实在易》曰：“素禀之盛，由于先天……大抵素禀之盛，从无所苦，惟是湿痰颇多。”说明先天禀赋平和之人，虽形体肥壮，而体无大恙，惟体内痰湿较多。随着年龄的增长，肾阳渐衰，既不能助脾阳蒸化水谷，又不足以化气行水，易致水湿停聚，水谷滞留，而痰湿膏浊凝聚。即所谓“寒则凝，凝则聚，聚则肥”。正如《素问·阴阳应象大论》所说：“年四十，而阴气自半也，起居衰矣。年五十，体重，耳目不聪矣。”

心主血脉，血和津液同源于水谷精微，生理上的“津血同源”，病理上则“痰瘀相关”，即津液凝聚成痰，痰浊阻滞气血，痹阻脉络，蓄而为瘀，形成痰瘀互结。若病程日久，则痰湿、膏浊停聚于脉道；或年老、久病，阳气虚弱，气虚运血无力，阳虚阴寒内生，致血行愈涩，而膏浊愈滞，脉管窄隘而变生他病，如眩晕、中风、麻木、胸痹等。

肝主疏泄，喜条达，既升发阳气，又调达三焦之气机，促进津液的气化与输布。若情志内伤，肝气疏泄条达失常，气机郁滞，三焦通调失常，而津液失布，津凝成痰；并可横逆乘脾，使脾失健运，聚湿成痰，痰湿久积而形成膏浊。同时，胆不能疏泄胆汁，净浊化脂，而膏浊内聚。诚如《儒门事亲》所说：“怒气所至……为胸满胀痛，食则气逆不下，为喘渴烦心，为消瘅，为肥气。”

肺朝百脉，主宣发肃降，通调水道，为水之上源。脾所转输的津液和水谷精微，通过肺朝百脉和肺气之宣发布散到全身，以温润、濡养五脏六腑、四肢百骸。若因外感、内伤诸因，使肺失宣发肃降，通调水道失司，水津宣发输布失常，致水湿停聚，日久湿聚成痰，浸淫脉道，而成为肥胖、膏浊的病理基础。

脾为膏浊化生之源，心（脉）为膏浊蓄积之所，故高脂血症的病位主要在脾、心，但与肾、肝、肺的功能失调密切相关。脾失健运，精微不布；肾阳不足，水失气化；肝失疏泄，气不布津；心脉不和，血行无力；肺失宣发，津液不布等病理变化，均可致水谷津液不得蒸化、输布，痰湿积聚体内，久则脂膏蓄积，化为膏浊，阻滞气血，浸淫脉道而发为本病。其证多属本虚标实，本虚以脾、心、肾三脏亏虚为主，标实为痰湿膏浊内停，或兼痰湿、湿热、血瘀、气滞等，并常因果相干，虚实相兼，互相转化。

在治疗上，根据高脂血症本虚标实的病机特点，治当以扶正祛邪为原则，标本兼顾。由于本病初期多无明显症状，而有血脂检查指标的升高，故当以治标为主，可针对患者的体质情况，结合脉象、舌象等，选择燥湿化痰、清热燥湿、宣肺化湿、通调三焦、通腑泄浊、疏肝利胆、化瘀通络等法，务使气机疏利，血脉畅通，津液正化，以祛除痰湿、膏浊、瘀血等。随着病程的延长，膏浊与瘀血的症状逐渐显现，或表现为膏浊瘀血互结，故其治疗当重视祛浊与化瘀兼治。祛膏浊之药多选焦山楂、鸡内金、制大黄、炒莱菔子、决明子、泽泻、苍术、陈皮、清半夏、枳实、荷叶、茶叶、赤小豆、冬瓜皮、薏苡仁、昆布、海藻、猪苓等；活血化瘀药可选水蛭、川芎、丹参、三棱、莪术、姜黄、川牛膝、益母草、绞股蓝等。偏于本虚者多从脾、心、肾论治，施以健脾、补肾、养心之法，可根据具体症情，选择人参、党参、白术、茯苓、熟首乌、炒枣仁、枸杞子、桑寄生等。本病之虚证多属虚中夹实，纯虚无实者鲜见，故其治疗当以补虚为主，兼顾祛邪。

（三）辨证撷菁

高脂血症的诊断强调重视证据，即要具备实验室检查客观指标。各地由于所测人群不同以及所采用的测试方法的差异等因素，所制定的高脂血症诊断标准不一。既往将成年人空腹总胆固醇浓度 >5.72mmol/L，甘油三酯 >1.70mmol/L，为诊断高脂血症的指导意见。总胆固醇的水平主要取决于饮食、体力劳动、环境、性别和年龄。女性绝经后会明显上升，随年龄增长也有增高趋势。甘油三酯升高，是动脉粥样硬化和冠心病的危险因素。

本病多为标实本虚之候，故其辨证以辨标本虚实为要。由于其症状轻重不一，或无任何症状，或其症多见头重如裹、胸闷、眩晕、乏力等，体征可见形体肥胖、黄色瘤等，应结合体质、舌象、脉象、兼症等辨其标实本虚。标实主要为痰浊、痰热、瘀血之不同，或相互兼见。若脘腹痞闷，食后加重，面色㿠白，眼睑虚浮，腹部肥满松懈，舌质淡，舌体胖大，舌苔白腻或白滑，脉濡缓者，为脾虚痰聚，其证偏虚；若嗜食肥甘，食欲旺盛，胸腹痞塞，嗳气频作，肢体困重怠惰，面部油垢，皮肤光亮，或伴湿疹、痤疮，大便黏腻不爽或秘结，舌质淡略红，舌苔厚腻微黄，脉滑稍数者，为食滞痰聚，其证偏实；若口苦，纳呆，呕恶，脘腹胀闷，渴不欲饮，大便干或黏腻而恶臭，舌质红，舌苔黄腻，脉濡数或滑数者，为痰热内蕴；若面色紫红或黯红，或面部痤疮紫黯，胁肋胀闷，或胸闷气短，舌质黯红或有瘀点、瘀斑，脉沉弦或涩者，为瘀血内阻。本虚证以脾、心、肾为主，病涉五脏，且多虚中夹实，临证宜详察细辨，权衡主次。若面色萎黄，形体虚浮，倦怠乏力，嗜卧懒言，脘闷纳差，食后腹胀，舌质淡，苔薄白腻，脉沉缓无力者，为脾气虚弱；若病久累及于肾，症兼腰膝酸软，形寒肢冷，或形体轻度浮肿，夜尿频多，阳萎阴冷，舌质淡，舌体肥胖，脉沉细无力者，为脾肾阳虚；若视物昏花，眩晕耳鸣，口干，形体消瘦，腰膝酸软，肢体麻木，舌质红，少苔或无苔，脉细数者，为肝肾阴虚；病涉心肺气虚者，则见心悸气短，胸闷多痰，少气懒言，神疲，自汗等。

二、验案举隅

（一）从心论治案

孙某，男，51 岁。2014 年 3 月 16 日初诊。

主诉：患“高脂血症”5 年，伴阵发性胸闷 1 年。

病史：患者平素嗜肥甘醇酒之品。5 年前健康体检诊断为“高脂血症”，间断口服辛伐他汀片，疗效不佳。1 年前因在劳累时易胸闷，西医诊断为“冠心病”，经用复方丹参片等药物治疗，病情时轻时重。刻诊：胸部憋闷，时作时止，精神不振，倦怠乏力，寐少多梦，脘闷纳差，口干不欲饮，二便调，形体偏胖，舌质黯淡，舌下络脉紫黯粗长，苔白厚腻，脉细滑。实验室检查：总胆固醇 8.6mmol/L，甘油三酯 3.8mmol/L。心电图示：下壁心肌供血不足，右束支传导阻滞。西医诊断：高脂血症；冠心病。中医诊断：膏浊；胸痹。证属心脾气虚，膏浊瘀血互结，脉络不畅。治宜补心健脾，涤痰化浊，祛瘀通络。方用何人饮、瓜蒌薤白半夏汤、冠心Ⅱ号合方化裁。

处方：西洋参 18g，熟首乌 20g，瓜蒌 15g，薤白 12g，陈皮 12g，清半夏 12g，当归 15g，川芎 15g，赤芍 12g，红花 12g，降香 12g，丹参 30g，制大黄 9g，焦山楂 15g。每日 1 剂，水煎 400mL，分 2 次温服。嘱其低盐低脂饮食，适当运动。

二诊：服上方 7 剂，精神转佳，胸闷等症亦有所好转，睡眠仍然较差。舌、脉象同前。故上方加石菖蒲 15g，以助豁痰开窍之力。

三诊：服上方 20 剂，精神、饮食、睡眠正常，胸闷未作，仍时感乏力，舌质淡略黯，舌下络脉青紫，苔薄白腻，脉沉细。复查血脂已属正常范围。缘于痰瘀互结，脉络不畅之标实证候已大减，宜转予固本为主。以何人饮加减。

处方：党参 25g，熟首乌 20g，当归 15g，陈皮 12g，炒白术 15g，茯苓 15g，清半夏 12g，川芎 15g，红花 12g，丹参 30g，制大黄 6g，焦山楂 15g。每日 1 剂，水煎 400mL，分 2 次温服。

四诊：守方治疗 1 月余而诸恙悉平，随访半年未见复发。

按：《侣山堂类辩》云："血乃中焦之汁，流溢于中以为精，奉心化赤而为血。"而本案长期嗜食肥甘醇酒之品，致脾失健运，痰湿内盛而脾气渐虚，后天气血生化乏源，则心失所养，血行涩滞，发为本病。证属本虚标实，因此，补心健脾与涤痰化浊、祛瘀通络并投之治法为本案临证取效的关键。方中用何人饮健脾益气，补血养心，兼寓理气和中之功；瓜蒌薤白半夏汤加陈皮，行气解郁，通阳散结，祛痰宽胸；冠心Ⅱ号方行气活血，祛瘀通络；加制大黄、焦山楂，以助祛瘀化浊之力。三方相合，标本兼顾，补心脾，化膏浊，祛瘀血相得益彰，韦师遣方之匠心于此可见矣。

（二）从脾论治案

赵某，男，42岁。2014年1月10日来诊。

主诉：眩晕，肢体困重7月。

病史：患者因平素工作繁忙，而饮食饥饱无常。7个月前无明显诱因出现眩晕，肢体乏力。实验室检查：总胆固醇10.8mmol/L，甘油三酯5.12mmol/L，低密度脂蛋白胆固醇0.8mmol/L。经口服辛伐他汀片、杞菊地黄丸等药物治疗，并配合低盐低脂饮食，症状无改善。刻诊：眩晕，耳鸣，休息后可缓，形体日瘦，神疲乏力，少气懒言，脘腹痞满，纳谷不香，嗳气，晨起口干口臭，大便秘结，2～3日1行，小便调，舌质淡，舌体胖，舌苔白厚腻，脉细弱，胃X线钡餐检查示：胃下垂。西医诊断：高脂血症；胃下垂。中医诊断：眩晕，胃缓。证属中气不足，清阳不升，痰浊中阻。治宜补中益气，升阳举陷，祛痰化浊。方用益气聪明汤、导痰汤合方加减。

处方：黄芪30g，党参25g，升麻6g，葛根15g，蔓荆子12g，白芍12g，清半夏12g，陈皮12g，茯苓15g，石菖蒲15g，蝉蜕6g，枳实12g，制大黄9g，黄柏9g，炒莱菔子25g，炙甘草6g。每日1剂，水煎400mL，分2次温服。嘱其清淡饮食，并少量多次，注意休息。

二诊：服上方10剂，眩晕、嗳气好转，大便已畅，仍耳鸣、脘闷纳差，脉、舌象同前。守方减制大黄、黄柏，以枳壳易枳实，加鸡内金12g，再投。

三诊：服上方21剂，眩晕、耳鸣、嗳气及口干口臭消失，饮食增加，神疲乏力、少气懒言好转，舌质略淡，舌苔薄白腻，脉细。复查血脂已属正常范围。证属痰湿之标实证候大减，宜以补中益气，升阳举陷固本为主，故转予补中益气汤加减，以善其后。

按：患者积劳成疾，加之长期饮食饥饱无常，以致中气不足，清阳不升，痰湿中阻，清浊壅滞，发为本病。即《灵枢·口问》所云："上气不足，脑为之不满，耳为之苦鸣，头为之苦倾，目为之眩。"故予与益气聪明汤、导痰汤合方化裁，标本兼顾，补中益气，升举清阳以治本，燥湿化痰以治标；复加石菖蒲、蝉蜕，以增强升阳透窍之力；加制大黄、炒莱菔子，以导滞降浊。俟标实诸症得缓，则及时转予补中益气汤加减扶正为主。中气既复，清阳得升，浊气得降，则清窍得养，而耳聪目明矣。

（三）从肾论治案

闫某，男，46岁。2013年7月11日来诊。

主诉：颜面、四肢浮肿2个月，加重10天。

病史：患者自述2个月前因“感冒”后颜面、四肢开始浮肿，经某乡卫生院按急性肾小球肾炎治疗乏效。10天前劳累后病情加重，遂来我院就诊。刻诊：颜面和四肢浮肿，双下肢为甚，按之凹陷不易恢复，面色无华，神疲乏力，腰膝酸软，畏寒肢冷，纳食尚可，尿量减少，每天1300mL左右，大便不爽，舌质淡黯有瘀斑，舌体胖大，苔白滑，脉沉细弱。血压130/80mmHg。血常规：血红蛋白79g/L，白细胞7.4×10^9/L，血小板180×10^9/L。尿常规：蛋白（++++），红细胞2～3个/HP。血生化：血浆总胆固醇8.9mmol/L，甘油三酯4.56mmol/L，低密度脂蛋白胆固醇5.4mmol/L，血肌酐173umol/L。西医诊断：肾病综合征；慢性肾功能不全；肾性贫血。中医诊断：水肿，膏浊。证属脾肾阳虚，水瘀互结。治宜温补脾肾利水，化瘀降浊。方用真武汤、当归芍药散合方加减。

处方：制附子（先煎）15g，黄芪90g，茯苓20g，泽泻15g，白芍12g，炒白术12g，桂枝12g，川芎12g，当归15g，川牛膝20g，水蛭6g，制大黄9g，生姜9g。每日1剂，水煎400mL，少量频服。嘱其低盐低脂饮食。

二诊：服上方10剂，颜面和四肢浮肿减轻，但仍大便不爽，2～3日1行，舌象、脉象同前。守方以生白术30g易炒白术，以油当归20g易当归，减川芎，以增强润肠泄浊之功。

三诊：服上方21剂，水肿明显消退，大便已畅，尿量每天1500mL左右，仍面色无华，神疲乏力，腰膝酸软，畏寒，手足不温，舌质淡略黯，苔白滑，脉沉细。此乃水瘀互结之标实证候大减，宜转予以温补脾肾为主，佐以养血利水，活血降浊。

处方：仙灵脾15g，黄芪60g，茯苓15g，泽泻12g，白芍12g，炒白术

12g，川芎 15g，当归 15g，川牛膝 20g，炒莱菔子 15g，制大黄 6g，金樱子 12g，芡实 12g。每日 1 剂，水煎 400mL，分 3 次温服。

四诊：服上方一个月余，诸恙渐平，但每于下午稍劳累后，双下肢轻度指压痕，舌质淡红，舌苔薄白而干，脉细弱。尿常规检查：蛋白（±），余（-）；血常规检查：各项指标正常；血生化检查：血脂及肾功能各项指标均在正常范围。此证显属久服温阳利水之剂，阴伤之象渐显，转予参芪地黄汤加减，继服 3 月余随访，未见复发。

按：本案患者脾肾阳虚，水湿泛溢 2 个月之久，血不利则为水，水蓄则血不行，以致水瘀互结，湿浊不化，伤及肾络，浸淫血脉，而发为本病。故治当以真武汤温阳利水为主，温脾肾以助阳气，利小便以祛水邪；合用当归芍药散以健脾利湿，化瘀通络；大剂黄芪为治疗肾病综合征脾虚水泛之要药，且须贯穿病程始终；加桂枝以温通阳气，助膀胱化气行水；川牛膝、水蛭与当归芍药散合用，既能增强化瘀利水之效，又能引药下行；水蛭与制大黄相配，兼取其化瘀降浊之功。三诊时以仙灵脾易制附子，意在预防久服制附子蓄积中毒之害。随着水湿、瘀血渐除，而阴伤之象渐显，故继以参芪地黄汤培补脾肾，益气养阴与利水兼顾而收全功。

第十二节　慢性肾盂肾炎

慢性肾盂肾炎是细菌感染肾脏引起的慢性炎症，部分患者有尿路梗阻、畸形，肾下垂等易感因素存在。病变主要侵犯肾间质和肾盂、肾盏组织。其临床表现复杂，容易反复发作，全身及泌尿系统症状均不典型，可出现不同程度的低热，有时可表现为无症状性菌尿和 / 或间歇性的尿频、尿急、尿痛，腰部酸痛，亦可有肾小管功能受损表现，如低渗、低比重尿，夜尿增多，尿中有少量白细胞和蛋白等。尿细菌培养菌落计数 >10/mL 可以肯定为感染，可同时明确致病菌的种类及药敏。由于患者长期或反复发作的尿路感染，导致肾间质、肾盂、肾盏的损害，形成瘢痕，以至发生肾萎缩和不同程度的肾功能障碍。若病情继续发展，当炎症侵犯肾实质时，可出现高血压、水肿、贫血、血清肌酐和血尿素氮升高，直至尿毒症。本病大抵属于中医学“劳淋”“气淋”“腰痛”“虚劳”等范畴。

一、临证思维

（一）思维溯源

淋病之名始见于《黄帝内经》，如《素问·六元正纪大论》称为“淋闷”，并有“甚则淋”，“其病淋”等记载。张仲景《金匮要略·五脏风寒积聚病脉证并治》命曰“淋秘”，并认为“热在下焦”;《金匮要略·消渴小便不利淋病脉证并治》描述了“淋之为病，小便如粟状，小腹弦急，痛引脐中”等临床特征。《中藏经》有冷、热、气、劳、膏、砂、虚、实八淋之分，然似有过繁之嫌，不便临床运用。巢元方《诸病源候论·淋病诸候》对淋病的病机特点及劳淋的临床特征皆有详述，如谓“诸淋者，由肾虚而膀胱热故也”，“劳淋者，其状，尿留茎中，数起不出，引小腹痛，小便不利，劳倦即发也”。这些论述为后世所宗。《丹溪心法·淋》所论尤详，认为“诸淋所发，皆肾虚而膀胱生热也。水火不交，心肾气郁遂使阴阳乖舛，清浊相干蓄在下焦，故膀胱里急，膏血砂石，从小便道出焉。于是有欲出不出淋沥不断之状，甚者塞其间，则令人闷绝矣。大凡小肠有气则小便胀，小肠有血则小便涩，小肠有热则小便痛，痛者为血淋，不痛者为尿血，败精结者为沙，精结散者为膏，金石结者为石，小便涩常有余沥者为气，揣木揆原，各从其类也”。此论虽有五淋之分，但“肾虚而膀胱生热”的病机特点则与《诸病源候论》的认识相一致，其病变脏腑涉及肾与膀胱、心与小肠。张景岳《景岳全书·淋浊》别有新见，认为“淋之初病则无不由乎热剧，无容辩矣。但有久服寒凉而不愈者，又有淋久不止及痛涩去而肥液不已，淋如白浊者，此惟中气下陷及命门不固之证也”。并在治疗上具体提出“凡热者宜清，涩者宜利，下陷者宜升提，虚者宜补，阳气不固者温补命门”，颇具指导意义。《张氏医通》更加明确指出:“劳淋，有脾肾之分，劳于脾者，宜补中益气汤加车前子、泽泻；劳于肾者，宜六味汤加麦冬、五味子。”后世临床治疗劳淋以脾肾为主，大多受此启迪。

（二）理法精要

韦师认为，本病多为久病肾虚，或年老体弱而感受湿热秽浊之邪；或嗜食肥甘辛辣，湿热内生，久蕴下焦；或久淋不愈，湿热留恋，耗伤正气；或情志不遂，郁久化火所致，其中以湿热为发病的关键因素。由于“伤于湿者，下先受之”，“湿性趋下”，加之湿邪黏滞，热得湿而愈炽，湿得热而愈深，两者胶着，黏滞难化，以致湿热蕴积下焦，阻碍气机，肾与膀胱气化不利而致久淋，故湿热贯穿本病之始终。湿为阴邪，易于伤阳；热为阳邪，易于伤阴，湿热之邪久羁，损伤气阴，或脾肾亏虚，反复感邪，正虚邪恋，故脾肾亏虚是慢性肾盂肾炎发病和反复不愈的基础。随着病程的延长，湿热耗伤正气，往往导致脾肾气阴两虚或肝肾阴虚，使外邪更易侵入。亦可因阳气虚，运血无力致瘀；或因阴虚脉道涩滞致瘀，或因久病入络，血脉瘀阻，而兼瘀血之候。由于肝之脉抵少腹，绕阴器，肝气疏泄有助于水道的通调，故劳淋因情志内伤而复发者，更易见气滞血瘀之候。湿热与瘀血互结，则湿热之邪更难祛除。病至晚期，若肝肾之阴俱伤者，每致肝阳上亢，或五脏俱伤，浊毒壅滞，而渐致关格。本病的病位在肾、膀胱，与脾、肝密切相关，尤以肾为主。病性属本虚标实，以脾肾亏虚为本，湿、热、瘀相兼，或互为因果为标。

慢性肾盂肾炎的治疗较为棘手，针对本病本虚标实的特点，总以补益脾肾与清利湿热兼顾为主，分期而施。发作期以清热利湿为主，以补益脾肾为辅，俾祛邪而不伤正，邪去则正安，以迅速缓解症状，并务求达到尿细菌培养阴性。不可肆用苦寒之品，以免伤正。即《医学正传·淋闭》“肾虚极而淋者，当补肾精而利小便，不可独用利水药”之意。缓解期以补肾健脾为要，补气、温阳、滋阴等法随证而施，佐以清热利湿、活血化瘀等法，俾扶正而不恋邪，正复而邪自去。

不论复发期，抑或缓解期，补益脾肾要运用始终，俾正气复而湿热易除，以巩固疗效，或减少复发。巢元方《诸病源候论》曰：“诸淋者，由肾虚而膀胱生热，耗气伤阴，选药当以平和为贵。”故若需温阳者，宜刚柔相济，应慎用温热燥烈之药。至于朱丹溪《丹溪心法·淋》治淋“最不可用补气之药，气得补而愈胀，血得补而愈涩，热得补而愈盛”之说，则有失偏颇，因本病虚实错杂，而治疗“有通有塞，要当分别”（徐灵胎评《临证指南医案·淋浊》），标本兼顾。脾肾气阴同补、肾之阴阳并调乃常用治本之法，临证应遵循《素问·至真要大论》“谨守病机，各司其属”原则，灵活权变。同时要重视患者饮食、起居的调摄，以利于提高疗效。

（三）辨证撷菁

韦师认为，本病病程较长，反复发作，迁延难愈，故其辨证关键在于分清虚、实。本病属本虚标实之证，一般而言，发作期偏于标实，缓解期偏于本虚。临证须四诊合参，根据其体质、病程、症状、舌象、脉象等方面，详察细辨。若腰脊酸软疼痛，尿频尿黄，精神不振，倦怠乏力，气短懒言，午后低热，手足心热，纳差，面色无华，舌体胖，舌质淡边尖略红，或有裂纹，苔少或薄黄腻，脉沉细者，多为脾肾气阴两虚，湿热未尽；若腰膝酸软冷痛，尿急、尿后余沥不尽，或双下肢凹陷性浮肿，精神萎靡不振，畏寒肢冷，午后潮热，五心烦热，盗汗，大便稀溏，舌质淡，舌体胖边有齿痕，苔白，脉沉细数而无力者，多为肾阴阳两虚；若小便频急短涩，尿道灼热刺痛，尿色黄赤，少腹拘急胀痛，口中黏滞或口苦，脘闷纳差，大便干结或黏滞不爽，或肢体浮肿，低热，手足心热，头晕耳鸣，腰膝酸软，甚至盗汗，舌质红，苔薄黄腻而少，脉沉细数者，多为湿热壅滞，肝肾阴虚；若病程日久，面色黧黑，口唇、爪甲青紫，女性月经色紫黯，或夹有瘀块，舌质紫黯，或边有瘀点、瘀斑，舌下络脉青紫或紫黑、粗长或曲张，脉沉细涩者，多为兼有瘀血；若尿后淋沥不尽，低热，手足心热，头晕目眩，心烦耳鸣，腰膝酸软，甚至盗汗、梦遗，或女子月经不调，舌红少苔，脉沉弦细，为肝肾阴虚，肝阳上亢，湿热留滞。此外，气淋尚有气滞、气虚之分，辨证关键在于辨小便前后之疼痛，若小便欲解而小腹胀痛者，为气滞；小便后小腹隐痛或尿道涩痛者，则多为气虚。

二、验案举隅

（一）脾肾气阴两虚，湿热瘀血互结案

武某，女，36岁。2013年12月9日初诊。

主诉：尿频、尿急、尿痛反复发作3年，加重2周。

病史：患者自述患“急性肾盂肾炎”3年，因未能坚持治疗，而致尿频、尿急、尿痛时轻时重。刻诊：2周前因劳累而尿频、尿急、尿痛加重，伴腰脊酸软疼痛，精神不振，倦怠乏力，气短懒言，午后低热，手足心热，口中黏腻，纳差，大便黏滞不爽，面色无华，舌质黯红，舌体胖，边有齿痕，舌下络脉青紫曲张，舌苔薄黄腻花剥，脉沉细稍数。实验室检查：尿蛋白（++），白细胞（+）。西医诊断：慢性肾盂肾炎。中医诊断：劳淋。证属脾肾气阴两虚，湿热瘀血互结。治当标本兼顾，宜补益脾肾气阴，清热利湿，活血化瘀。予参芪地黄汤合五草汤（王琦教授经验方）加减。

处方：西洋参（另煎）15g，黄芪30g，熟地黄18g，山茱萸12g，炒山药15g，茯苓15g，牡丹皮12g，泽泻15g，车前草25g，鱼腥草30g，白花蛇舌草25g，益母草30g，生大黄6g，当归20g，甘草3g。每日1剂，水煎500mL，分2次温服。

二诊：服上方10剂，尿频、尿急、尿痛明显减轻，大便转畅，每日1次，精神转佳，余症亦有所减轻。舌、脉象同前。因腑气已畅，故上方减生大黄。

三诊：服上方14剂，尿频、尿急、尿痛基本消失，余症亦明显减轻，舌质略黯红，舌体稍胖，舌下络脉青紫，苔少，脉沉细。实验室检查：尿蛋白微量，白细胞（–）。因壅滞之湿热毒邪已衰，故上方去车前草、白花蛇舌草。守方加减调理45剂，诸症悉除，随访1年未见复发。

按：脾与肾生理上相互资助，病理上每易相互影响，脾虚日久穷必及肾，而多见脾肾两虚。正如《医门棒喝》所谓：“脾胃之能生化者，实由肾

中元阳之鼓舞，而元阳以固密为贵，其所以能固密者，又赖脾胃生化阴精以涵育耳。”本案患者尿频、尿急、尿痛反复发作，时轻时重，迁延难愈，遇劳即发。韦师详察细审，脉症合参，认为其病机为脾肾气阴两虚而湿热壅滞，脉络不畅，属于本虚标实之证，故予参芪地黄汤合五草汤化裁。方中以六味地黄汤为基础，熟地黄、山药、山茱萸之“三补”，用量大于泽泻、牡丹皮、茯苓之“三泻”，以滋补肾阴为主；西洋参、黄芪健脾益气，而不温燥伤阴；韦师强调久淋伤正，不可肆用苦寒之品，而习用车前草、鱼腥草、白花蛇舌草以清热利湿通淋；尤其是鱼腥草，味辛而气微寒，归肺、肾、膀胱三经，有清热解毒，利湿通淋之功，却非大苦大寒之品，且属药食两用之列，即使大剂久服，亦无寒中伤脾之弊。现代药理研究亦证实，该药具有良好的抗菌消炎，利尿消肿作用，对尿路感染疗效显著；益母草与当归相配以活血通络；生大黄通腑泄浊；甘草和中，兼助清热解毒之功。诸药合用，药证合拍，使脾肾气阴得补，湿化热清，脉络调畅，而顽疾得瘥。

（二）肾阳虚弱，湿热留恋，寒热错杂案

冯某，男，48岁。2013年10月23日初诊。

主诉：尿频、尿急、尿痛时轻时重4年，伴双下肢浮肿3周。

病史：患者自述患“慢性肾盂肾炎”4年，虽经中西药多方治疗，病情仍然时轻时重，遇劳累尿频、尿急、尿痛易发。刻诊：尿频，尿淋沥不尽，尿色黄，3周前因远行劳累，加之饮水较少，次日即双下肢轻度浮肿，伴畏寒肢冷，精神萎靡，倦怠乏力，腰膝酸软，舌质淡，舌体胖，苔薄白腻微黄，脉沉细而弱。实验室检查：尿蛋白（+++），白细胞（+）。西医诊断：慢性肾盂肾炎。中医诊断：劳淋。证属肾阳虚弱，湿热留恋，寒热错杂。治当标本兼顾，宜温补肾阳，佐以清热利湿。予济生肾气丸合五草汤加减。

处方：制附子12g（先煎），肉桂3g，熟地黄20g，山茱萸15g，炒山药30g，茯苓15g，牡丹皮12g，泽泻12g，怀牛膝20g，车前草20g，鱼腥草

25g，白花蛇舌草 20g，炙甘草 9g。每日 1 剂，水煎 500mL，分 2 次温服。

二诊：服上方 10 剂，双下肢浮肿稍消退，尿频、尿黄、尿淋沥不尽明显好转，精神转佳，舌、脉象同前。效不更方，守方继服。

三诊：服上方 20 剂，双下肢浮肿明显消退，尿频、尿黄、尿淋沥不尽基本消失，余症亦明显好转。舌质淡，苔白腻微黄，脉沉弱。此乃肾阳渐复，湿热尚未尽除之象，遂以仙灵脾易附子，以防附子久用蓄积中毒之害；减白花蛇舌草，但清热利湿药，不可尽去，以防湿热缠绵。

四诊：服上方 30 剂，双下肢浮肿等症基本消失。舌质略淡，苔薄白腻，脉沉缓。实验室检查：尿蛋白（-），白细胞（-）。守方加减调理 1 个月，以巩固疗效。随访 1 年无复发。

按：本案“慢性肾盂肾炎”4 年，病情时轻时重，每遇劳则发，尿频、尿黄、尿淋沥不尽与双下肢浮肿、畏寒肢冷并见，其病机颇为复杂。清·黄凯钧《友渔斋医话》云：“医之用药，如将之用兵……兵无常势，医无常形。能因敌变化而取胜者，谓之神明；能因病变化而取效者，谓之神医。”韦师认为，本病的本质为肾阳虚弱而湿热留恋，虚实夹杂而虚重于实，寒热错杂而寒甚于热。故投济生肾气丸温阳化气，以“阴中求阳”为主；车前草、鱼腥草、白花蛇舌草清热利湿，泽泻、茯苓利水渗湿，兼防熟地黄、山茱萸之滋腻；重用炙甘草，意在健脾和中，兼制附子之毒。诸药合用，补中寓泻，标本兼顾，共奏温肾化气，通淋消肿之功。

（三）肾阴阳两虚，湿热瘀血互结，肝风上扰案

黄某，女，46 岁。2013 年 4 月 17 日初诊。

主诉：患“慢性肾盂肾炎”5 年余，伴下肢水肿 3 月余。

病史：患者于 5 年前因低热、腰酸、尿频、尿急、尿痛，在当地医院诊断为“急性肾盂肾炎”，经西药（药名不详）治疗 1 月，症状消失。但此后每因“感冒”、劳累即反复发作，屡经中、西药治疗仍时轻时重。刻诊：小便短黄，尿频、尿意不尽，小腹胀，近 3 个月因工作烦劳，时感头晕不适，头胀，双下肢轻度浮肿，伴心烦失眠，口干，面色潮红，畏寒肢

冷，腰膝酸软，少气懒言，大便溏薄，每日 2 ~ 3 次，月经如期而至，经期 1 ~ 2 天，量少，色黯，舌质淡黯，舌体胖，舌中细小裂纹，舌下脉络黯紫，苔薄黄腻，脉沉弦细。血压 155/100mmHg。实验室检查：尿蛋白（++）。西医诊断：慢性肾盂肾炎。中医诊断：劳淋；水肿。证属肾阴阳两虚，湿热瘀血互结，肝风上扰。治当标本兼顾，宜肾阴阳双补与清热利湿法并投，佐以化瘀通络，平肝息风。予二仙汤合天麻钩藤饮加减。

处方：仙茅 12g，仙灵脾 12g，杜仲 12g，桑寄生 20g，山茱萸 15g，知母 9g，黄柏 9g，车前草 20g，天麻 12g，钩藤 12g，当归 20g，川牛膝 20g，益母草 25g，炙甘草 6g。每日 1 剂，水煎 500mL，分 2 次温服。

二诊：服上方 7 剂，头晕目眩明显减轻，大便成形，小便短黄，尿频、尿意不尽、小腹胀等症亦有所好转。舌、脉象同前。血压 140/85mmHg。效不更方，原方再投。

三诊：服上方 21 剂，头晕目眩消失，双下肢浮肿明显好转，小便略黄，尿频、尿意不尽偶作，舌质淡略黯，舌中细小裂纹减少，苔白微腻，脉沉细稍弦。血压 132/80mmHg；实验室检查：尿蛋白微量。守方加减调理 40 剂，诸症尽失。随访 1 年未再复发。

按：肾为水火之宅，寓真阴而涵真阳。“五脏之阴气，非此不能滋；五脏之阳气，非此不能发”（《景岳全书》）。本案患慢性肾盂肾炎 5 年余，伴眩晕，双下肢浮肿 3 个月，不仅肾阴虚、阳虚之症皆现，且尿黄、尿频、尿意不尽等湿热之象缠绵不已，终致湿热瘀血互结，水不涵木，肝风上扰。韦师遵“有通有塞，要当分别”（徐灵胎评《临证指南医案·淋浊》）之要旨，以二仙汤加减，温肾阳与滋肾阴并用，兼寓清泻相火之功，用于阴阳俱虚于下，而又有湿热缠绵的复杂证候，颇为合拍；天麻钩藤饮补益肝肾而息风，其中天麻、钩藤、杜仲、益母草、桑寄生等药，均具有降低血压之功，用于肝肾阴虚，肝阳化风者尤宜；当归温润养血活血，益母草与川牛膝合用，引血下行，并能活血利水，有利于平潜肝阳。诸药合用，共奏调阴阳，息肝风，除湿热，畅血脉之功，故获佳效。

第十三节　慢性肾小球肾炎

慢性肾小球肾炎简称慢性肾炎，是由多种原因引起、多种病理类型组成，而临床表现相似的一组肾小球疾病。其可能是由于各种细菌、病毒或原虫等感染，通过免疫机制炎症介质因子及非免疫机制等所致。多有一个漫长的无症状尿异常期，且缓慢、持续、进行性发展，少数可由急性肾炎转变而来。随着病情的发展，患者多于 2 ~ 3 年或 20 ~ 30 年后出现肾功能衰竭。临床以蛋白尿、血尿、水肿、高血压为基本临床表现，可伴有不同程度的肾功能损害（肌酐清除率下降或轻度氮质血症）。实验室检查多为轻度尿异常，尿蛋白常在 1 ~ 3g/24h，尿沉渣镜检红细胞可增多，可见管型。水肿轻者仅见晨起上眼睑肿胀或午后双下肢踝部出现水肿，严重者可出现全身水肿。有极少数患者在整个病程中不出现水肿，往往容易被忽视。高血压的发生是一个迟早的过程，其血压升高可以是持续性的，也可以间歇出现，并以舒张压升高为特点。尿的异常改变包括尿量变化和镜检的异常，水肿时可出现尿量减少，且水肿程度越重，尿量减少越明显。当肾功能严重损害时，可表现为夜尿量增多和尿比重下降等现象。凡尿化验异常（蛋白尿、血尿、管型尿）、水肿及高血压病史达 1 年以上，无论有无肾功能损害均应考虑此病。由于本病的病因不同，因此诊断标准也不尽相同。若要确定系何种肾小球疾病或何种病理类型，需做肾穿刺活组织检查。本病可发生于任何年龄、性别，而以青壮年男性为多见。本病大抵属于中医学“水肿”“尿血”“腰痛”“虚劳”等范畴。

一、临证思维

（一）思维溯源

早在《黄帝内经》就有与本病相关的记载，如《灵枢·水胀》篇对水肿症状做了详细的描述："水始起也，目窠上微肿，如新卧起之状，其颈脉动，时咳，阴股间寒，足胫肿，腹乃大，其水已成矣。以手按其腹，随手而起，如裹水之状，此其候也。"对于其病因病机，《素问·水热穴论》指出，"勇而劳甚，则肾汗出，肾汗出逢于风，内不得入于脏腑，外不得越于皮肤，客于玄府，行于皮里，传为跗肿"，"故其本在肾，其末在肺"。《素问·至真要大论》高度概括为"诸湿肿满，皆属于脾"。可见在《黄帝内经》时代，对水肿病的发病已认识到与肺、脾、肾有关。对于其治疗，《素问·汤液醪醴论》提出"平治于权衡，去菀陈莝……开鬼门，洁净府"的治疗原则。这一原则，一直沿用至今。《金匮要略》列"水气病"为专篇，详述水气病的分类、病因病机、治则与证治。如在分类上，提出风水、皮水、正水、石水与黄汗"五水"，五脏之水及水分、血分与气分三种分类方法。此三种分类方法，各有所侧重，为水气病的理论与临床应用奠定了坚实基础。在治疗上提出了发汗、利尿两大原则："诸有水者，腰以下肿，当利小便，腰以上肿，当发汗乃愈。"唐代孙思邈在《备急千金要方·水肿》中首次提出了水肿必须忌盐。宋代严用和《济生方·水肿门》将水肿分为阴水、阳水两大类："阴水为病，脉来沉迟，色多青白，不烦不渴，小便涩少而清，大腹多泄……阳水为病，脉来沉数，色多黄赤，或烦或渴，小便赤涩，大便多闭。"这一分类法，区分了虚实两类不同性质的水肿，为后世所宗。在治法方面，《景岳全书·肿胀》重视温脾补肾，指出："水肿证以精血皆化为水，多属虚败，治宜温脾补肾，此正法也……温补即所以化气，气化而痊愈者，愈出自然；消伐所以逐邪，逐邪而暂愈者，愈出勉强。此其一为真愈，一为假愈，亦岂有假愈而果愈者哉。"清·李用粹《证治汇补·水肿》提出"宜调中健脾，脾气实，自能升降运行，则水湿自除，此治其本也"等治水肿之大法，同时又列举了水肿的分治六法，包括"治分阴阳，治分汗渗，湿热宜清，寒湿宜温，阴虚宜补，邪实当攻"。从而为后世论治水肿提供了清晰思路。

（二）理法精要

韦师认为，本病病因多为先天禀赋不足，或劳倦太甚，或饮食不节，或情志不遂，思虑过度等。其病位涉及肺、脾、肾、肝以及三焦等诸多脏腑，尤以脾、肾为主。肺病则气不化精而化水，脾病则土不制水而反克，肾病则水无所主而妄行，致使水精输布及气化功能失常，水湿逗留或泛溢。如隋·巢元方《诸病源候论·水肿病诸候》云："水病者，由肾脾俱虚故也。肾虚不能宣通水气，脾虚又不能制水，故水气盈溢，渗液皮肤，流遍四肢，所以通身肿也。令人上气，体重，小便黄涩，肿处按之随手而起是也。"三焦为水液运行之通道，三焦气化的正常与否，直接与肺的肃降、脾的运化、肾的开阖功能有关。另外，肝主疏泄，肝气失于条达，亦可使三焦气机不利，决渎无权，而至水湿内停。同时在临床上还应注意气、血、水三者的关系。其病性不外本虚、标实两端，本虚包括脾肾阳虚、肝肾阴虚、脾肾气阴两虚等；标实包括水湿泛滥、湿热内蕴、瘀血阻络、风邪外袭（如风寒、风热）等。病程迁延，常因外感或劳倦过度而反复发作。由于体质及病因病机的不同，水肿的临床表现而有阴水、阳水之分。本病多属阴水，亦可因阳水迁延不愈，反复发作，正气渐衰，而转为阴水。尤需指出，阴水顽固难愈每多与瘀血相关。在生理上津血同源，同为饮食所化，同属人体的阴液，互相为用。在病理情况下，津停则为水，水能病血，血能病水。所谓"水能病血"，如可因水湿停留，阻滞气机，血行不畅而致瘀；或水肿病阳气虚损，血失温煦而致瘀；或因阴虚水停，脉道虚涩，血行不利而致瘀。由于"血不利则病水"（《金匮要略》），如在气滞日久，血行不畅，水津失布的情况下，或气血郁滞，血脉为之受阻，三焦气化失司，皆可使水湿停留而致水肿。水停与瘀血互为因果，也是本病顽固难愈的病机特点。

气阴互损，形成气阴两虚是慢性肾小球肾炎的另一病机特点。由于本病缠绵难愈，在其病变过程中，往往因肾气虚或脾肾气虚日久损及肾阴，或因肾阴虚日久阴损及肾气，最终皆可导致脾肾气阴两虚。或肾阴阳两虚证，经治疗后好转，也可以转化为气阴两虚证。同时，气阴两虚的形成与长期运用激素治疗有关，临床观察表明，激素易致阴虚内热或湿热，随着激素的减量，部分患者可逐渐转化为气阴两虚证。若阴虚日久，水不涵木，可致肝肾阴虚，肝阳上亢的证候。若脾肾虚衰，阴损及阳，阳损及阴，以致肾之阴阳俱衰，肾失开阖，脾失升降，浊毒内闭，而渐致关格。

阐明本病蛋白尿、血尿、高血压的病机特点，从而为临床论治提供依据至为重要。但目前对其病机的探讨多分而论之，如既从阳虚不固，精微下泄分析蛋白尿，又从阴虚火旺，肝阳上亢分析血尿、高血压，以致临床论治无可适从。从临床实际看，三者往往同时并存，应根据《素问·至真要大论》“谨守病机，各司其属”的原则，从整体上探讨本病蛋白尿、血尿、高血压的病机共性，以利于指导论治。一般而言，脾肾虚损是慢性肾小球肾炎的病机关键，并且贯穿病程始终，故三者的形成皆与脾肾虚损密切相关。若脾肾阳虚或气虚，则脾不摄精，肾不固精，精微下泄而形成蛋白尿；脾肾气虚则气不摄血，脾不统血，以致血不归经而出血，随精微下泄而出现血尿；脾虚则土不制水，加之肾虚水无所主，以致水湿中阻，肝失疏泄，土壅木郁，肝阳上亢而眩晕，发为高血压。若肾阴虚火旺，相火内扰，肾失封藏，精微下泄，亦可发为蛋白尿；阴虚生内热，虚火灼伤血络，以致血亦不归经而出血，随精微下泄而尿血；肾阴亏虚，水不涵木，以致肝肾阴虚，肝阳上亢，亦可出现眩晕，耳鸣，发为高血压。此外，其他脏腑的功能失调，或湿热、湿毒、瘀血等实邪损伤脾、肾、肝，虚实错杂，互为因果，亦可致蛋白尿、血尿、高血压。总之，要具体情况具体分析，不可一概而论。

水肿的治疗原则是分阴水、阳水而治。《素问·汤液醪醴论》治疗水肿有去菀陈莝、开鬼门、洁净府三大原则，至今仍为临床所沿用。发汗宣肺利水属于“开鬼门”，主要用于阳水，亦可用于本病急性复发，头面水肿较著，或兼有表证者。阴水则主要治以利水，属于“洁净府”，若虚实并见者，则宜攻补兼施。由于本病病程较长，每多虚实夹杂，证情变化多端，故利水法的具体运用，重在视脾、肾阴阳气血亏虚之不同，兼气滞、血瘀、湿热等之各异，健脾利水、温肾利水、滋阴利水、理气利水、化瘀利水、清热利水等，或一法独进，或数法合施。《医镜》“夫肿胀之病，多有标实本虚者，泻之不可，补之无功，最为危候”之论，意在强调，水肿多属本虚标实之证，治当攻补兼施。至于逐水法，属于“去菀陈莝”，系古代治疗水肿的一种常用方法，如《千金要方》《圣济总录》等著作中皆记载了较多逐水方剂，自宋代以后逐渐重视健脾或温肾治法。一般而言，逐水法多用于鼓胀溺少，胀急难忍者，目前用其治疗慢性肾病水肿者较少。水肿顽固不消，脾肾亏虚与血瘀症状兼见者，多与“久病入络”有关，症如面色晦滞，腰痛如折，舌质紫黯等，对此若仅用补益脾肾利水法治疗，则水肿难以消退，如化瘀得当，则水肿可消。应根据其气虚、阳虚、阴虚等的不同，补气、温阳、滋阴等药与活血化瘀药合用，组成相应的化瘀利水法，以畅达血行，祛除积瘀。对于慢性肾炎蛋白尿的治疗，目前各地临床已经观察出一些有苗头的药物，如黄芪、当归、萆薢、小叶石韦、穿山龙、蝉蜕、黑大豆、白果、地龙、乌梅、山楂、冬虫夏草等，可在辨证的基础上选择使用。此外，近年研究发现，含有马兜铃酸的中药如马兜铃、关木通、木防己、青木香、益母草等具有一定肾毒性，对于慢性肾炎患者应避免大剂量、长时间使用，以防药毒伤肾。在调摄上，应特别注意在水肿期要低盐饮食，预防外感，避免劳累等。水肿消退后，仍要谨守病机，注重培补脾肾以巩固疗效，防其复发。

（三）辨证撷菁

韦师认为，本病病程较长，迁延难愈，易于复发，辨证须“六要”合参，详察细辨。

1. 要早期诊断

慢性肾小球肾炎起病隐匿，早期不易被患者察觉和引起重视，甚至有些患者到了尿毒症期才到医院就诊，而错失早期治疗时机。因此，重视早期诊断至关重要，要注意观察小便颜色及尿量、尿中泡沫的多少，结合西医学尿常规及血常规、肝肾功能等相关检查，测量血压或做肾脏的超声检查，以便早期诊断，及时治疗。

2. 要辨阴水、阳水

本病多属于阴水，起病缓慢，肿多由下而上，渐及全身，水肿按之凹陷不易恢复，兼见倦怠乏力，口淡不渴，小便短少，大便溏薄等症，病程较长；本病之阳水证，多有阴水病史，每因感受外邪而急性发作，其肿多由上而下，渐及全身，肿处皮肤绷紧光亮，按之凹陷即起，兼见烦热口渴、小便短赤、大便秘结等证。

3. 要辨病位

无论“阴水”或“阳水”的发生，多因肺、脾、肾三脏受损及三焦气化失常所致。急性期病位主要在肺，其证具有阳水之特征；慢性期病位主要在脾，其证以水肿较轻，持久难退，面色萎黄且虚浮，倦怠乏力，胫酸腿软，脘闷纳呆，大便溏薄，舌质淡，苔薄白润，脉沉细弱为特征；迁移不愈者，病位主要在肾，其证以周身浮肿明显，面色晦滞而浮肿，精神委顿，形体消瘦，甚者可伴胸水、腹水，腹胀尿少，舌质淡，舌体胖有齿痕，苔薄白腻，脉沉细或沉迟无力为特征。

4. 要辨标本

本病临床上常表现出虚实夹杂，本虚标实的证候。以本虚为主者，每见脏腑阴、阳、气、血不足之证，以脾、肾两脏最为多见。如偏于气虚则见倦怠乏力，心悸气短，劳则尤甚等；偏于阴虚则见眩晕耳鸣，口干咽燥，潮热盗汗，五心烦热等；偏于阳虚则见畏寒，手足不温，甚或四肢逆冷等；偏于血虚则见面色萎黄，眩晕，心悸等。属于气阴两虚者，则见全身乏力，腰膝酸软，畏寒或肢冷，午后低热或手足心热，口干咽燥或长期咽痛，心烦，纳差腹胀，大便先干后溏，小便短黄，舌质淡边红，舌体胖，舌苔少或薄黄腻花剥，脉沉细而数或弦细。临证之时应结合其临床特点，进一步辨别何脏之阴、阳、气、血亏虚。以标实为主者，多为水湿泛滥、湿热内蕴、浊毒壅滞、瘀血阻络，或复感外邪等，结合其具体证象，四诊合参，不难辨别。

5. 要辨病史

本病多表现为长期持续性尿检异常，而全身症状皆由尿液改变所致，或全身症状不明显，所以辨证要注意结合辨病史。凡水肿及高血压病史伴蛋白尿、血尿、管型尿达 1 年以上，无论有无肾功能损害均应考虑此病。

6. 要辨预后

水肿的预后，《千金翼方》提出五不治："一面肿苍黑是肝败不治，二掌中无纹是心败不治，三腹肿无纹理是肺败不治，四阴肿不起是肾败不治，五脐满肿反者是脾败不治。"《医学入门》对预后的观察尤为详尽，认为"凡先肿腹而后散于四肢者，可治；先肿四肢而后归于腹者，难治。若肌肉崩溃，足胫流水，唇黑耳焦，缺盆平脐凸，背平手足掌平，肉硬，腹多青筋，大便滑泻者不治。又面黑者肝死，两手无纹者心死，脐凸者脾死，两肩凸者肺死，下注脚肿者肾死"。以上所谓之"不治""死"，系预后不良的形容词，说明在水肿严重，正气衰败的情况下，预后较差。随着医学水平的不断提高和现代科技的发展，对古代认为危重不治者，现代已有许多改进和提高。但关键仍在于早防、早治，未雨绸缪。

二、验案举隅

（一）脾肾阳虚，风热客表案

张某，女，32 岁。2013 年 7 月 28 日初诊。

主诉：下肢水肿 6 年余，加重 2 周。

病史：患者于 6 年前，不明原因出现下肢水肿，时轻时重，反复发作，经多方治疗效果不明显。2 周前因工作劳累，复加受凉而病情加重。刻诊：双下肢浮肿，按之凹陷不易恢复，面色㿠白，腰脊冷痛，伴咳嗽，咽喉肿痛，口干而渴，脘闷纳呆，神疲乏力，大便溏薄，每日 2 ~ 3 次，小便短少，舌质淡，边尖红，舌体胖边有齿痕，苔薄白腻微黄，脉略浮数而沉取无力。血压 140/90mmHg。实验室检查：尿蛋白（+++），红细胞（++），白细胞（-），颗粒管型（0 ~ 1）。西医诊断：慢性肾小球肾炎。中医诊断：水肿。证属脾肾阳虚，水湿内停，风热客表。治当本虚与标实兼顾，宜温补脾肾与利水消肿、解表宣肺法并投。予实脾散、越婢加术汤合方化裁。

处方：制附子（先煎）12g，干姜9g，黄芪40g，炒白术15g，党参25g，茯苓30g，川木瓜25g，槟榔12g，桔梗12g，麻黄9g，生石膏（先煎）30g，蝉蜕12g，大枣6枚，炙甘草3g。每日1剂，水煎400mL，分2次温服。

二诊：服上方7剂，咳嗽、咽喉肿痛、口干渴皆消失，双下肢水肿等症稍有减轻。舌质淡，舌体胖，边尖不红，边有齿痕，苔薄白腻，脉沉细无力。因表邪已解，正虚待复，故上方去麻黄、生石膏、桔梗，合水陆二仙丹，即加金樱子15g，芡实15g，以补肾涩精。

三诊：服上方30剂，精神转佳，双下肢水肿明显减轻，食欲增加，大便成形，每日1～2次，小便量稍增，余症亦明显减轻。舌质淡，舌体稍胖，舌边齿痕减少，苔薄白腻，脉沉缓无力。血压128/80mmHg。实验室检查：尿蛋白（++），红细胞（+），白细胞（–），颗粒管型（–）。为防久服附子蓄积中毒之弊，以仙灵脾12g易附子；以白果12g易蝉蜕，继续服用。

四诊：服上方60剂，双下肢轻度指压痕，余症皆失。舌质稍淡，苔薄白稍腻，脉沉缓。血压125/78mmHg。实验室检查：尿蛋白微量，红细胞（–），白细胞（–），颗粒管型（–）。嘱其守方继服2个月，以巩固疗效。

按：《医宗必读·水肿胀满》云："虚人水肿者，上虚不能制水也，水虽制于脾，实则统于肾，肾本水脏，而元阳寓焉。命门火衰，既不能自制阴寒，又不能温养脾土，则阴不从阳而精化为水，故水肿之证多属火衰也。"本案患者双下肢水肿6年余，出现一派脾肾阳虚之象，复因外感而加重，属于水湿内停兼风热客表。故首予温阳利水与解表宣肺利水并用，予以实脾散合越婢加术汤化裁，使风邪从皮毛而散，水湿从小便而利。俟表邪得解，而转予温补脾肾利水为主。方中附子、干姜温肾暖脾，化气行水，且干姜尚可兼制附子之毒；黄芪重用，可达健脾利水之功，亦为消除蛋白尿的主药，兼有调节免疫之用；水陆二仙丹与白果同用，温肾固摄，为治疗肾不固精，精微下泄之要药；茯苓淡渗利水，轻药重投，方可奏效，虽长期重用亦无伤阴之弊；木瓜与槟榔相配，除湿醒脾和中，行气导滞，令气行则湿化。全方脾肾同治，而以温补脾阳为主，寓行气于温阳利水之中，而缓缓收功。

（二）肝肾阴虚阳亢，湿热蕴积下焦案

周某，男，33岁。2012年10月6日初诊。

主诉：患“高血压”3年余，伴双下肢轻度水肿1月余。

病史：患者于3年前发现高血压，平时血压多在140/100mmHg左右，在当地县医院长期按高血压治疗，血压从未降至正常水平。1月前不明原因出现双下肢轻度水肿，经治疗1周，疗效不佳，遂来我处就诊。刻诊：眩晕，双下肢轻度水肿，劳累后腰酸痛，口干不欲饮，寐少梦多，小便短黄，大便黏滞不爽，2～3日1次。舌质淡红，有细小裂纹，苔薄黄腻而少，脉弦细略数。血压150/105mmHg。实验室检查：血清尿素氮8.1mmol/L，尿肌酐160mg/dL，尿蛋白（+++），红细胞（++），白细胞（+），偶见颗粒管型。无高血压病家族史，有烟酒及辛辣嗜好。西医诊断：慢性肾小球肾炎。中医诊断：水肿。证属肝肾阴虚阳亢，湿热蕴积下焦。治当本虚与标实兼顾，宜滋补肝肾，平肝潜阳与清利湿热法并投。予杞菊地黄汤合天麻钩藤饮化裁。

处方：熟地黄20g，山茱萸15g，黄芪30g，泽泻12g，牡丹皮15g，茯苓18g，枸杞子18g，菊花12g，天麻12g，钩藤12g，石决明（先煎）20g，川牛膝18g，石韦12g，车前草30g，白茅根30g，生大黄6g。每日1剂，水煎400mL，分2次温服。嘱其饮食宜清淡，忌辛辣、肥腻之品，防劳累。

二诊：服上方14剂，眩晕好转，大便转畅，每日1次，双下肢水肿无明显消退，脉、舌象同前。血压140/95mmHg。上方减大黄再投。

三诊：服上方30剂，眩晕未作，双下肢水肿基本消退，下午及劳累后有轻度指压痕，余症皆明显好转，舌质淡略红，苔薄白腻稍黄，脉弦细。血压130/90mmHg。此乃湿热之邪渐衰，亢盛之肝阳得平，唯下元虚惫难复，故转予滋补肝肾为主，佐以清利湿热。仍宗杞菊地黄汤出入。

处方：熟地黄20g，山茱萸12g，黄芪30g，泽泻12g，牡丹皮12g，茯苓15g，枸杞子18g，菊花12g，龟甲15g，钩藤12g，川牛膝15g，石韦9g，

车前草 20g。每日 1 剂，水煎 400mL，分 2 次温服。

四诊：守方服 2 月余，诸症消失。血压 126/85mmHg。实验室检查：血清尿素氮 4.3mmol/L，尿肌酐 100mg/dL，尿蛋白（+），红细胞（–），白细胞（–）。随访 1 年未见复发。

按：患者下元虚惫，肝肾阴伤与肝阳上亢、水湿泛溢、湿热蕴结并见，病机颇为复杂。尤其是阴虚与水肿并见，令人费解。然而从阴阳互根看，“阴虚则无气”（《灵枢·本神》），气的化生以阴精为基础，阴虚则气之化生乏源，以致气不化水而形成水肿。故治疗此证需把握 3 个要点，一是宗《血证论》“水阴不滋，水邪也不能去”之旨，滋阴重于利水。故以杞菊地黄汤滋补肝肾之阴，与石韦、车前草、白茅根清利湿热药并投，滋阴而不助湿，利水而不伤阴。其中石韦味苦甘，而气微寒，入肺、膀胱经，为“主劳热邪气，五癃闭不通，利小便水道”（《神农本草经》）之要药，兼寓消除蛋白尿之功。《金匮篇解·水肿》亦谓“利水当顾其阴，阴复而溲自利”。二是借鉴“阳中求阴”之意，重用黄芪。黄芪配滋阴药治疗阴虚水肿，与当归补血汤重用黄芪治疗血虚发热同理，即有形之阴血不能自生，必生于无形之气，故用黄芪益气以育阴，化气以行水，从而有助于提高疗效。三是在滋补肝肾的基础上，天麻与钩藤之平肝、石决明咸寒质重之镇肝、川牛膝之引血下行与活血利水并举，乃折其亢阳，息风止眩之要。诸药合用，俾阴液复，水气去，邪热清，而达息风消肿之效。

（三）脾肾气阴两虚，水停血瘀案

邓某，男，41 岁。2014 年 8 月 13 日初诊。

主诉：患“慢性肾炎”9 年余。

病史：患者自述于 9 年前出现眼睑及双下肢微肿，经当地医院诊断为“慢性肾小球肾炎”。虽多方治疗，病情仍时轻时重。刻诊：眼睑微肿，胫跗俱肿，按之指压痕明显，面色晦暗，体倦乏力，易于感冒，午后低热，腰膝酸软，口干咽燥，纳可，小便短黄，大便调，舌质黯淡，有瘀点，舌边尖偏红，苔少，脉沉细涩。血压 145/102mmHg。实验室检查：尿蛋白

（+++），红细胞（++）。西医诊断：慢性肾小球肾炎。中医诊断：水肿。证属脾肾气阴两虚，水湿内停，瘀血阻络。治当本虚与标实兼顾，以补益脾肾气阴为主，佐以化瘀利水。予参芪地黄汤合猪苓汤加减。

处方：党参 30g，黄芪 60g，熟地黄 20g，炒山药 20g，山茱萸 15g，泽泻 12g，牡丹皮 15g，猪苓 12g，茯苓 30g，滑石（包煎）25g，阿胶（烊化）12g，白茅根 30g，当归 20g，川牛膝 25g。每日 1 剂，水煎 500mL，分 2 次温服。

二诊：上方共服 21 剂，小便调，眼睑浮肿及口干咽燥消失，体倦乏力好转，舌、脉象同前。血压 140/95mmHg。效不更方，继用上方。

三诊：守方继服 30 剂，胫跗水肿基本消退，仅于下午或劳累后有轻度指压痕，午后低热消失，腰膝酸软明显减轻。舌质黯淡，已无瘀点，苔少，脉沉细稍涩。血压 130/87mmHg。实验室检查：尿蛋白（++），红细胞（-）。证属水瘀互结之势大减，脾肾气阴尚未尽复。治宜培补脾肾气阴为主，佐以养血化瘀。以参芪地黄汤合当归芍药散加减。

处方：党参 25g，黄芪 40g，熟地黄 15g，炒山药 20g，山茱萸 12g，泽泻 9g，牡丹皮 12g，土白术 12g，茯苓 15g，白芍 12g，生牡蛎 30g，当归 15g，川芎 12g，川牛膝 15g。每日 1 剂，水煎 400mL，分 2 次温服。

四诊：服上方 60 剂，胫跗水肿消失，除不耐疲劳外，余无明显不适，舌质淡稍黯，苔薄白，脉沉细。血压基本稳定在 125/80mmHg 左右。实验室检查：尿蛋白（+），红细胞（-）。嘱其守方继续治疗，以巩固疗效。

按：本案水肿 9 年余，缠绵不愈，气阴互损，而形成脾肾气阴两虚，水血同病。气虚则血失其帅，血行不畅而致瘀；阴虚则脉道失充，涩滞不畅，血行不利，亦可致瘀。诚如《景岳全书》所云："凡人之气血犹如源泉也，盛则流畅，少则壅滞，故气血不虚不滞，虚则无有不滞者。"《医学随笔》亦谓："阴虚必血滞。"治疗此证，若单纯益气化瘀，或单纯养阴化瘀，皆难奏效。故用参芪地黄汤补益脾肾气阴贯穿病程始终，并在水肿溺少时辅以猪苓汤加川牛膝等，以化瘀利水，而阴虚之人，又不可过于渗利，以免重伤其阴之虞；俟肿消溺畅，则辅以当归芍药散养血化瘀，以善其后，但化瘀不可峻猛，以防耗气伤阴。方中所用之茯苓、猪苓皆可淡渗利湿，其中茯苓甘重于淡，利中寓补，补而不峻，利而不猛，故用量宜重；猪苓淡重于甘，有淡渗利湿之功，而无健脾益气之效，且利水作用较茯苓强，故用量宜轻。诸药相伍，标本同治，而以培补脾肾气阴为主，兼顾化瘀利水，用药次第井然，共奏消肿之效。

第十四节　慢性肾功能衰竭

慢性肾功能衰竭（CRF）又称慢性肾功能不全，是在各种慢性肾脏病的基础上，或全身性疾病累及肾脏，所造成的慢性进行性肾实质损害，致使肾脏明显萎缩，临床出现以代谢产物潴留，水、电解质、酸碱平衡失调，全身各系统受累为主要表现的临床综合征，也称为尿毒症。从原发病起病到肾功能不全的开始，间隔时间可为数年到十余年。慢性肾功能衰竭是肾功能不全的严重阶段。其诊断要点包括：有慢性肾脏病病史；肾功能减退持续 3 个月以上；B 超检查示双肾缩小。我国将慢性肾功能衰竭分为四期，各期的主要特点如下：①肾功能不全代偿期：肾小球滤过率（GFR）50 ~ 80mL/min，血肌酐（Scr）、血尿素氮（BUN）正常，不出现症状。②肾功能不全失代偿期：GFR50 ~ 20mL/min，Scr186 ~ 442μmol/L，BUN 超过 7.1mmol/L，患者可有乏力，食欲不振，夜尿多，轻度贫血等症状。③肾功能衰竭期：GFR20 ~ 10mL/min，Scr451 ~ 707μmol/L，BUN17.9 ~ 28.6mmol/L，患者出现贫血，血磷水平上升，血钙下降，代谢性酸中毒，水、电解质紊乱等。④尿毒症期或肾功能衰竭终末期：GFR 小于 10ml/min，Scr 高于 707μmol/L，BUN28.6mmol/L 以上，患者酸中毒明显，出现各系统症状，以致昏迷。肾活检可能有助于早期慢性肾功能不全原发病的诊断。当无明显肾脏病史、起病急骤者应与急性肾功能衰竭相鉴别。严重贫血者应与消化道肿瘤、血液系统疾病相鉴别。此外还应重视对原发病及诱发因素的鉴别，判定肾功能损害的程度。

本病大抵属于中医学“水肿”“关格”“虚劳”“肾风”“溺毒”等范畴。近年来，随着中医学对慢性肾功能衰竭研究的不断深入，在对其治疗上不断取得新进展。尤其是运用中药保留灌肠，通过大肠这一“非透析”排毒通道的排毒，使得在缓解症状，保护残余肾功能，控制病情发展，以及提高患者的生存质量，延缓必须透析和肾移植时间等方面取得了可靠的疗效，具有重要的临床价值。

一、临证思维

（一）思维溯源

关格之名，最早见于《黄帝内经》，但其所论一为脉象，如《素问·六节脏象论》云：“人迎与寸口俱盛四倍以上为关格。”二为病机，如《灵枢·脉度》云：“阴气太盛阳气不能荣也，故曰关；阳气太盛阴气不能荣也，故曰格，阴阳俱盛，不得相荣，故曰关格。”两者均非指关格病。张仲景《伤寒论》正式将关格作为病名提出，认为“关则不得小便，格则吐逆”。金代李杲《兰室秘藏·小便淋闭门》指出关格的病机为邪热所致，并以渴与不渴来辨识其在气、在血。清代医家认识较为深刻，如李用粹《证治汇补·癃闭》高度概括了关格的临床特征、病机要点、预后，认为“既关且格，必小便不通，旦夕之间，陡增呕恶，此因浊邪壅塞三焦，正气不得升降……阴阳闭绝，一日即死，最为危候”。何廉臣《重订广温热论》力主“溺毒入血”说，并详细描述了肾功能衰竭终末期的临床特征，如谓“溺毒入血，血毒上脑之候，头痛而晕，视力朦胧，耳鸣耳聋，恶心呕吐，呼吸带有溺臭，间或猝发癫痫状，甚或神昏痉厥不省人事……”在治疗上，唐代孙思邈《备急千金要方》提出通便利窍开关之法，善用大黄、芒硝、乌梅、桑白皮、芍药、杏仁、火麻仁等药治疗关格。宋代王怀隐《太平圣惠方》别有新见，记载将温补与泻下法同用治疗关格，并创立了吴茱萸丸。明代王肯堂《证治准绳·关格》提出了“治主当缓，治客当急”的治疗原则，具有现实指导意义。明代徐彦纯《玉机微义》提出关格“但治下焦可愈”的观点，并用滋肾通关丸治疗。明代李梴《医学入门·关格证治》提出了关格的一些具体治法，如“中虚者，补中益气汤加槟榔以升降之。中虚痰盛者，六君子汤去术，加柏子仁及麝少许。虚甚吐利不得者，既济丸”。清代李用粹《证治汇补·癃闭》提出关格病机为“浊邪壅塞三焦，正气不得升降……阴阳闭绝”。清代喻嘉言《医门法律·卷五·关格门》认为:“凡治关格病，不知批郄导窍，但冀止呕利溲，亟治其标，技穷力竭，无益反损，医之罪也。”意在逐毒外出，标本并治，对临床辨证论治具有重要指导意义。

（二）理法精要

本病多在水肿、淋证、癃闭或消渴等病的基础上，反复感受外邪，或饮食所伤、劳倦过度，以致反复发作，迁延不愈，伤及脾肾。脾虚则健运失司，肾虚则气化不利，水湿内停，日久蕴积为浊毒，壅塞三焦，而形成关格，其中以气不化水为关键。故《景岳全书·癃闭》强调:“夫膀胱为藏水之腑，而水之入也，由气以化水，故有气斯有水，水之出也，由水以达气，故有水始有溺。”肾为胃之关，司二便之开阖，肾气从阳则开，从阴则阖。肾阳衰微，气化无力，则肾开阖不利；脾主运化水湿，赖肾阳之温养，肾阳虚命门火衰，则火不温土而脾失运化，终致浊毒内聚，壅滞三焦，气机升降失常，出现水肿，甚至癃闭、关格。而湿热、浊毒之邪既可困阻中焦、流注下焦，又可遏伤阳气，或耗伤气阴，正愈伤而邪愈盛，互为因果，每致病势笃深。随着病程的延长，病机变化多端。若气虚推动无力，或湿阻气机，血行不畅，而致瘀血阻滞，或血不利则为水，血水互化，水瘀交阻；浊毒伤血，血不归经，还可出现衄血、呕血、便血等；脾肾衰败，中焦不能“受气取汁，变化而赤”，又失于肾精的充养而致血虚；若血虚生风，肌肤失其濡养，可出现筋惕肉瞤、皮肤瘙痒等症；肾阴亏耗，肝阳化风，则可眩晕、痉厥；湿浊弥漫，困阻中焦，可致胃失和降，而出现恶心、呕吐、纳少等症；浊邪上蒙清窍，则可出现心烦不安、循衣摸床，甚则神昏，谵妄；水气上凌心肺，可致心悸，汗出，喘满不得卧，甚至喘脱。

综上所述，本病的病位初在脾肾，病至后期可损及多个脏器。病机以脾肾衰败为本，可表现为气、血、阴、阳的不足，同时可以兼有湿浊、湿热、溺毒、水气、瘀血、肝风、风燥等复杂的标实。本虚与标实之间相互影响，可使病情不断恶化，若正不胜邪，易发生内闭外脱、阴竭阳亡之危候。

关格的论治，重在调补脾肾以扶正，降浊化瘀以祛邪。意在攻补兼施，标本兼顾。即补中有泻，或长期补泻并用，或先泻后补，或先补后泻。其中，尤其注重内治、外治诸法并用，以发挥中医疗法优势，提高疗效。合理运用中医药治疗慢性肾功能衰竭，具有改善肾脏微循环、调整机体的免疫功能、改善氮代谢异常、纠正脂代谢紊乱等作用，对延缓病情进展显示出独特的优势。

1. 补肾重在扶元阴元阳

肾为先天之本，内寓元阴元阳。慢性肾功能衰竭病程较长，每多伤及肾之元阴元阳，使其当藏不藏而出现与肾阴虚或肾阳虚相关的证候，如脾肾气虚证、脾肾阳虚证、肝肾阴虚证、气阴两虚证、阴阳两虚证。甚至因肾之气化、开阖失常，浊毒当泄不泄，而兼见邪实。因此，治疗本病要注重扶元阴元阳，或阴中求阳，或阳中求阴，温阳益肾、滋阴补肾、补肾固摄、补肾填精、健脾补肾、滋养肝肾等法，可酌情而施，并需与祛邪诸法合用。

2. 健脾务求助气血生化

脾胃为后天之本，气血生化之源。本病后期既可出现面色㿠白，心悸气短，全身乏力等严重血虚之象，亦易出现恶心呕吐，脘腹胀闷，食欲减退，泄泻或便秘等脾胃纳化失司，清浊升降失调之症。故在治疗过程中应时时重视补益脾胃，以助气血生化，升清降浊。同时，脾胃健旺也有助于充分发挥药效，若脾胃衰败，气血生化乏源，药石不能入胃，则治疗更难奏效。运用健脾益气法要防其虚不受补，愈补愈滞，而恶心、呕吐愈甚，并酌情配合运用降浊诸法。

3. 祛邪以降浊、化瘀为要

浊毒蕴积为害，可上逆外泛，伤阴损阳，出现诸多险候。因此“治客当急”（《证治准绳·关格》），必须尽快祛除。可运用辛开苦降、和胃降浊、芳香化浊、淡渗泄浊、通腑降浊等不同治法，使浊毒排出体外。在药物方面，大黄为通腑降浊的主药，近年来其治疗慢性肾功能衰竭得到广泛应用，无论是单味药或是复方，皆取得较好临床疗效，对延缓肾功能衰竭，减轻或消除症状具有积极的治疗意义。由于浊毒是在气、血、阴、阳俱虚，五脏功能虚衰，六腑通降失常的情况下形成的，以正虚为主，邪实为标，故降浊当以扶正为前提，俾祛邪而不伤正。尤其要注重调补脾胃，使其运化复职，升降有序，而有利于降浊。只有正气存内，才能发挥降浊排毒之效。同时，扶正还可以增强患者对浊毒的耐受力，提高生存质量。若一味攻下通腑，往往正虚不支，甚或导致正随邪脱的险境。若属气虚兼浊毒蕴积者，宜大黄与大剂量黄芪合用，以益气通腑降浊，其具有一定的促进毒素排泄，延缓肾衰，减少蛋白尿，改善低蛋白血症等作用；若属阳虚兼浊毒蕴积者，宜与温阳药相配，以温阳通腑降浊，方如温脾汤、大黄附子汤等；若属阴虚兼浊毒蕴积者，宜与滋阴药相配，以增水行舟，通腑降浊，方如增液承气汤等。

活血化瘀法在本病中的应用亦颇为重要。由于关格多由水肿等病迁延发展而来，往往久病入络，血行不畅，积而为瘀，或因脏腑阳气亏虚，血失温运而滞留。《血证论·阴阳水火气血论》“瘀血化水亦发水肿，是血病而兼水也”之说，对运用活血化瘀法治疗本病具有重要借鉴意义。临证具体运用，应视证型、体质之别，与益气、温阳、滋阴、养血、理气、利水、降浊等法合用，组成不同的活血化瘀法。常用的活血化瘀药，如水蛭、当归、川芎、川牛膝、丹参、泽兰、赤茯苓、赤芍等。

4. 配合外治，提高疗效

中药外治不仅能避免因患者恶心、呕吐、纳差而难于服药的局限，增加了治疗方法，弥补了口服给药的不足，而且简便易行，多能加速奏效时间，减少药物的毒性和副作用，提高疗效。尤其是中药直肠给药比口服药物吸收更快，有效成分不易在消化道破坏，治疗作用维持时间长，疗效也更可靠。对尚未达到透析指标，以及不能接受透析，或无条件接受透析的患者，常可取得较满意的非透析治疗效果。临床常用的外治法如下。

（1）灌肠疗法（结肠透析）：中药灌肠治疗本病系以大黄为主药，适用于早期或中期慢性肾功能衰竭属正虚邪实，而以邪实为主者。由于慢性肾功能衰竭患者脾肾虚衰，气化无权，开阖失司，而尿闭与大便秘结常并见，即下窍“关”，浊毒内闭。通过中药直肠给药，应用大黄通腑泄浊，可使邪有出路，对于改善肾功能，缓解病情十分重要。此疗法除偶有腹泻外，无明显副作用，在本病治疗中具有不可替代的作用。由于直肠点滴灌肠疗法便于药液保留，药物易于充分吸收，而且患者易于接受，故提倡运用此法。滴注药量一般在 150 ～ 200mL，药液温度在 39℃左右为宜，每日 1 次，10 次为一个疗程。操作时患者取右侧卧位，滴注完药液应嘱患者平卧 10 分钟后，再左侧卧位 10 分钟，以利药物在肠内保留。运用大黄通腑泄浊，以每天 2 ～ 3 次溏便为宜，不可令泻下无度，以防重伤脾胃，而加重病情。大黄的用量可从小剂量开始，每天大便不到 2 次者应加量，超过 3 次者大黄用量应酌减。灌肠方可取《备急千金要方》温脾汤重用大黄、附子配伍之意，灵活加减。可加入生牡蛎，以益阴潜阳，并制约大黄泻下太过之弊；对无阳虚表现者，仍用熟附子，但用量宜小，意在防大黄之寒凉伤阳；若腹胀明显者，加广木香行气导滞，以促进肠道蠕动，增强排毒作用；若便血者，加槐花以凉血止血；若热象明显者，加蒲公英，以清热解毒；兼血瘀之象者，加丹参、川芎，以化瘀降浊，并可增加肠壁和肾血流量，提高肠壁毛细血管的通透性。

（2）敷贴疗法：方选《金匮要略》温脾汤加减，药如制附子、生大黄、细辛、川芎等各适量，共研细末，用醋调和，外敷神阙、关元、双侧涌泉、双侧肾俞等穴。每天换药 1 次，7 次为 1 疗程。尿少、便秘无改善者，停用 3 天后再治疗第 2 疗程。本方温阳通腑，降浊化瘀。用于本病脾肾阳虚，尿少、便秘者。

（3）药浴疗法（皮肤透析）：药选麻黄、桂枝、白芍、羌活、当归、赤芍、川芎、红花、徐长卿、防风、白鲜皮、地肤子、蝉蜕等，用纱布包煎。水煎约2500mL，加入浴缸适量温水中，先熏后洗浴，水温以患者能耐受为宜，令全身微汗出为度。本方调和营卫，养血祛风，宣肺利水。用于本病水肿尿少，经治疗乏效，或皮肤瘙痒者。伴有心功能衰竭、低血压、出血者，不宜药浴。

（三）辨证撷菁

慢性肾功能衰竭从肾功能不全代偿期至终末期，病情是一个不断发展变化的过程，发病一般较缓慢或隐匿，多有水肿、淋证、癃闭、消渴等病史，或有服肾毒性药物史。因此，了解病史对及时明确诊断甚为重要。早期患者症状多不典型，部分病人病史不清，而以肢体困倦、全身乏力、厌食、恶心、高血压就诊。其中厌食往往是病人不得不就诊的重要原因，随着病情的发展，将会出现脘腹痞满，恶心加重，甚至呕吐，大便次数增多。早期水肿仅仅表现为晨起眼睑浮肿，或下肢有轻度浮肿，休息后消失，若发展到持续性或全身性水肿，则病情已较严重。慢性肾功能衰竭失代偿期至终末期，往往以小便量少甚或不通、便秘、恶心、呕吐为特征，可伴有下肢或全身水肿，面色㿠白，气短乏力，口气秽臭，眩晕，皮肤瘙痒，抽搐等症，病情甚为复杂，涉及脏腑经络较多，本虚标实相兼，寒热交错，徒增辨证之难。

但从辨标本、辨病位入手，实可执简驭繁。

1. 辨标本

本病属本虚标实之证，但多以本虚为主。本虚重在脾肾气阴两虚或脾肾阳虚，标实主要为浊毒壅滞。其中以脾肾气阴两虚为主者，可见面色㿠白，肢体困倦，气短乏力，腰膝酸软，眩晕耳鸣，五心烦热等虚象，且浊毒易于热化，而见大便秘结，小便短黄或频数，恶心呕吐，口干口苦，脘腹痞闷等症，舌质淡红少津，舌苔黄腻，脉细滑数等。若属脾肾阳虚者，以面色㿠白或晦滞，神疲乏力，形寒肢冷，腰膝酸软，脘痞纳差为特征，浊毒易于寒化，而见恶心，呕吐痰涎，小便清长或少，夜尿增多，大便溏薄或秘结等症，舌体胖有齿痕，舌质淡，苔薄白或白腻，甚则厚如积粉，脉细滑或沉细。

2. 辨病位

本病早期，病位以脾肾为主，晚期病位可广涉五脏六腑，病情重笃。故对本病的辨证要善于抓主症，即抓准某一二个有定位意义的症状，同时四诊合参，及时确立脏腑病位，对于指导临证论治意义重大。如少尿甚或无尿，腰酸肢肿者，多为病在肾，元气衰惫，气化无权；恶心呕吐，纳呆腹胀者，多为病在脾胃，纳运、升降失常；便秘，多为病在大肠，浊毒壅滞；烦躁不安，甚至昏迷，多为病在心包，邪毒内陷；心悸喘促，肢肿尿少，多为病在心肺，水饮凌心射肺；皮肤瘙痒，多为病在脾肺，血虚生风，营卫不和；四肢抽搐，多为病在肝，血虚不能养筋；呼气有尿味，咳嗽气喘，多为病在肺，浊气上逆。

此外，做相关检查对本病的诊断、分期、疗效和预后判断具有重要意义，应予重视。一般需做以下检查：①尿液检查：有不同程度的蛋白尿，红、白细胞和颗粒管型等，粗大宽阔的蜡状管型对慢性肾功能衰竭有诊断价值，晚期肾功能损害明显时尿蛋白反见减少；②血常规检查：本病有不同程度的贫血，故血常规检查对本病诊断有重要提示作用；③肾功能检查：血肌酐（Scr）、尿素氮（BUN）上升，尿液浓缩—稀释功能测定提示内生肌酐清除率（Ccr）下降；④营养不良指标检测：血清总蛋白、血清白蛋白、血清转铁蛋白和低分子量蛋白下降，为蛋白质—热量营养不良的重要指标；⑤肾脏B超：肾皮质厚度 <1.5cm，如双肾萎缩，支持终末期诊断。

二、验案举隅

（一）脾肾阳虚，水瘀互结案

袁某，男，62岁。2012年11月16日初诊。

主诉：眼睑及双下肢水肿时轻时重2年余，加重3个月。

病史：患者于2年前不明原因出现眼睑及双下肢水肿，经中西药治疗

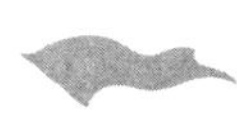

（药名不详），病情仍反复发作，时轻时重。近3个月来，虽坚持用健脾利水之剂治疗，病情呈逐渐加重之势，遂前来就诊。刻诊：面目水肿，双下肢尤甚，按之凹陷难复，脘胀纳差，口淡不渴，畏寒肢冷，倦怠乏力，面色晦暗，腰膝酸软，小便短少，大便溏而不爽，每日2～3次，舌体肥胖，边有齿痕，舌质淡黯，舌下脉络紫黯，苔白滑，脉沉细弱。实验室检查：血肌酐323μmol/L，血尿素氮11.2mmol/L，甘油三酯2.8mmol/L，血清总胆固醇6.4mmol/L，血红蛋白88g/L。尿常规检查：蛋白（+++）。血压148/95mmHg。西医诊断：肾病综合征；慢性肾功能衰竭。中医诊断：水肿。证属脾肾阳虚，水瘀互结。治以温补脾肾，化瘀利水。方用济生肾气丸合当归芍药散加减。

处方：制附子（先煎）12g，肉桂3g，黄芪90g，熟地黄18g，山茱萸12g，炒山药20g，茯苓30g，泽泻15g，牡丹皮12g，川牛膝20g，干姜9g，当归25g，白芍12g，川芎15g，大黄6g，枳壳12g。每日1剂，水煎500mL，分2次温服。

同时配合敷贴疗法，药选制附子24g，生大黄30g，细辛15g，川芎20g，共研细末，用醋调和，外敷神阙、关元、双侧涌泉、双侧肾俞穴。每天换药1次。

二诊：按上方内外兼治7天，尿量增加，大便已畅，每日2～3次，面目及双下肢水肿稍减，脘胀纳差等症亦有所好转。脉、舌象同前。血压134/90mmHg。停用敷贴疗法，内服方继续服用。

三诊：服上方21剂，面目水肿基本消失，双下肢水肿及畏寒肢冷皆好转，仍感倦怠乏力，饮食增加，小便基本正常，大便溏，每日1～2次，脉、舌象同前。上方大黄改为制大黄，守方再投。

四诊：继服上方21剂，畏寒肢冷已除，倦怠乏力明显好转，面目水肿消失，双下肢轻度水肿，下午较明显，二便调，活动稍多仍感腰酸，而乏力益甚。舌体略胖，舌质淡略黯，舌下脉络青紫，苔薄白腻，脉沉细。血压132/85mmHg。血液生化检查：血肌酐148μmol/L，血尿素氮8.7mmol/L，甘油三酯1.9mmol/L，血清总胆固醇5.6mmol/L，血红蛋白120g/L。尿常规检查：蛋白（+）。此乃脾肾之阳渐复，水瘀互结之势大减，而脾肾之气未振。治以健脾益肾，佐以化瘀利水。方用春泽汤合当归芍药散加减。

处方：人参 12g，黄芪 70g，炒白术 15g，桂枝 12g，炒山药 20g，泽泻 12g，茯苓 20g，猪苓 12g，川牛膝 15g，当归 20g，白芍 12g，川芎 15g，制大黄 5g，枳壳 9g。每日 1 剂，水煎 400mL，分 2 次温服。服药 3 个月复诊，血压 125/80mmHg，体力明显改善，双下肢水肿基本消失，仅于劳累后有轻度水肿，能从事轻体力劳动。

按：肾阳为人体阳气的根本，对机体各脏腑组织起着推动、温煦作用，正如《景岳全书·传忠录》所云："命门为元气之根，为水火之宅。……五脏之阳气，非此不能发。"本案患者水肿反复发作，畏寒肢冷，迁延难愈，属本虚标实之证。脾肾阳虚为其发病的根本，阳气虚衰，气不化水，以致水湿滞留，加之"病久入深，荣卫之行涩，经络时疏，故不通"（《素问·痹论》），终致水瘀互结，发为本病。韦师立法准确，认为治当以温补阳气为先，使阳气振奋，则寒水自去，此即"益火之源，以消阴翳"（《素问·至真要大论》王冰注）之法，而予济生肾气丸、当归芍药散合方化裁。方中以济生肾气丸"少火生气"，振奋肾阳，以化气利水；当归芍药散活血利水兼以健脾；加川牛膝消水行血，祛瘀生新；大黄活血泄浊，其与枳壳、茯苓、泽泻同用，化膏脂，降湿浊之力倍增，并可防地黄、山茱萸之滋腻，其中茯苓淡渗利水，轻药重投，方可奏效。尤其是大剂黄芪，为治疗肾病综合征甚至合并慢性肾功能衰竭脾胃气虚证之要药，其对消除蛋白尿、水肿功专力宏。本方以补为主，兼顾化瘀利水，寓泻于补，使补而不滞，泻不伤正；且少量温阳药与大队滋阴药为伍，旨在阴中求阳。诸药共奏温肾化气，利水消肿之功。

（二）痰热腑实，肝肾阴虚，肝阳上亢案

冯某，男，57 岁。2013 年 4 月 27 日初诊。

主诉：眩晕时轻时重 10 余年，伴纳差，泛恶欲呕 4 个月。

病史：患者形体肥胖，平素偏嗜醇酒及肥甘厚味，患高血压病 10 余

年。平时眩晕时轻时重，近4个月来，眩晕有所加重，伴纳差，泛恶欲呕，经中西药治疗（用药不详）而效微，故遂来就诊。刻诊：眩晕头胀，纳差，恶心欲呕，口黏口苦，脘腹胀满，大便秘结，6日未行，小便短黄，腰膝酸软，手足心热，心烦，少寐，盗汗，舌质红略黯，有细小裂纹，苔薄黄腻花剥，脉弦细数。实验室检查：血肌酐369.5μmol/L，血尿素氮16.8mmol/L，甘油三酯2.9mmol/L，血清总胆固醇4.5mmol/L，血红蛋白85g/L。尿常规检查：蛋白（+），白细胞1～3个/HP，红细胞1～2个/HP。血压170/110mmHg。西医诊断：慢性肾功能衰竭；高血压病。中医诊断：关格；眩晕。证属痰热腑实，肝肾阴虚，肝阳上亢。治宜化痰通腑，泄热降浊，育阴潜阳，以标本兼顾。方用星蒌承气汤合天麻钩藤饮加减。

处方：胆南星12g，全瓜蒌15g，大黄12g，芒硝12g，天麻12g，钩藤（后下）15g，生石决明（先煎）30g，桑寄生30g，怀牛膝20g，川牛膝15g，龟甲15g，茯神15g。每日1剂，水煎400mL，去滓，纳入芒硝，再用微火煮沸，分2次温服。

二诊：服上方3剂，大便转畅，每日1行，眩晕、泛恶欲呕等症减轻。血压140/95mmHg。痰热腑实得通，泻下不可尽剂，转予涤痰清热降浊，滋补肝肾潜阳为法。方用黄连温胆汤合天麻钩藤饮加减。

处方：黄连12g，清半夏12g，陈皮12g，茯神15g，胆南星12g，制大黄6g，枳壳9g，天麻12g，钩藤（后下）15g，生石决明（先煎）30g，桑寄生30g，杜仲9g，怀牛膝20g，川牛膝15g，龟甲15g。每日1剂，水煎500mL，分2次温服。

三诊：上方共服21剂，头胀、泛恶欲呕等症基本消失，眩晕、盗汗好转，饮食增加，口黏口苦，脘腹胀满悉除，小便微黄，尿量增加，而腰膝酸软、手足心热、少寐未见显效，脉、舌象同前。血压135/90mmHg。此乃痰热标实之象大减，余热未尽，肝肾之真阴未复，故转予滋补肝肾为主，佐以平肝降浊。方用杞菊地黄汤合天麻钩藤饮加减。

处方：枸杞子20g，菊花12g，熟地黄18g，山茱萸15g，山药15g，牡丹皮12g，泽泻12g，天麻12g，钩藤（后下）12g，桑寄生30g，夜交藤

30g，川牛膝15g，茯神15g，胆南星9g，制大黄6g，枳壳9g。每日1剂，水煎500mL，分2次温服。

四诊：守方治疗3个月，诸恙悉平。血液生化检查：血肌酐150μmol/L，血尿素氮8.0mmol/L，甘油三酯1.9mmol/L，血清总胆固醇3.5mmol/L，血红蛋白110g/L。尿常规检查：蛋白（±）。血压130/82mmHg。嘱其改服杞菊地黄丸、牛黄降压丸，以巩固疗效，并定期门诊复查，随访半年未见复发。

按：本案患者形体肥胖，长期偏嗜醇酒及肥甘厚味，酿生痰热，肝阳上亢，以致眩晕头胀，口黏口苦，脘腹胀满，大便秘结。此为“膏粱之疾”，“肠胃之所生”（《素问·通评虚实论》），并逐渐形成痰热腑实证。痰热浊邪壅滞阳明，脾胃升降失司，三焦气机逆乱，浊毒难以下泄，胃气上逆，而见纳差，恶心欲呕，溺短便秘。痰热久羁，肝肾之阴必伤，而肝阳上亢，遂成本虚标实之疾。故首予星蒌承气汤合天麻钩藤饮加减，上病下治，化痰通腑，泄热降浊，育阴潜阳，以标本兼顾。并可防痰热化风，风痰上扰，兼寓急下存阴之意，以截断阴劫于内，阳脱于外，引发窍闭、神昏之险。俟腑气得通，浊毒得泻，则转予黄连温胆汤合天麻钩藤饮加减，以涤痰清热降浊，滋补肝肾潜阳。终以杞菊地黄汤滋补肝肾为主，而缓缓收功，巩固疗效。

（三）脾肾气阴两虚，浊毒壅滞，瘀阻脉络案

原某，男，67岁。2014年10月27日初诊。

主诉：患“糖尿病”12年，双下肢水肿1年余，加重1个月。

病史：自述患“糖尿病”12年，平时口服二甲双胍等药物治疗，血糖未曾控制到正常水平，近1年来出现双下肢水肿。于2013年10月在当地县医院就诊，实验室检查：血肌酐329.4μmol/L，血尿素氮19.6mmol/L，甘油三酯1.8mmol/L，血清总胆固醇4.5mmol/L，空腹血糖10.5mmol/L，血红蛋白105g/L；尿蛋白（++++），偶见颗粒管型。经中、西药治疗（用药不详），病情时轻时重，近1个月来水肿加重，遂来就诊。刻诊：双下肢水肿，按

之凹陷，面色萎黄，形体偏胖，倦怠乏力，胸闷气短，活动后尤甚，口干咽燥，五心烦热，腰膝酸软，恶心纳差，小便偏多，有泡沫，大便不畅，2 ~ 3 日 1 行，舌质黯淡，边尖略红，舌根部苔白腻，脉沉细稍弦。血压 135/80mmHg。心电图示：心肌缺血改变。西医诊断：糖尿病；糖尿病肾病（慢性肾功能衰竭）；冠心病。中医诊断：消渴；关格；胸痹。证属脾肾气阴两虚，浊毒壅滞，瘀阻脉络。治宜益气养阴，利湿泄浊，化瘀通络。方用参芪地黄汤合水陆二仙丹、冠心 II 号方加减。

处方：西洋参 15g，黄芪 60g，熟地黄 20g，山药 30g，山茱萸 12g，牡丹皮 12g，茯苓 30g，泽泻 15g，金樱子 12g，芡实 15g，水蛭 6g，丹参 30g，红花 12g，川芎 15g，降香 12g，大黄 9g，枳壳 12g。每日 1 剂，水煎 500mL，分 2 次温服。

同时配合灌肠疗法：药取大黄 25g，制附子 15g，生牡蛎 30g，丹参 40g。水煎 150mL，用滴注灌肠法灌肠，隔日 1 次。

二诊：内外兼治 7 天，未获显效，大便仍排解不畅。治疗此证宜守方守法，不可急于求成，守内服方继服，灌肠方改为每天 1 次。

三诊：继续内外兼治 4 天，大便转为软溏，每天 1 ~ 3 次，下肢水肿减轻，恶心消失，食欲稍增，胸闷气短未作，小便仍偏多，泡沫减少，脉、舌象同前。停用灌肠疗法，内服方大黄减至 6g，再投。

四诊：服上方 45 剂，下肢水肿按之稍有凹陷，大便软溏，每天 1 ~ 2 次，自觉小便无明显异常，胸闷气短未作，口干咽燥、五心烦热、腰膝酸软明显好转，但仍感乏力，饮食欠佳。舌质淡略黯红，舌苔薄白腻，脉沉细。浊毒瘀血互结之势大减，泄浊化瘀与滋腻阴柔诸药不可尽剂，仍宗参芪地黄汤合水陆二仙丹出入而减其量。

处方：西洋参 15g，黄芪 40g，熟地黄 15g，山药 25g，山茱萸 12g，牡丹皮 12g，茯苓 20g，泽泻 12g，金樱子 12g，芡实 15g，川牛膝 15g，川芎 12g，砂仁（后下）12g，猪苓 12g。每日 1 剂，水煎 500mL，分 2 次温服。西洋参另煎代茶，少量频服。

五诊：服上方 30 剂，双下肢水肿基本消失，余症均明显改善。舌质淡，苔薄白微腻，脉沉缓。实验室检查：血肌酐 125μmol/L，血尿素氮 8.7mmol/L，甘油三酯 1.98mmol/L，血清总胆固醇 4.3mmol/L，血糖 7.1mmol/L，血红蛋白 120g/L；尿蛋白（±），颗粒管型（–）。血压 125/80mmHg。心电图示：大致正常。嘱其守方继续治疗，门诊定期复查，随访 3 个月，病情稳定。

按:《不居集》曰:“一身气血，不能相离，气中有血，血中有气，气血相依，循环不已。”即所谓气为血之帅，血为气之母。本案患者年高体弱，患“糖尿病”12 年未愈，终致脾肾气阴两虚，气化失常，浊毒壅滞，血行不畅，瘀阻脉络，而发展为关格、胸痹。其脾肾气阴两虚为本，浊毒瘀血互结为标。故治当以益气养阴，利湿泄浊，化瘀通络为法。方中以参芪地黄汤健脾益气，益肾滋阴为主；水陆二仙丹方中芡实甘涩，能固肾涩精，金樱子酸涩，能固精缩尿，两药相配，使肾气得补，精关自固，从而有利于消除蛋白尿；大黄与枳壳相伍，通腑泄浊，并配合灌肠疗法，内外兼治，以提高疗效；水蛭与冠心 II 号方合用，以化瘀利水，宽胸通脉，其中水蛭功擅破血逐瘀，现代药理研究表明，水蛭能降低肌酐、尿素氮，保护肾功能，此正合《黄帝内经》“结者散之”“坚者削之”之意。

第十五节　系统性红斑狼疮

系统性红斑狼疮（systemic lupus erythematosus，SLE）是自身免疫介导的，以免疫性炎症为突出表现的弥漫性结缔组织病。其病因未明，可能与遗传、环境、雌激素水平及感染有关。主要累及皮肤黏膜、肌肉、骨骼、肾脏及中枢神经系统，同时还可以累及肺、心脏、血液等多个器官和系统。一般开始仅累及 1 ～ 2 个系统，也有一些患者一起病就累及多个系统。SLE 好发于育龄期女性，多见于 15 ～ 45 岁年龄段，大多起病隐匿，病情缓解和急性发作交替，临床表现多种多样，如反复高热或长期低热，关节疼痛、肿胀，面颊部蝴蝶形红斑或盘状红斑，口腔黏膜点状出血、糜烂或溃疡等，以血清中出现以抗核抗体（ANA）为代表的多种自身抗体和多系统累及为SLE的主要临床特征。SLE的诊断主要根据病史、临床表现及实验室检查三方面综合确定。目前一般采用美国风湿病学会1982年修订的SLE诊断标准。患者具有11项标准中的4项或更多项，相继或同时出现，即可诊断为SLE。本病有时需与皮肌炎、硬皮病、风湿热和类风湿性关节炎等相鉴别。

本病在中医典籍中虽无系统性红斑狼疮病名，但根据对其临床表现的描述，可将其归属于相关的病证。如以发热、皮肤红斑为主症时，称之为“内伤发热”“温毒发斑”“阴阳毒”“日晒疮”“蝴蝶丹”等；若以关节疼痛为主症者属“痹证”，病变累及全身者称之为“周痹”。当出现以脏腑受损为主要表现时，则根据脏腑受损后的不同主症，而分别予以相应的病名诊断，如心受损以心悸、气短、乏力为主症者属“心悸”；肺受损以咳喘为主症者属“喘证”或“咳嗽”；肝受损以胁痛为主症者属“胁痛”，以黄疸为主症时属“黄疸”，以抽搐、痉挛为主症者属“痉证”；肾受损出现全身浮肿者属“水肿”；本病久虚不复，出现五脏受损，气血阴阳俱不足，则归属于“虚劳”范畴。中华人民共和国国家标准《中医临床诊疗术语》将SLE统一命名为“蝶疮流注”。总之，由于病情发展的阶段不同，所累及的脏腑和症状各异，因而有不同的名称。西医学治疗本病多以激素和免疫抑制剂为主，但有较大的副作用，如骨质疏松、低钾、低钙，损害消化道黏膜，出现药物性胃炎，甚至溃疡出血，股骨头坏死，白细胞过低、贫血，继发性感染及高血压、高血脂、血液黏稠度增高等。因此，为避免上述情况的发生，应尽可能选择中医中药治疗。

一、临证思维

（一）思维溯源

《灵枢·顺气一日分四时》关于“夫百病之所生者，必起于燥湿寒暑风雨，阴阳喜怒，饮食居处”的论述，深刻阐明了外感六淫、内伤七情、饮食、劳逸等病因在发病中的广泛性和重要性，亦为认识系统性红斑狼疮的重要理论基础。早在东汉·张仲景《金匮要略·百合狐惑阴阳毒病证治》篇，即形象地描述了“阴阳毒”的主症，且概括论述了其病因病机、主治方药等，明确指出：“阳毒之为病，面赤斑斑如锦纹，咽喉痛，唾脓血。五日可治，七日不可治，升麻鳖甲汤主之。阴毒之为病，面目青，身痛如被杖，咽喉痛。五日可治，七日不可治，升麻鳖甲汤去雄黄蜀椒主之。”医圣之论迄今仍有其重要临床价值。隋·巢元方《诸病源候论·伤寒阴阳毒候》详述了阴阳毒早期皮肤和肌肉关节等病变，逐渐累及全身诸多脏腑的过程，如谓：“夫欲辨阴阳毒者，始得病者，可看手足指，冷者是阴，不冷者是阳。若冷至一二三寸者病微，若至肘膝为病极，过此难治。阴阳毒病无常也，或初得病便有毒，或服汤药，经五六日以上，或十余日后不瘥，变成毒者。其候身重背强，咽喉痛，糜粥不下，毒气攻心，心腹烦痛，短气，四肢厥逆，呕吐；体如被打，发斑，此皆其候。重过三日则难治。阳毒者，面目赤，或便脓血；阴毒者，面目青而体冷。若发赤斑，十生一死；若发黑斑，十死一生。”可见，患者面部有红或青斑，身体疼痛，手足指冷等“阴阳毒”的症状及其预后特点，与系统性红斑狼疮病情比较符合。其后医家对其病机、治疗的认识亦不乏新见。如唐·孙思邈所述之四时五脏阴阳毒证治，皆以发热为主，伴发斑、舌破、关节疼痛等症；宋·庞安时于《伤寒总病论》卷三中专列“阴毒证”“阳毒证”两篇，并分别以升麻汤、甘草汤主之。

“温毒发斑”之论则始于隋·巢元方，如其在《诸病源候论·温病发斑候》中云：“夫人冬月触冒寒毒者，至春始发病。病初在表，或已发汗、吐、下而表证未罢，毒气不散，故发斑疹。”“又冬月天时温暖，人感乖戾之气……至夏遇热，温毒始发于肌肤，斑烂隐疹，如锦纹也。”系统性红斑狼疮急性发作期所出现的高热、红斑皮疹等症，可归属于其范畴。晋·葛洪《肘后备急方》所载黑膏方，具有凉血（营）解毒，透斑外出之功效，为“温毒发斑”之效方。明·吴又可《温疫论·发斑》云：“邪留血分，里气壅闭，则伏邪不得外透而为斑，若下之，内壅一通，则卫气亦从而疏畅，或出表为斑，则毒邪亦从而外解矣。”清·王孟英《温热经纬》亦云“斑疹皆是邪气外露之象”。而叶霖提出伏气温毒发斑之说，如《伏气解》云：“伏气温毒发斑，热毒甚而内结……若仅以犀、地、膏、连，扬汤止沸，不能去其病，设欲釜底抽薪，非加大黄不可。”这些论述和经验对后世的临证思维皆产生了重要影响。

（二）理法精要

根据《黄帝内经》正邪相搏的发病观，从正虚与邪盛认识本病的形成可执简驭繁。正虚为发病的内因，外邪是致病的条件。由于本病具有反复发作、顽固难愈、证型较多、证多兼夹、正虚邪实，且互为因果等特点，故其感受外邪往往伏而不作，在重感于邪的诱发下，病邪乘虚与正气相搏而发病。本病的内因主要是先天禀赋不足，肾之元阴、元阳虚惫；或因房事不节，情志、饮食内伤，劳累过度等，以致耗伤阴阳气血，脉络不荣或痹阻而发病。由于本病多见于育龄期女性，每因日晒、药物、外感等诱因而发病，加之红斑、广泛性血脉及关节病变等临床特点，故认为本病的外因以热毒侵入血分为主。热毒为患，可因为直接外感，或因风湿内舍，或因外感风寒化热而酿为热毒。热毒既可外发肌肤，又可内侵营血，劫灼营阴，耗血动血，或热陷心包，或引动肝风，而造成多脏腑（多系统）损伤。如病程日久，或屡用激素类西药，则每易形成阴虚阳亢，或气阴两虚、阴损及阳、阴阳俱虚之病理演变，其中以肾之气阴两虚为多发。此外，瘀血是贯穿于系统性红斑狼疮不同病变阶段的重要病机之一。在急性发作期，常因热毒炽盛，燔灼营血，迫血妄行，血溢脉外而致瘀；亦可因湿热蕴结，脉络闭阻，血行不畅而致瘀。病程进入非急性发作期，热毒渐退，而以久病正虚为病机的主要方面，阴虚则脉道不充，血少脉涩，或气虚帅血无力，或阳虚血失温煦而血行迟缓，皆可致血脉瘀滞。因此，肾之阴阳失衡，热毒蕴结，瘀血阻络为本病的病机要点。属寒热错杂、虚实相兼、本虚标实之证。

对于本病的治疗，应针对肾虚、热毒、瘀血等关键病理因素，以补肾、解毒、化瘀为基本治法，攻补兼施，标本同治。由于“病有盛衰，治有缓急”(《素问·至真要大论》),故治法的具体运用,须明辨本虚标实的主次,灵活变通。在急性发作期,多以清热解毒、活血化瘀法为主,益肾固本为辅,或酌情佐以清利湿热、渗湿利水等法;非急性发作期,则以益肾固本为主,清热解毒、活血化瘀法为辅,或酌情佐以调补脾、肝、心等脏。活血化瘀法虽可贯穿病程始终,但由于本病治疗时间较长,而化瘀诸药多有伤正之弊,故用药剂量不可过大,要时时顾护脾胃,以免中土受戕,影响患者服药和康复。同时,还应针对偏于阴、阳、气、血之亏虚,或热毒、湿热、水湿、气滞等邪盛,而组成滋阴化瘀、温阳化瘀、清热化瘀、理气化瘀等相应的化瘀法。

(三)辨证撷菁

系统性红斑狼疮外感、内伤皆可为患,且病机复杂,虚实互见,变化多端,属本虚标实之证,即所谓“病有相似,证有不同”(清·杨维仁《医学阶梯》)。故其辨证重在根据病程、症状、舌象、脉象等方面,权衡外感、内伤之主次,详察本虚、标实之轻重。在急性发作期多为外感热毒,亦可由药邪、饮食之伤酿为热毒,从内而发,故可按卫气营血辨证。热毒多始于卫分,旋即进入气分,继而入营,甚则深入血分。由于热毒致病传变最速,故病程中以气营两燔证为多见。症如壮热烦渴,面部红斑或紫斑,或吐血、衄血、尿血、便血,关节和肌肉酸痛,烦躁,甚或神昏谵语,大便干结,小便短赤,舌质红绛或紫,苔薄黄少津,脉数有力等。由于热重阴必伤,故急性发作期虽以标实为主,但阴虚之本已不同程度存在。

在非急性发作期,往往多脏同时受损,故脏腑证候颇为繁杂。如由于阴虚体质,复因热耗阴伤而加重阴虚,可导致肝肾阴虚,症如低热,盗汗,两颧潮红,局部斑疹黯褐,口干咽燥,腰膝酸软,脱发,二目干涩或视物模糊,月经不调或闭经,舌质红,苔少或光剥,脉细或细数;若阴虚及气,或壮火食气,而致心脾肾气阴两虚,症如心悸气短,胸闷或痛,皮肤黯紫斑,少寐多梦,腰膝酸软,精神不振或烦躁,倦怠乏力,纳差,大便时干时溏,舌质黯红,苔薄黄,脉细数或结代;或病程久延,阴损及阳,而致脾肾阴阳两虚，症如下肢浮肿，畏寒肢冷，面色无华，红斑色淡黯，脱发，精神萎靡，不耐劳作，面色潮红，腰膝酸软，饮食减少，大便稀溏，小便短少，女子月经大多量少甚或闭经，舌质淡红，苔薄白，脉细弱或稍数；若热毒内结于肝脾，致肝脾血瘀，则以胁下积块为主症，伴见胁肋疼痛，胸闷脘痞，皮肤黯黑，皮下瘀斑，月经不调，舌质黯有瘀斑，苔薄黄，脉细弦或涩。若以肢体关节疼痛为主要表现者，当按痹证辨证，临证以风湿痹阻证、热毒血瘀证、气血亏虚证、肝肾阴虚证为多见，其属虚属实，应根据病程之长短、舌象、脉象等详察细辨。

二、验案举隅

（一）脾肾气阴两虚，湿热瘀血痹阻经络案

张某，男，39岁。2013年9月23日初诊。

主诉：肘、腕、膝关节酸痛3年余，加重5周。

病史：患肘、腕、膝关节酸痛3年余，伴两颧小片蝶形鲜红斑，局部有轻微痒感，在某市医院诊为“系统性红斑狼疮”，经长期口服强的松等西药以及中医汤剂治疗（用药不详），病情时轻时重。5周前因劳累而疼痛加重，遂来就诊。刻诊：肘、腕、膝关节酸痛，面色无华，颜面虚浮油垢，胸背部出现小片蝶形黯红斑，伴精神不振，全身困乏，腰脊酸软疼痛，时有眩晕，五心烦热（体温正常），夜寐不宁，纳少，脘闷不舒，大便黏滞不畅，2日1行，小便调，舌质淡黯，边尖红，舌中有细小裂纹，舌体胖有齿痕，苔白厚腻微黄，脉沉细稍数。实验室检查：抗核抗体阳性，抗DS-DNA抗体阳性，抗Sm抗体阳性，LE细胞（+），血压105/70mmHg。西医诊断：系统性红斑狼疮。中医诊断：痹证。证属脾肾气阴两虚，湿热瘀血痹阻经络。治宜补益脾肾气阴，化瘀通络，燥湿清热。方用独活寄生汤合二妙丸加减。

处方：党参20g，黄芪30g，茯苓15g，熟地黄20g，桑寄生30g，白芍15g，牛膝20g，独活15g，杜仲12g，当归20g，川芎15g，青风藤20g，

雷公藤（先煎）15g，苍术15g，黄柏12g，炙甘草3g。每日1剂，水煎500mL，分2次温服。

二诊：服药15剂，肘、腕、膝关节酸痛及精神不振，全身困乏，腰脊酸软疼痛皆稍好转，颜面及胸背部黯红斑开始消退，舌、脉象同前。效不更方，予原方再投。

三诊：服上方30剂，颜面及胸背部黯红斑基本消退，肘、腕、膝关节酸痛等诸症基本消失，舌质略淡黯，边尖略红，舌体略胖，苔薄白腻微黄，脉沉细。证属湿热，瘀血痹阻经络之标实已大减，转予补益脾肾气阴固本为主，佐以化瘀通络，清热利湿。以参芪地黄汤合当归芍药散化裁。

处方：党参20g，黄芪30g，熟地黄20g，山药20g，山茱萸12g，牡丹皮12g，茯苓15g，泽泻12g，龟甲（先煎）15g，杜仲12g，白芍15g，当归20g，川芎12g，黄柏9g，炙甘草3g。每日1剂，水煎500mL，分2次温服。

四诊：守方调理4个月，诸恙悉平，随访半年未见复发。

按：本案患系统性红斑狼疮3年余，肘、腕、膝关节酸痛因劳累而病情加重，且腰脊酸软疼痛与面色无华，全身困乏，纳少，脘闷不舒等症并见，显属脾肾气虚之象。本病一旦累及肾脏，则成为病情发展演变的关键因素。《张聿青医案》关于“脾胃之腐化，尤赖肾中这一点真阳蒸变，炉薪不熄，釜爨方成”之论，对认识本病的病机演变颇为关键。加之患者长期应用激素治疗，易导致眩晕，五心烦热，夜寐不宁，舌质红少苔、脉细数等一系列肾阴虚内热之症。颜面虚浮油垢，胸背出现小片蝶形黯红斑，大便黏滞不畅，舌质淡黯，苔白厚腻微黄为湿热、瘀血互结之征。其脾肾气阴两虚为本，湿热、瘀血互结为标。故治宜扶正与祛邪兼顾，既应用独活寄生汤化裁补益脾肾气阴，兼予补益肝肾气血，又合二妙丸加减，化瘀通络与燥湿清热并用，祛邪而不伤正，扶正而不恋邪。三诊时湿热、瘀血痹阻经络之标实已大减，则投参芪地黄汤合当归芍药散化裁，以补益脾肾气阴固本为主，佐以化瘀通络，清热利湿，守方缓图而收全功。

（二）脾肾阴阳两虚，痰瘀阻络案

赵某，女，33岁。2012年11月2日初诊。

主诉：低热，双手足关节肿胀疼痛2年，加重1月。

病史：2年前不明原因出现低热、双手足关节肿胀疼痛，面颊出现小片圆形斑，色鲜红，局部有轻微痒感。经某市医院实验室检查：抗核抗体阳性，抗DS-DNA抗体阳性，抗Sm抗体阳性，LE细胞（+），血压115/78mmHg，诊断为系统性红斑狼疮，经长期口服强的松等西药治疗，疼痛有所缓解。近1个月来，因天气阴冷及劳累而病情加重，多方就医鲜效，遂前来就诊。刻诊：双手足关节肿胀疼痛，周身亦酸痛不适，面颊出现多处小片黯紫斑，伴头昏沉，面色无华，精神不振，神疲乏力，畏寒肢冷，颜面时烘热潮红，微汗出，口干，腰膝酸软，纳差，便溏，日2～3次，小便短少，已停经5个月，体温37.6℃，舌质淡黯，边有齿痕，舌体胖，苔白厚腻微黄，脉沉细无力稍数。西医诊断：系统性红斑狼疮。中医诊断：痹证。证属脾肾阴阳两虚，痰瘀互结，寒重于热。治宜脾肾阴阳两补，化痰通络。方用二仙汤合黄芪桂枝五物汤化裁。

处方：仙茅12g，仙灵脾15g，当归25g，盐黄柏9g，黄芪30g，桂枝12g，白芍20g，鹿角胶（烊化）12g，炒白芥子12g，炒白术15g，雷公藤（先煎）15g，牛膝25g，地龙12g，炙甘草9g。每日1剂，水煎500mL，分2次温服。

二诊：服药15剂，体温降至正常，面颊黯紫斑片开始消退，双手足关节肿胀疼痛亦稍有好转。舌、脉象同前。予原方再投。

三诊：服上方30剂后，面颊黯紫斑基本消退，月经来潮，双手足关节肿胀疼痛大减。舌质淡略黯，舌体略胖，苔薄白腻，脉沉细稍有力。因患者难于坚持服中药汤剂，遂改予左归丸、雷公藤多甙片，服药治疗3个月后复诊，各项检查均正常，嘱停用各种药物，随访半年无复发。

按：《医宗必读》云："夫人之虚，不属于气，即属于血，五脏六腑，莫能外焉。而独举脾肾者，水为万物之源，土为万物之母，二脏安和，一身皆治，百疾不生。"本案低热，双手足关节肿胀疼痛2年，韦师脉证合参，认为属脾肾阴阳两虚，痰瘀互结，寒重于热之疑难顽症，而予以二仙汤、黄芪桂枝五物汤合方加减。全方寒温并用而以温补为主，标本兼治而重于治本，尤其配以鹿角胶血肉有情之品，以填补精髓，资其生化之源；佐以炒白芥子豁痰理气，祛“皮里膜外之痰”，寓含“阳和汤”之义。全方配伍严谨，脾肾阴阳双补与化痰通络法并投，并守方守法，而诸恙悉除。

（三）肝肾阴虚，血分瘀热案

董某，女，28岁。2013年4月2日初诊。

主诉：面部红斑伴双足关节肿胀疼痛1年余。

病史：患者于1年前出现面部红斑，双足关节肿胀疼痛，曾服双氯芬酸等药对症治疗，疗效不佳，经某医院诊断为系统性红斑狼疮，给予口服强的松及环磷酰胺等药物治疗，双足关节肿胀疼痛仍时轻时重。刻诊：面部蝴蝶形红斑，色鲜红，双足小关节肿胀疼痛，每逢劳累或阳光照晒后加重，伴腰膝酸软疼痛，眩晕，耳鸣时作，口燥咽干，失眠盗汗，纳食尚可，自觉发热（体温38.1℃），五心烦热，刷牙时牙龈易出血，小便短黄，大便干结，2～3日1行，月经量少，色黯红，舌质黯红，边有瘀斑、瘀点，苔薄黄，脉沉弦细数。实验室检查：抗核抗体阳性，抗DS-DNA抗体阳性，抗Sm抗体阳性，LE细胞（+），血沉55mm/h，尿蛋白（-），管型（-），尿中红细胞（+），血压135/82mmHg。西医诊断：系统性红斑狼疮。中医诊断：蝶疮流注。证属肝肾阴虚，瘀热伏于血分，痹阻脉络。治宜滋补肝肾，凉血化瘀，通络止痛。方用知柏地黄丸合犀角地黄汤加减。

处方：熟地黄、生地黄各18g，山茱萸15g，山药20g，泽泻12g，牡丹皮12g，茯苓12g，盐知母12g，黄柏12g，水牛角粉（先包煎）30g，赤芍15g，当归20g，地龙12g，雷公藤（先煎）15g，忍冬藤30g，甘草6g。每日1剂，水煎500mL，分2次温服。

二诊：服上方28剂后，面部红斑稍消退，体温降至正常，双足关节肿胀疼痛等症减轻。舌质黯略红，舌边瘀斑、瘀点变浅，苔薄黄，脉沉弦细。上方减盐知母、生地黄、地龙，水牛角粉减至20g，加黄芪20g，以固护脾胃，防止寒凉伤中。

三诊：服上方2个月后，面部红斑基本消退，已无关节肿痛，月经转至正常，各项检查均未见异常，舌质略黯红，苔薄白略黄，脉沉细。嘱服知柏地黄丸，以善其后。

按：本案之肝肾阴虚与瘀热内伏，其本虚标实显然已成因果之势，以致衍为痼疾。正如《景岳全书》所云："凡劳损病剧，而忽加身痛之甚者，此阴虚之极，不能滋养筋骨而然，营气惫矣。"故立滋补肝肾、凉血化瘀、通络止痛之法。方中以知柏地黄丸滋补肝肾为主，兼能清泻相火；犀角地黄汤（用水牛角代犀角），凉血散瘀，以止血消斑，加地龙、雷公藤、忍冬藤，以通络止痛，其中地龙功擅入络搜剔；地龙与大剂当归、白芍相配，以活血化瘀，兼能养血。然本方总属寒凉之剂，故在久服情况下需佐用黄芪等健脾益气药，以防寒凉伤中，兼寓"有形之阴血不能自生，必生于无形之气"奥意。

第十六节　干燥综合征

干燥综合征（Sjogren's syndrome，SS）是一种以侵犯外分泌腺，尤其是唾液腺和泪腺为主的慢性自身免疫性疾病，又名自身免疫性外分泌病。其确切的病因和发病机制尚不清楚，一般认为与免疫、遗传、病毒感染以及妇女内分泌失调等因素有关。其起病多隐匿，大多数患者很难说出明确的起病时间，临床除有唾液腺和泪腺受损、功能下降而出现口干、眼干外，尚可出现其他外分泌腺及腺体外其他器官受累的多系统损害症状，如关节痛，腮腺炎，乏力，低热，以及多见于下肢的红丘疹，口腔溃疡等，严重者可累及内脏，其血清中有多种自身抗体和高免疫球蛋白血症，病情轻重差异较大。本病分为原发性和继发性两类，继发于系统性红斑狼疮（SLE）、系统性硬皮病、类风湿关节炎等疾病者称为继发性干燥综合征，不合并其他自身免疫性疾病者称为原发性干燥综合征，本节主要指原发性干燥综合征。我国人群的患病率为0.3%～0.7%，在老年人群中患病率为3%～4%。本病女性多见，男女比为1：9～20。发病年龄多在40～50岁，也见于儿童。现代医学治疗本病，主要为替代疗法和对症处理。若兼有内脏损害者，常联合使用皮质激素和免疫抑制剂，但其副作用多且疗效不肯定。临床实践证明中医药疗法能有效缓解病情，提高患者生活质量，且副作用少。本病大抵属于中医学“燥证”“燥痹”“燥毒证”“痹证”“虚劳”等范畴，若累及周身者，称为“周痹”。1989年全国中医痹病专业委员会所颁行的《痹病论治学》，把合并关节疼痛者归属为“燥痹”，有脏腑损害者称之为“脏腑痹”。

一、临证思维

（一）思维溯源

本病在古代医籍中虽无明确记载，但对其复杂的临床表现则有许多类似的论述。早在《黄帝内经》中即认为本病与外感燥邪密切相关，如《素问·阴阳应象大论》云“燥胜则干”;《素问·至真要大论》云“岁阳明在泉，燥淫所胜……民病喜呕，呕有苦，善太息，心胁痛不能反侧，甚则嗌干面尘，身无膏泽，足外反热”，并提出“燥者濡之”的治疗原则。东汉张仲景继而提出热在血分，血被热蒸，以及荣气上潮及瘀血久积，津血失于荣润之病机。前者见于《伤寒论·辨阳明病脉证并治》，如谓“口燥，但欲漱水不欲咽者”，为热在血分的重要标志；后者详见于《金匮要略·惊悸吐衄下血胸满瘀血病脉证治》，即“病人胸满，唇痿舌青，口燥，但欲漱水不欲咽，无寒热，脉微大来迟，腹不满，其人言我满，为有瘀血”。对于“五劳虚极羸瘦，腹满不能饮食，食伤，忧伤，饮伤，房室伤，肌伤，劳伤，经络营卫气伤，内有干血，肌肤甲错，两目黯黑”之干血痨病证，创制大黄䗪虫丸以“缓中补虚”（《金匮要略·血痹虚劳病脉证并治》）。金·刘完素《素问玄机原病式》对于《黄帝内经》所谓外感燥邪之病机颇有发挥，谓“诸涩枯涸，干劲皴揭，皆属于燥”，而创制“麦门冬饮子”以润燥清热，益气养阴生津（《黄帝素问宣明论方》）；并于《素问病机气宜保命集》提出“凡诸燥症，皆火灼真阴，血液衰少”，宜养阴通络，谓“治疗燥症，应通经活络，投以寒凉之品，养阴退阳，血脉流通，阴津得布，肌肤得养，涸涩、皱揭、干枯、麻木不仁则相应而解，切忌辛温大热之乌、附之辈”。李东垣认为，本病与脾气虚弱，津液生化乏源，升提敷布失常，清窍失润有关，谓“气少作燥，甚则口中无涎。泪亦津液，赖气之升提敷布，使能达其所，溢其窍。今气虚津不供奉，则泪液少也，口眼干燥之症作矣”。后世医家对本病又有了进一步的认识。明·虞抟《医学正传》明确提出外感燥邪致痹，谓“燥金主于收敛，其脉紧涩……因其风热胜湿而为燥之甚也，然筋缓不收而痿痹”。李梴《医学入门》认为治宜滋阴养血，活血通络，谓“盖燥则血涩而气液为之凝滞，润则血旺而气液为之流通”。清·林珮琴《类证治裁》提出内燥的主要病机为精血亏虚，谓“燥有外因、有内因……因于内者，精血夺而燥生”。叶天士《临证指南医案》认为应从三焦论治，谓“上燥治气，下燥治血，此为定评。燥为干涩不通之疾，内伤外感宜分。外感者……其法以辛凉甘润肺胃为先。……内伤者……其法以纯阴静药柔养肝肾为宜”。现代名医冉雪峰倡“燥甚化毒”之说，认为其病机有气不化津、血虚风燥、燥毒阻络、阴虚津亏等多端，不可执一法一方以治，宜熔养阴润燥、通络润燥、蠲痹润燥、养肝润燥与化痰解毒润燥等法于一炉（《名家教你读医案》第 2 辑）。这些论述和经验对后世临床颇多启迪。

（二）理法精要

本病的形成与外燥、内燥皆相关，内燥系发病的基础，外燥乃发病的诱因，两者互为因果，致使津伤液涸。诚如《素问·阴阳应象大论》所云：“燥胜则干。”燥邪致病多见于秋季，燥金主事，而易于感燥，或岁运正当燥金司天，亦易感燥邪；或风寒化热，或感受风热，津伤化燥。而内燥多有先天禀赋不足，阴精亏损，或素体阴虚，或久病劳伤、术后、产后，阴精受损，或为情志、饮食所伤，加之年高体弱或失治误治等，均可导致阴津亏虚，使清窍、关节、经络失于濡养而发病。女子以阴血为本，40 岁以上女子天癸渐竭，精血亏虚，阴液不足，故易发病。其病位可广涉五脏，如《素问·宣明五气》篇的五脏化液理论，指出“心为汗，肺为涕，肝为泪，脾为涎，肾为唾，是谓五液”。张志聪《素问集注》曰：“五脏受水谷之津，淖注于外窍而化为五液。”提示五脏功能失调可致五液分泌的异常。周学海《读医随笔》进一步阐释了津血与脏腑密切的生理、病理关系：“津亦水谷所化，其浊者为血，清者为津，以润脏腑、肌肉、脉络，使气血得以周行通利而不滞者此也。凡气血中不可无此，无此则槁涩不行矣……液者，淖而极厚，不与气同奔逸者也，亦水谷所化，藏于骨节筋会之间，以利屈伸者。其外出孔窍，曰涕、曰涎，皆其类也。”而血化生之源在于肾，而“肾者主蛰，封藏之本，精之处也”（《素问·六节脏象论》）。因此，精气夺则虚，脾肾不足，乃发病的关键。其病理性质属本虚标实，以阴虚为主，火热燥气为标。人体之阴液不足，均可导致津伤液燥，诸窍失于濡养，继而累及四肢肌肉、关节、筋骨，而渐成干燥综合征。燥热阴伤，血瘀络痹，或病久瘀血阻络，血脉不通，或湿浊内蕴、瘀血阻络等，则见皮下紫斑、关节疼痛等症。

“凡治病者，在必求于本，或本于阴，或本于阳，知病之所由生而直取之，乃为善治。若不知根本，则茫如望洋，无可问津矣。”（《医门法律》）本病燥象丛生，治疗尤当如此，应针对其病机特点，明辨虚实标本的主次，以治本扶正为主，祛邪为辅。扶正重在补益脾肾，或甘寒滋阴以润其燥，或甘温益气以助化源，或合用酸化阴之法，叶天士曾言：“酸能敛阴生津，甘药可令津回，酸甘可化阴生液。”本病迁延难愈，多阴损及阳，形成气阴两虚、阴阳两虚，当此之时，治宜益气养阴，阴阳并调。如脾肾气阴两虚者，治以脾肾气阴两补，宜参芪地黄汤化裁；肾阴阳两虚而以阴虚为主者，治以肾阴阳两补，重在滋阴清热，宜左归丸化裁；肾阴阳两虚而以阳虚为主者，治以肾阴阳两补，重在温阳生津，宜右归丸化裁。若精亏髓空，筋脉失荣，骨、关节变形者，则养血荣筋，填精益髓，温阳壮督。临床治疗本病毕竟以滋阴药为多用，但其往往有滋腻碍胃之弊，故应辅以理气和胃之品，刚柔相济，时时顾护胃气。祛邪重在针对燥热、热毒、湿热、气滞、血瘀等标实，采取相应治法，而治本与治标并用，有利于变呆补为通补，俾扶正而不恋邪，祛邪而不伤正。由于因虚生燥，因燥生滞、生瘀，故滋阴生津的同时，尤应注重化瘀，使瘀去血活，气机调畅，津液畅达。即所谓“瘀去则不渴”(《血证论》)。以上各法须灵活变通，缓图治之而取效。诚如喻嘉言《医门法律》所云:“若但以润治燥，不求病情，不适病所，犹未免涉于粗疏耳。”同时，在治疗过程中，尚可配合食疗，可嘱患者常服用百合、莲子、银耳、枸杞子，百合粥，鲜藕萝卜汤，或以菊花、北沙参代茶等，以提高疗效。

（三）辨证撷菁

韦师认为，本病病情复杂，往往多系统、多脏器受损，虚实互见，而虚证居多，日久可由燥致痹，应四诊合参，详察细辨。其临证每以辨燥证、辨气血、辨病位为重点。

1. 辨燥证

其中以燥热伤阴证、湿毒化燥证、燥热血瘀证为多见。若二目干涩，口燥咽干，或干咳无痰，五心烦热，小便短黄，大便秘结，舌质红，苔少或无苔，脉细者，为燥热伤阴证。其中若二目干涩甚者，为偏于肝阴不足；若口燥咽干，干咳无痰者，为偏于肺胃阴伤。若目眵较多，且感燥涩，或腮部肿胀，牙龈肿痛，脘痞纳闷，口苦口黏而干，口渴不欲饮，小便短黄，大便溏或秘结，关节红肿胀痛，舌质红，苔黄腻，脉滑数，为湿毒化燥证。其中若以目眵较多，且感燥涩为主者，为偏于湿毒伤肝化燥；若以腮部肿胀，牙龈肿痛，脘痞纳闷，口苦口黏而干为主者，为偏于湿毒伤胃化燥；关节红肿胀痛为湿毒痹阻络脉之征。若口、眼干燥，伴二目红赤，皮肤粗糙，双下肢皮疹隐隐，色呈紫红等，为燥热血瘀证。

2. 辨气血

本病早期以燥邪损及津液为主，由于“气血同源”，日久燥邪易伤及气血，出现形倦神疲，少气懒言，口干咽燥，声音嘶哑，两目干涩，视物模糊，鼻干不适，舌质红，舌体胖，苔少而干，脉细数或细弱等气血亏虚之证。或因气虚无力帅血，而致面色晦暗或黧黑，肌肤甲错，皮肤发斑或紫黯，四肢关节疼痛，屈伸不利，女子大多经行不畅，色紫黯而夹有血块，衍期甚或闭经，舌质紫黯，或边有瘀点、瘀点，舌下络脉青紫或紫黑、粗胀或曲张，脉细涩等气虚血瘀之证。若气虚不能运化水湿，痰浊内生，复与瘀血搏结于皮下，则可见瘿瘤结块，或并发腮腺肿大，淋巴结肿大等；痰瘀痹阻于经络血脉，可致肢体麻木疼痛。

3. 辨病位

先天禀赋不足或失治误治，或病延日久，每易伤及多脏。若肾阴不足则可见口干咽燥，长期低热缠绵，形体消瘦，腰膝酸软，阳痿不举，面色潮红，五心烦热，盗汗，夜寐不宁，大便干结，女子月经不调，舌质红，苔少而干，舌中裂纹甚或无苔，脉沉细数等症；肝肾阴虚则见眩晕耳鸣，口干目涩，视物模糊，两胁隐痛，爪甲枯萎，失眠盗汗，腰膝酸软，舌质红，苔少或无苔，脉沉弦或细数；肺阴受累则见干咳、鼻干、皮肤干涩或咽干不适；脾胃受累，则津不上承而致口干，胃阴不足，虚火上攻则口干更甚，口舌生疮易溃，肠道失润，则大便秘结；心阴受损可见口舌干燥，甚则灼痛，若心神失养则兼心悸、失眠等症；若肾阴阳两虚，则见畏寒肢冷，眩晕耳鸣，腰膝酸痛，五心烦热，盗汗或自汗，失眠多梦、男子遗精早泄，女子经少难孕，舌质淡红，少苔无苔，脉细数或沉迟。若脾肾气阴两虚，可见面色无华，气短自汗，动则气急，眩晕耳鸣，腰膝酸软，肢体倦怠，口干欲饮，大便干或溏，胃呆纳减，舌质淡，舌边尖红、少苔或苔薄白，脉细数无力。

二、验案举隅

（一）脾肾气阴两虚，湿毒瘀结案

王某，女，45 岁。2012 年 12 月 21 日初诊。

主诉：口眼干燥，周身关节疼痛 2 年余，加重 1 月余。

病史：患者于 2 年前无明显诱因逐渐出现口眼干燥，周身关节亦感酸痛不适，经当地医院确诊为干燥综合征，遂予以白芍总苷胶囊、来氟米特片、糖皮质激素等药物治疗，未获显效，病情时轻时重。1月前因过食肥甘油腻之品而病情加重。刻诊：口眼干燥，周身关节酸楚疼痛，精神不振，倦怠乏力，腰膝酸软，双足踝略有浮肿，脘闷纳差，大便黏腻不爽，2 ~ 3日1行，小便调，月经愆期10天左右，量少色黯。舌质淡黯，边尖红，舌中有细小裂纹，舌体肥胖有齿痕，苔黄腻，脉沉稍滑数。实验室检查：抗SSA抗体（+），抗SSB抗体（+）。西医诊断：干燥综合征。中医诊断：燥痹。证属脾肾气阴两虚，湿毒瘀结。治宜补益脾肾气阴，清化湿毒，化瘀通络。予以参芪地黄汤合甘露消毒丹化裁。

处方：太子参30g，黄芪30g，熟地黄20g，山茱萸12g，生山药20g，泽泻12g，牡丹皮12g，茯苓15g，藿香12g，茵陈20g，滑石30g，白蔻仁12g，当归25g，白芍15g，鸡血藤30g，雷公藤（先煎）10g。每日1剂，水煎500mL，分2次温服。

二诊：服药35剂后，口眼干燥及周身关节酸楚疼痛好转，体力增加，纳食转佳，大便如常，双足踝浮肿基本消失，舌质淡黯，边尖红，舌中细小裂纹如故，舌苔薄黄腻，脉沉稍滑，舌体肥胖。证属湿毒大减，故上方去藿香、茵陈、滑石，加龟板胶（烊化）12g，川牛膝25g，以增强滋阴化瘀之效。

三诊：服上方30剂后，口眼干燥及周身关节酸楚疼痛基本消失，月经如期来潮，舌质淡略黯，舌体稍胖，苔薄白腻微黄，舌中有少许细小裂纹，脉沉细。证属瘀毒互结之标象已大减，故以补益脾肾气阴为主，转予杞菊地黄丸（改汤）合当归芍药散加减治疗3个月，诸恙悉平，随访半年未见复发。

按：本案口眼干燥，周身关节酸楚疼痛2年余，因过食肥甘油腻之品而加重，经四诊合参，患者口眼干燥，少气懒言，腰膝酸软，纳差，经少，舌质淡，舌中有细小裂纹，为脾肾气阴两虚之本虚证候；周身关节酸楚疼痛，脘闷，大便黏腻不爽，月经衍期而不畅，舌质黯，边尖红，舌体胖边有齿痕，苔黄腻，脉沉稍滑数等，乃瘀毒互结之标实证候。本案缘于虚实错杂，虚多实少，故标本兼顾，以治本为主，予参芪地黄汤合甘露消毒丹加减。妙在同时配用雷公藤、鸡血藤，以加强清化湿毒，通络止痛之效。综观本方，配伍严谨，有方有守，且知常达变而取效。

（二）肾阴阳两虚，偏于阴虚，瘀热互结案

吴某，女，46 岁。2012 年 11 月 3 日初诊。

主诉：口眼干燥，右膝关节疼痛 4 年余，伴口腔溃疡 5 周。

病史：患者于 4 年前常感口干眼干，唾液减少，右膝关节酸楚疼痛，被确诊为干燥综合征，长期以复方倍他米松、双氯芬酸钠缓释片、糖皮质激素等药物治疗，病情仍时轻时重。5 周前，因过度劳累而病情加重，前医予与麦门冬汤、益胃汤等滋阴润燥之剂治疗至今，疗效不显。刻诊：口眼干燥，唇内侧有两处绿豆大小的溃疡，吞咽干物时需用水帮助，右膝关节酸楚疼痛，局部不红不热，屈伸不利，行走不便，精神不振，倦怠乏力，两颧潮红，虚烦不寐，腰膝酸软，畏寒肢冷，大便干结，4 ~ 5 日 1 行，小便黄，月经先期，量少，舌质淡红略黯，舌中有裂纹，舌体胖，苔薄黄而干，脉沉细数。实验室检查：抗 SSA 抗体（+），抗 SSB 抗体（+）。西医诊断：干燥综合征。中医诊断：燥痹。证属肾阴阳两虚，偏于阴虚，瘀热互结。治宜滋补肾阴，佐以温阳、清热化瘀。予以左归丸化裁，配服成药大黄䗪虫丸。

处方：熟地黄 20g，山药 20g，山茱萸 15g，菟丝子 30g，枸杞子 18g，鹿角胶（烊化）12g，龟板胶（烊化）12g，当归 30g，白芍 20g，茯苓 15g，鸡血藤 30g，雷公藤（先煎）10g，生甘草 10g。每日 1 剂，水煎 500mL，分 2 次温服。大黄䗪虫丸小蜜丸 1 次 2 丸，每天 2 次。

二诊：如上治疗 21 天后，口眼干燥及右膝关节疼痛缓解，唇内侧溃疡及畏寒肢冷消失，纳食增加，大便转畅，2 日 1 行，舌、脉象基本同前。将上方雷公藤减至 6g，菟丝子减至 20g 再投，停用大黄䗪虫丸。

三诊：服上方 60 剂后，患者述口干燥症状基本消失，食干性食物亦无口腔不适感，眼干涩亦有所好转，行走如常人，但仍倦怠乏力，二便如常，

月经已无异常，劳累时右膝关节略感疼痛，舌质略黯淡，舌体稍胖，苔薄白微黄，舌中裂纹减少，脉沉细。证属瘀热互结之标实已大减，遂转予益气温阳，滋阴养血固本为主，以左归丸善后调理。3个月后来院复查，无任何不适，各项检查指标正常，嘱其停药随诊，至今未见复发。

按：本案口眼干燥，右膝关节酸楚疼痛4年，因劳倦过度而加重。韦师详察细审，脉证合参，认为其病机特点为肾阴阳两虚，以阴虚为主，同时兼有瘀热互结之标实。正如《证治准绳·杂病》所谓“阴中伏火，日渐煎熬，血液衰耗，使燥热转为诸病”。证属虚实错杂，虚多实少，故予以左归丸化裁。方中熟地黄、山药、山茱萸、枸杞子、龟板胶滋补肾阴；山茱萸与白芍、甘草相配，以酸甘化阴；伍菟丝子、鹿角胶补阳益阴，温而不燥，以防纯养其阴，无阳则阴无以化，具有“补阴顾阳”的特点。当归、鸡血藤、雷公藤相伍，以养血化瘀，通络止痛。合用大黄䗪虫丸，以祛瘀热，通血闭，缓中补虚。全方温阳与滋阴清热并用，养血与通脉兼施，标本兼治，故获良效。

（三）肾阴阳两虚，偏于阳虚，瘀阻脉络案

杨某，女，42岁。2013年12月13日初诊。

主诉：双手、腕、踝及膝关节疼痛3年，口干燥，两目干涩1年。

病史：患者于2010年12月多次在野外劳动后，逐渐出现双手、腕、踝及膝关节疼痛，早晨关节活动不灵活，无明显口眼干燥，在当地卫生院诊断为类风湿性关节炎，并给予相应治疗（用药不详）后疼痛好转，由于未坚持治疗，疼痛反复发作。1年前关节疼痛加重，并伴口干燥，两目干涩，经治疗无明显效果。刻诊：双手、腕、踝及膝关节疼痛，手、腕关节晨僵约1小时，双下肢可见黯红色瘀斑，口干咽燥，两目干涩，无唾无泪，进食干性食物时咽下困难，周身困乏，面色㿠白，少寐多梦，腰膝酸软无力，畏寒肢冷，不思饮食，大便稀溏，夜尿频，停经2个月。舌质淡黯，舌边尖稍红，舌下脉络突出紫黯，舌体胖有齿痕，苔薄白，脉沉细无力。实验室检查：抗SSA抗体（+），抗SSB抗体（+），RF（+）。西医诊断：干燥综

合征。中医诊断：燥痹。证属肾阴阳两虚，偏于阳虚，瘀阻脉络。治宜肾阴阳两补，重在温补肾阳，佐以化瘀通络。以右归丸合当归芍药散化裁。

处方：菟丝子 30g（先煎），鹿角胶（烊化）12g，盐杜仲 15g，炒露蜂房 10g，熟地黄 20g，山茱萸 12g，炒白术 15g，枸杞子 20g，当归 20g，白芍 15g，川芎 15g，鸡血藤 30g，雷公藤（先煎）10g，茯苓 12g，生甘草 10g。每日 1 剂，水煎 500mL，分 2 次温服。

二诊：服上方 42 剂，精神转佳，纳食增加，大便如常，每日 1 ~ 2 次，月经来潮，量少而色黯，血块不多，口干咽燥、两目干涩以及关节酸痛等症亦稍有好转，舌、脉象同前。将上方雷公藤减至 6g，继续服用。

三诊：服上方 60 剂后，饮食、二便如常，口干咽燥、两目干涩明显减轻，关节疼痛消失。舌质略淡黯，舌体胖，苔薄白，脉沉细。证属瘀血阻络之标象已大减，转予温阳健脾固本为主。

处方：菟丝子 30g（先煎），鹿角胶（烊化）12g，盐杜仲 9g，熟地黄 20g，山茱萸 12g，炒白术 12g，枸杞子 15g，菊花 9g，当归 20g，白芍 15g，川芎 12g，茯苓 12g，炙甘草 6g。每日 1 剂，水煎 500mL，分 2 次温服。服药 2 个月后，患者来电话述，所有症状消失，实验室检查均已正常。遂停药随访，未见复发。

按：患者双手、腕、踝及膝关节疼痛 3 年，因受凉而加重，伴口干燥，两目干涩 1 年，其病机特点为肾阴阳两虚而以阳虚为主，阳气虚弱，津液失于生化输布，不得濡养，同时兼瘀血阻络之标实证候。陈修园《医学三字经》关于“有脾不能为胃行其津液，肺不能通调水道而为消渴者，人但知以清润治之，而不知脾喜燥而肺恶寒……以燥脾之药治之，水液上升，即不渴矣”的论述，对于分析本病之燥象及指导辨证论治颇多启发，不可囿于滋阴以润燥。故投以右归丸阴中求阳，少火生气，益精填髓；合当归芍药散，以益气养血，化瘀通络；加鸡血藤、雷公藤、炒露蜂房，以加强通络止痛之效。

第十七节　慢性鼻炎

慢性鼻炎指鼻腔黏膜和黏膜下层的慢性炎症，多由急性鼻炎发展而来，与合并细菌继发感染、治疗不彻底和反复发作等有关。其主要特点是炎症持续3个月以上或反复发作，迁延不愈，间歇期亦不能恢复正常。慢性鼻炎可分为慢性单纯性鼻炎和慢性肥厚性鼻炎，前者鼻塞的特点为间歇性，白天、夏季、劳动或运动时鼻塞减轻，而夜间、静坐或寒冷时鼻塞加重。并具有交替性，侧卧时下侧鼻腔阻塞，上侧鼻腔通气较好，当转向另一侧卧位时，另一侧鼻腔又出现鼻塞。后者鼻塞较重，多为持续性，有闭塞性鼻音，嗅觉减退，鼻涕不多，为黏液性或黏脓性，不易擤出。易发生慢性咽喉炎，并多伴有头痛、头昏、失眠及精神萎靡等症状。本病大抵属于中医学“鼻窒”等范畴。

一、临证思维

（一）思维溯源

“鼻窒”病名，始见于《素问·五常政大论》，如谓：“大暑以行，咳嚏、鼽衄，鼻窒。”《素问玄机原病式·六气为病》曰：“鼻窒，窒，塞也。”又曰：“但见侧卧上窍通利，下窍窒塞。”指出了鼻窒的主要症状特点。《素问·五常政大论》认为其发病常与热邪郁结有关，指出：“少阳司天，火气下临，肺气上从……咳、嚏、鼽、衄、鼻窒……”《灵枢·本神》则认为：“肺气虚则鼻塞不利少气。”《素问·玉机真脏论》亦谓：“脾为孤脏，中央土以灌四傍……其不及，则令人九窍不通。”迄今仍有其重要临床价值。隋·巢元方《诸病源候论·卷二十九》认为：“肺主气，其经手太阴之脉也，其气通鼻。若肺脏调和，则鼻气通利而知香臭；若风冷伤于脏腑，而邪气乘于太阴之经，其气蕴积于鼻者，则津液壅塞，鼻气不宣调，故不知香臭，而为齆也。”又曰“因风冷伤肺，津液壅塞而发，治当温肺利湿”。至金元时期，刘完素描述了本病鼻塞交替性症状及其机理，如《素问玄机原病式·六气为病》谓：“火主䐜膹肿胀，故热客阳明，而鼻中䐜胀则窒塞也……盖阳气甚于上，而侧卧则上窍通利而下窍闭塞者，谓阳明之脉左右相交，而左脉注于右窍，右脉注于左窍。故风热郁结，病偏于左则右窍反塞之也。”《东垣试效方·卷五》详论了《黄帝内经》脾胃气虚之病机，如谓：“若因饥饱劳役损伤脾胃，生发之气既弱，其营运之气不能上升，邪害空窍，故不利而不闻香臭也。”并主张在治疗上“宜养胃气，使营运阳气宗气上升，鼻则通矣”。朱丹溪亦谓：“脾气者，人身健运之阳气，如天之有日也，阴凝四塞者，日失其所，理脾则如烈日当空，痰浊阴凝自散。”明·王纶详论了《黄帝内经》风热火邪郁结于肺或阳明经脉之病机，其所撰著《明医杂著》之卷三云：“鼻塞不闻香臭，或但遇寒月多塞，或略感风寒便塞，不时举发者……此是肺经素有火邪，火郁甚则喜得热而恶寒，故遇寒便塞，遇感便发也。”王肯堂《证治准绳》亦谓：“鼻塞不闻香臭，或但遇寒月多塞，或略感风寒便塞，不时举发者，世俗皆以为肺寒，而用解表通利辛温之药不效，殊不知此是肺经素有火邪，火郁甚则喜得热而恶见寒，故遇寒便塞，遇感便发也。”其在治疗上以“清肺降火为主，而佐以通气之剂。”李梴《医学入门》总结了风寒、伏火、痰热等病机，谓“鼻塞须知问久新，鼻窍于肺，而能知香臭者……久则，略感风寒，鼻塞等证便发，乃肺伏火邪，郁甚则喜热恶寒，故略感冒，而内火便发”。

（二）理法精要

《三因极一病证方论》云：“肺为五脏华盖，百脉取气于肺。鼻为肺之阊阖，吸引五臭，卫养五脏，升降阴阳，故鼻为清气道。”若素体肺脾虚弱，起居不慎，复感风邪；或饮食饥饱无常，劳倦太过，脾失健运，聚湿生痰；或嗜食肥甘厚腻辛辣之品，或嗜好烟酒，助湿生热，邪滞鼻窍而发病。其病位在肺，与脾胃等脏腑关系密切。其病理因素不外虚（肺脾气虚）、寒、热、湿、瘀五个方面。肺、脾气虚为本虚，肺气耗伤，则易于感邪；脾胃气虚，则水湿失运，浊邪易于滞留鼻窍。正如《灵枢·百病始生》云："风雨寒热，不得虚，邪不能独伤人……此必因虚邪之风，与其身形，两虚相得，乃客其形。"寒、热、湿多为标实，若病程日久，邪滞不去，则病深入络，脉络痹阻，壅阻鼻窍而为瘀。本病属本虚标实，或虚实并重，或实重于虚，或虚重于实，临证须详察细辨。总之，本病不仅仅是局部的病变，而且是一种全身性疾病，与肺、脾等脏腑功能失常密切相关。

韦师临证论治本病，强调须辨清虚实，分清主次，标本兼治。具体而言，补脾益肺固表为扶正治本之法，多用玉屏风散以"散中寓补，补内兼疏"(《成方便读》)，重用黄芪，以"补肺健脾，实卫敛汗，驱风运毒"(《本草汇言》)。而疏散风邪、宣通鼻窍，散寒、清热、燥湿、化瘀为治标之法。散风邪、宣通鼻窍为治标之基础治法，常用苍耳子散(《济生方》)，重用炒苍耳子，以散风寒，通鼻窍，祛风湿，止痛。正如清·汪昂《本草备要》所谓：苍耳子"善发汗，散风湿，上通脑顶，下行足膝，外达皮肤。治头痛，目暗，齿痛，鼻渊，去刺"。若属风寒外袭，营卫不和者，合桂枝汤，以解肌发表，温经散寒，调和营卫；若热邪客肺者，合苇茎汤，以清热涤浊。倘若热邪弥漫三焦，腑气不畅者，多用升降散，以升清降浊，通达内外，清三焦之热毒；若脾失健运，湿浊内盛者，合平胃散，以燥湿健脾，行气和胃；若病程日久，往往血、水不利，湿、瘀互结者，合当归芍药散(《金匮要略》)，以养血调肝，健脾利湿。韦师常常强调，以上诸法运用须视其脉证，全面权衡，灵活运用。

（三）辨证撷菁

慢性鼻炎病程较长，多有伤风鼻塞反复发作病史，以鼻塞为主要症状。鼻塞呈间歇性或交替性。病变较重者，可呈持续性鼻塞，鼻涕不易擤出，久病者可有嗅觉减退。韦师常根据其病程、病史、症状、舌象、脉象等，四诊合参，以详察细辨。本病属本虚标实。病程较短者，多为虚实并重，或实重于虚；病程长，迁延不愈者，多为虚实并重，或虚重于实。鼻黏膜与鼻甲色淡乏泽，面色不华，平素易于感冒，每逢感冒则发作，神疲乏力，纳差，便溏，舌质淡，脉沉细弱者，多为肺脾气虚；涕、痰清稀，声音重浊，遇寒尤甚，白天稍减，尤以夜间为甚，苔白，脉浮紧或迟者，多为风寒束肺；涕、痰白浊或黄稠，鼻内灼热感，口干，溲黄便秘，舌边尖红，鼻黏膜与鼻甲色红肿胀，脉数者，多为热邪在肺；头昏沉，口黏，不欲饮水，脘闷，舌体胖，边有齿痕，舌苔白厚腻，脉濡或滑者，多为脾湿聚而生痰，壅滞鼻窍；病程日久，鼻黏膜肿胀色黯，鼻甲肥厚，表面凸凹不平，呈结节状或桑椹样变，女性经色紫黯，夹有瘀块，舌质青紫或紫黯，或有瘀点、瘀斑，舌下络脉青紫或紫黑、粗胀或曲张，脉涩，多为邪毒久滞，瘀阻脉络。

二、验案举隅

（一）肺脾气虚，湿热壅塞鼻窍案

李某，男，30岁。2012年12月10日初诊。

主诉：持续性鼻塞时轻时重5年，加重2周。

病史：患者5年来时感鼻塞，反复发作，平素易感冒，屡治未效。2周前因不慎受凉而加重。刻诊：持续性鼻塞，流黄稠涕，鼻内时有灼热感，两眉棱骨胀痛，头昏沉，嗜好辛辣、烟酒，伴纳差，大便干结，3～4日1行，小便短黄，口黏而干，不欲饮水，舌体胖，边有齿痕，舌质淡略黯，边尖红，舌苔白厚腻微黄，脉沉细滑略数。专科检查：鼻黏膜色红肿胀，下鼻甲黏膜肥厚，表面不平，呈结节状，对血管收缩剂1%麻黄素液不敏感，且下鼻道有黏脓性分泌物。鼻窦CT扫描未见异常。西医诊断：慢性肥厚性鼻炎。中医诊断：鼻窒。证属肺脾气虚，湿热壅塞，鼻窍不利。治当标本兼顾，宜补益脾肺固表与燥湿清热、宣肺通窍法并投。予玉屏风散合苍耳子散、升降散加减。

处方：黄芪30g，炒白术15g，防风9g，炒苍术12g，炒苍耳子20g，辛夷花12g，白芷12g，石菖蒲15g，大黄9g，僵蚕12g，姜黄12g，蝉蜕9g，黄芩12g，茯苓15g，炙甘草6g。每日1剂，水煎500mL，分2次温服。嘱其平时避免辛辣、烟酒之品，慎起居。

二诊：服上方14剂后，鼻塞有所减轻，鼻内灼热感消失，纳食增加，大便转畅，1～2日1行，小便调，舌体胖，边有齿痕，舌质淡略黯，舌苔白薄腻微黄，脉沉细略滑。因湿热壅滞之象渐解，故上方减升降散、白芷，加薏苡仁30g，冬瓜仁30g，以助化湿浊之力。

三诊：服上方7剂后，鼻塞等症消失。舌体略胖，舌质略淡，舌苔薄白稍腻，脉沉缓。药已中的，故上方减苍耳子，续服10剂善后。随访1年未复发。

按：《景岳全书》云："大都常塞者多火，暴塞者多风寒，当以此为辨。"《张氏医通》亦谓："暴起为寒，久郁成热。"本案鼻窒历时5年之久，其病机关键显然在于肺脾气弱，而湿热壅滞，鼻窍不畅。故投以玉屏风散补脾益肺固表，以治其本。苍耳子散重用炒苍耳子，"善发汗，散风湿，上通脑顶，下行足膝，外达皮肤"（《本草备要》），而具祛风宣肺通窍之功。然其有辛温助热之弊，故予以升降散清热泄浊通腑，一升一降，"疏其血气，而令条达"（《素问·至真要大论》）。随证加入石菖蒲、黄芩、茯苓、苍术，以助燥湿清热之功。全方标本兼治，使邪去正复，鼻窍畅而窒自消。

（二）肺脾气虚，湿瘀互结鼻窍案

孙某，女，29岁。2013年7月9日初诊。

主诉：鼻塞流涕反复发作7年，加重3周。

病史：7年来时常鼻塞流涕，嗅觉减退，反复发作，平时易感冒，3周前因受凉而加重。刻诊：鼻塞流浊涕，右侧明显，不闻香臭，睡眠时须张口呼吸，面色黯，伴耳鸣重听，倦怠乏力，嗜食肥甘油腻之品，脘闷纳差，便溏，每日2～3次，小便调。经色紫黯，夹有瘀块，舌质黯淡，有瘀点，舌体胖，边有齿痕，舌苔白厚腻，脉沉细涩。专科检查：鼻黏膜肿胀色黯，下鼻甲肥大，表面凸凹不平，呈桑椹样变，以右侧为重，对血管收缩剂1%麻黄素液不敏感，且下鼻道有黏液性分泌物。鼻窦CT扫描未见异常。西医诊断：慢性肥厚性鼻炎。中医诊断：鼻窒。证属肺脾气虚，湿瘀互结，鼻窍不利。治当标本兼顾，宜补脾益肺固表与燥湿化瘀、宣肺通窍法并投。予玉屏风散合苍耳子散、当归芍药散加减。

处方：黄芪 30g，炒白术 15g，防风 9g，炒苍术 12g，炒苍耳子 20g，辛夷花 12g，石菖蒲 15g，当归 20g，白芍 15g，川芎 15g，茯苓 15g，泽泻 12g，炙甘草 6g。每日 1 剂，水煎 500mL，分 2 次温服。嘱其平时慎起居，戒肥甘油腻之饮食，避免劳累。

二诊：服上方 7 剂后，鼻塞流浊涕有所减轻，食欲转佳，大便成形，每日 1 ～ 2 次，脉舌象同前。予原方再投。

三诊：服上方 10 剂后，鼻塞等诸症消失，舌质略黯淡，舌体正常，舌苔薄白略腻，脉沉细。药已中的，故上方炒苍耳子减至 9g，辛夷花减至 6g，继续服 14 剂，巩固疗效，随访 1 年未复发。

按：《血证论》云：“鼻为肺窍……以司呼吸，乃清虚之道，与天地相通之门户，宜通不宜塞，宜息不宜喘，宜出气不宜出血者也。”本案患者长期喜食肥甘油腻之品，脾失健运，以致脾肺气虚，湿浊内蕴之患，久而浊瘀郁滞，鼻窍不利。显然本虚标实已成因果之势，以致衍为痼疾。故予以黄芪、炒白术、防风益气固表，以培其本；炒苍耳子、辛夷花、石菖蒲宣肺、醒脾通窍；当归、白芍、川芎、茯苓、炒白术、炒苍术、泽泻化瘀通络、祛浊利水；炙甘草健脾和中。诸药合用，标本兼治，俾肺脾之气得复，湿化瘀散，鼻窍畅而诸症愈。

（三）肺脾阳虚，寒湿壅滞鼻窍案

王某，男，24 岁。2012 年 11 月 10 日初诊。

主诉：两侧间歇性、交替性鼻塞，伴时流清涕 6 年，加重 1 周。

病史：患者 6 年来鼻塞呈两侧间歇性、交替性发作，时流清涕，屡治未愈，时发时止，夏轻冬重，平素易于感冒，嗜食生冷油腻之品，每逢感冒则发作。1 周前因工作劳累受凉而加重。刻诊：两侧间歇性、交替性鼻塞，时流清涕，遇寒尤甚，白天稍减，尤以夜间为甚，伴畏寒，常自汗出，声音重浊，咳嗽，痰白清稀，耳闷，头微痛，面色不华，纳差，倦怠乏力，

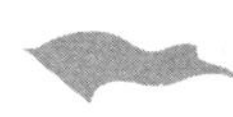

舌质淡，舌体胖，边有齿痕，舌苔白厚腻，脉沉细弱稍迟。专科检查：双下鼻甲黏膜色淡黯而肿胀，对血管收缩剂1%麻黄素液敏感，下鼻道有清涕潴留。鼻窦CT扫描未见异常。西医诊断：慢性单纯性鼻炎。中医诊断：鼻窒。证属肺脾阳虚，营卫不和，寒湿壅滞，鼻窍不利。治当标本兼顾，宜温补脾肺，调和营卫，温化寒湿。予桂枝加附子汤合玉屏风散、苍耳子散、平胃散加减。

处方：制附子（先煎）12g，桂枝12g，白芍12g，黄芪30g，炒白术15g，防风9g，炒苍耳子20g，辛夷花12g，细辛9g，炒苍术15g，厚朴12g，陈皮12g，炒杏仁9g，生姜6片，大枣6枚，炙甘草6g。每日1剂，水煎500mL，分2次温服。嘱其平时慎起居，戒生冷油腻之饮食，避免劳累。

二诊：服上方10剂后，鼻塞、流清涕明显减轻，畏寒，常自汗出亦有所好转，脉象、舌象同前。效不更方，原方再投。

三诊：服上方7剂后，鼻塞、流清涕等症消失。舌质略淡，舌体正常，舌苔薄白略腻，脉沉细。药已中的，故上方减细辛、炒苍耳子，继服10剂善后，随访1年未复发。

按：本案患者平素喜食生冷油腻之品，久致肺脾气虚，寒湿壅滞，鼻窍不利，而病情迁延难愈。此即明·薛己注《明医杂著》所云："若因饥饱劳役所伤，脾胃升发之气不能上升，邪害空窍，故不利而不闻香臭者，宜养脾胃，使阳气上行则鼻通矣。"故投桂枝加附子汤，以温补脾肺，调和营卫；玉屏风散"散中寓补，补内兼疏"，补脾益肺固表以扶正治本；苍耳子散散风宣肺通窍；平胃散燥湿健脾；配炒杏仁宣中有降，调畅肺气；细辛疏风散寒，宣肺通窍。诸药合用，曲尽配伍之妙，切中病机，标本兼治，而顽疾渐除。

第十八节　梅尼埃病

梅尼埃病一般是指内耳膜迷路积水所致的非炎症性疾病，曾称美尼尔氏病。临床多以突然发作的旋转性眩晕、波动性听力下降、耳鸣和耳闷胀感为主要特征。眩晕持续时间多为数10分钟或数小时，最长者不超过24小时，闭目时症状可减轻，头部的任何运动都可以使眩晕加重。常伴恶心、呕吐、面色苍白、出冷汗、血压下降等自主神经反射症状。患者意识始终清楚，眩晕发作后可转入间歇期，症状消失，间歇期长短因人而异，数日到数年不等。眩晕发作次数越多，每次发作持续的时间越长，间歇期越短。本病的病因尚未完全阐明，目前认为各种感染因素、损伤（机械性损伤或声损伤）、耳硬化症、梅毒、过敏、肿瘤、白血病、自身免疫病与遗传因素等，皆可发病。患者多数为中、青年人，性别无明显差异。目前梅尼埃病的诊断主要依据病史、全面的检查和仔细的鉴别诊断，排除其他可能引起眩晕的疾病后，方可做出临床诊断。本病大抵属于中医学“真眩晕”“耳眩晕”等范畴。

一、临证思维

（一）思维溯源

早在《黄帝内经》即记述了本病的临床症状，如《素问·至真要大论》云：“厥阴之胜，耳鸣头眩，愦愦欲吐，胃膈如寒。”《灵枢·大惑论》云：“脑转则引目系急，目系急则耳眩以转矣。”并指出上虚、肾精不足和上气不足、肝风为其主要病机，前者如《灵枢·卫气》云：“上虚则眩。”《灵枢·口问》谓：“上气不足，脑为之不满，耳为之苦鸣，头为之苦倾，目为之眩。”《灵枢·海论》云：“髓海不足，则脑转耳鸣，胫酸眩冒，目无所视。”后者如《素问·至真要大论》云：“诸风掉眩，皆属于肝。”东汉·张仲景提出痰饮致眩之说，如《金匮要略·痰饮咳嗽病脉证并治》篇云：“心下有痰饮，胸胁支满，目眩，苓桂术甘汤主之。”“心下有支饮，其人苦冒眩，泽泻汤主之。”隋代《诸病源候论·目眩候》指出：“腑脏虚，风邪乘虚随目系入于脑，则令脑转而目系急，则目眴而眩也。”说明眩晕的病因病机系在本虚的基础上外感风邪所致。元·朱丹溪倡痰火致眩之说，如《丹溪心法·头眩》云“无痰不作眩”及“头眩，痰夹气虚并火，治痰为主，夹补气药及降火药。”明·张景岳在《黄帝内经》“上虚则眩”理论基础上，提出下虚致眩之说，强调无虚不作眩，如《景岳全书·眩晕》云:“头眩虽属上虚，然不能无涉于下。盖上虚者，阳中之阳虚也；下虚者，阴中之阳虚也。阳中之阳虚者，宜治其气，如四君子汤……归脾汤、补中益气汤……阴中之阳虚者，宜补其精，如……左归饮、右归饮、四物汤之类是也。然伐下者必枯其上，滋苗者必灌其根。所以凡治上虚者，犹当以兼补气血为最，如大补元煎、十全大补汤诸补阴补阳等剂，俱当酌宜用之。”虞抟在《医学正传·眩运》中指出瘀血致眩的新论。清代叶天士则着重强调肝胆为病。由于眩晕的病因复杂，历代医家在各抒己见、互相补充过程中，对眩晕的认识渐趋完善。

（二）理法精要

韦师认为，本病往往急性发作，症见多端，病因病机复杂。其发病多由内伤所致，病位主要在肝、脾、肾等脏。肾开窍于耳，为先天之本，主藏精生髓，若因先天不足，或因房劳过度，皆能耗精伤髓，致髓海空虚、耳窍失养；由于肝肾同源，若肾之阴精亏虚，水不涵木，肝阳偏亢，上扰清窍，皆可发为本病。脾胃为患，主要与饮食不节，过食肥甘厚味，损伤脾胃有关，或思虑、劳倦伤脾，以致气血生化乏源，气虚则清阳不升，血虚则清窍失养；或脾阳不振，健运失职，无以温化水饮，则致寒水内生、痰饮上犯清窍；或湿聚成痰，清阳不升，浊阴不降；或痰阻经络，致气血运行不畅，瘀阻耳窍，而作眩晕。肝与胆相表里，足少阳胆经循于耳，而肝阳、肝风易上犯空窍，若因情志不舒，恼怒太过，肝失条达，肝气郁结，久而化火伤阴，肝阴耗损，风阳易动，上扰清窍而作眩晕；或阳盛之人，阴阳平衡失其常度，肾阴亏于下，水不涵木，肝阳亢于上，而发为眩晕。临床所见，本病既非单纯风、火、痰之实证，亦非单纯之气血不足、肝脾肾亏虚之虚候，其病理特点多为虚实夹杂，本虚标实。发作期以风、火、痰为主，缓解期以脾肾亏虚为要。

在治疗上，因本病常反复发作，本虚标实，故韦师尤其强调脉证合参，全面权衡，应标本兼顾，补虚泻实，调整阴阳，勿拘一端。缓解期其证偏虚，当以滋肾养肝，益气补血，填精补髓，健脾益气为主；发作期其证偏实，重在平肝潜阳，清火息风，化痰祛瘀等。常须标本兼顾，或在标证缓解后治本，宜缓图而不可求速效。正如《素问·标本病传论》所云："治主以缓，治客以急。"此外，临证用药时应注意，肝阳上亢者勿苦寒伐肝太过，以防伤及正气，肝肾阴虚者勿滋腻太过，以防腻滞脾胃，阻滞气机升降。

（三）辨证撷菁

韦师认为，本病病因复杂，证候繁多，临证应详询病史，细察发病之急缓、病程之长短，以及发病诱因等，首先注重抓突发性旋转性眩晕、听力波动性下降、耳鸣和耳闷胀感等主症，以明确诊断。其次应明辨标本虚实，在急性发作期，其证偏于标实，以风、火、痰证为多见，以眩晕发作较多，耳鸣声音大，听力下降为特征；在缓解期，其证偏于本虚，以髓海不足、气虚、血虚、阴虚诸证为多见，以眩晕发作较少，耳鸣声音小，听力逐渐下降为特征。顽固难愈者，每可出现阳虚、气阴两虚、阴阳两虚之候。其三应进一步辨脏腑病位，若素有耳鸣，眩晕发作时耳鸣加重，听力减退，兼见腰膝酸软，遗精多梦，心烦失眠，记忆力差，手足心热，舌质红苔少，脉弦细数者，为肾精不足；眩晕屡发，耳鸣耳聋，精神萎靡，腰膝酸软无力，面色淡白，四肢逆冷，小便清长，夜尿多，为肾阳虚；若眩晕伴面色皖白，唇甲不华，或食少便溏，少气懒言，神疲倦怠，舌质淡白，脉细弱者，为脾胃气虚，清阳不升；若眩晕伴心下悸动，咳痰稀白，手足不温，舌质淡，苔白润，脉沉细弱者，为脾阳亏虚，痰饮蒙蔽清窍；若眩晕而伴头重如裹，胸中窒闷，呕恶较甚，痰涎多，心悸，纳差，倦怠，舌苔白腻，脉濡滑或弦者，为脾运不健，痰浊中阻；若眩晕时作，耳鸣，听力下降，寐少梦多，神疲乏力，心悸不宁，气短懒言，脘闷纳差，舌质淡，脉细缓者，为心脾两虚；若眩晕常因情绪波动，心情不舒时发作或加重，伴头痛，口苦咽干，目赤，胸胁苦满，少寐多梦，舌质红苔黄，脉弦数者，为肝阳上亢。此外，尚可辨耳部原发病，从而类病鉴别，如脓耳眩晕病，有急性脓耳或慢性脓耳急性发作病史，伴头痛、耳内溢脓等症，眩晕开始较轻，可随病情变化而迅速加剧；药聋（药物中毒性耳聋）多在运用耳毒性药物后渐致眩晕，常伴身体不稳感、口唇发麻等症，耳聋为双侧性，早期即有一侧或双侧前庭功能减退，无反复发作；听神经瘤，多为眩晕渐起，眩晕较轻，伴耳鸣及进行性或突发性听力下降，病侧前庭功能减退或消失，后期可出现面瘫或三叉神经痛。

二、验案举隅

（一）肝脾失调，风痰上扰案

董某，女，57岁。2014年3月1日初诊。

主诉：眩晕反复发作1年余，眩晕突然发作伴耳鸣5小时。

病史：患者于1年前突然出现眩晕，伴耳鸣，耳闷，听力下降，就诊于某市人民医院，经检查诊断为“梅尼埃病”，经治疗症状消失，此后反复发作，时轻时重。刻诊：眩晕如坐舟船，耳鸣耳闷，听力下降，头重如蒙，倦怠乏力，脘胀纳呆，呕恶痰涎较甚，平素嗜食肥甘油腻之品，二便调，舌质淡，舌体胖，边有齿痕，舌苔白腻，脉弦细滑。西医诊断：梅尼埃病。中医诊断：耳眩晕。证属肝脾失调，风痰上扰。治宜化痰息风，健脾祛湿。予半夏白术天麻汤合《金匮要略》泽泻汤化裁。

处方：清半夏12g，炒白术15g，天麻15g，泽泻20g，炒苍术15g，陈皮12g，茯苓20g，川芎12g，石菖蒲15g，白蒺藜30g，炒莱菔子20g，炙甘草3g。每日1剂，水煎400mL，分2次温服。

二诊：服上方3剂，眩晕未作，耳鸣及呕吐痰涎等症明显减轻，舌、脉象同前。效不更方，以巩固疗效。

三诊：服上方10剂，其间眩晕发作1次，但程度较轻，继续服用，耳鸣等症悉除，听力如常。舌质淡，舌体稍胖，舌苔白腻，脉弦细。遂改予健脾化痰为主，佐以平肝息风。

处方：党参 25g，清半夏 12g，炒白术 15g，天麻 12g，泽泻 12g，炒苍术 12g，陈皮 12g，茯苓 15g，石菖蒲 15g，焦山楂 15g，炙甘草 3g。每日 1 剂，水煎 400mL，分 2 次温服。

四诊：服上方 30 剂，以巩固疗效。随访半年未见复发。

按：患者长期饮食不节，嗜食肥甘油腻之品，以致损伤脾胃。脾喜燥恶湿，脾虚不运则聚湿生痰，病程日久，遂致土壅木郁，引动肝风，风痰上扰清空而发病。故治当以化痰息风治标为主，健脾祛湿治本为辅。方中以半夏白术天麻汤（《医学心悟》）健脾燥湿化痰，平肝息风；泽泻汤利水泄浊，健脾祛湿；苍术、炒莱菔子与陈皮、清半夏、茯苓相配，以助燥湿健脾、理气化浊之功；白蒺藜助天麻平肝息风之力；石菖蒲化湿醒脾开窍；川芎活血通络，引气血上行。诸药合用，化痰息风与健脾祛湿兼顾，治标重于治本，诸症乃愈。

（二）痰郁化热，上犯耳窍案

胡某，女，46 岁。2011 年 5 月 17 日初诊。

主诉：眩晕反复发作 2 年余，频繁发作 7 天。

病史：患者于 2 年前突感眩晕，天旋地转，1 周内反复数次，只能紧闭双目静卧，被送往当地医院诊治，诊断为“梅尼埃病”，给予眩晕停等药治疗后好转，此后反复发作，7 天前因情绪激动，眩晕频繁发作，遂来就诊。刻诊：眩晕于 1 周内发作 3 次，自觉天旋地转，伴耳鸣如蝉，口苦心烦，胸痞泛恶，呕吐痰涎，大便黏滞不爽，2 ~ 3 日 1 行，形体肥胖，平素嗜食辛辣油腻之品，舌苔黄厚腻，脉滑数。西医诊断：梅尼埃病。中医诊断：耳眩晕。证属痰郁化热，痰热上犯耳窍，清阳不升，浊阴不降。治宜清化痰热，升清降浊。予黄连温胆汤合升降散化裁。

处方：黄连 12g，胆南星 12g，姜半夏 12g，陈皮 12g，茯苓 15g，枳实 12g，炒白术 15g，竹茹 25g，大黄 12g，僵蚕 12g，蝉蜕 9g，姜黄 12g，天麻 12g，泽泻 20g，炙甘草 3g。每日 1 剂，水煎 400mL，分 2 次温服。

二诊：服上方7剂，眩晕发作1次，大便通畅，每日1行，耳鸣等症亦明显减轻，舌苔黄厚腻，脉滑稍数。上方大黄减至6g，加石菖蒲15g，以豁痰开窍，化湿和胃。

三诊：服上方15剂，眩晕未作，耳鸣等症悉除，舌苔薄腻稍黄，脉稍滑。上方黄连减至6g，竹茹减至12g，继服15剂，以巩固疗效。随访半年未见复发。

按：患者平素嗜食辛辣油腻之品，形体肥胖，属痰湿之体。痰浊蕴积日久，复因情志刺激，郁而化热，以致痰火上犯耳窍，清阳不升，浊阴不降，发为耳眩晕。故投清化痰热，升清降浊之法。方中以黄连温胆汤清化痰热为主，加竹茹以增强清热和胃降逆之功，加白术健脾化湿，以绝生痰之源；升降散升清降浊，其中僵蚕辛咸性平，气味俱薄，轻浮而升，既能清热解郁，又能升清除湿，为阳中之阳；蝉蜕甘咸性寒，升浮宣透，可透达郁热，亦为阳中之阳，二药皆有透郁热之功，而无助热化燥伤阴之弊；姜黄气辛味苦性寒，行气活血解郁，俾气机畅达，热乃透发；大黄苦寒，通腑泄热，擅降浊阴。诸药合用，俾痰化热清，清阳得升，浊阴得降，气血调畅，耳窍得聪而收功。

（三）肾阴阳两虚，湿瘀互结案

吴某，男，47岁。2013年8月6日初诊。

主诉：眩晕、耳鸣时发时止1年余，加重2个月。

病史：患者自述1年前患“梅尼埃病”，虽经多方治疗，病情时发时止，疗效不佳。2个月前，因过度劳累而病情加重。刻诊：眩晕，耳鸣时发时止，发则天旋地转，胸闷纳差，甚则泛恶欲呕，面部时烘热汗出，失眠多梦，健忘，腰膝酸软，畏寒肢冷，大便溏薄而不爽，每日3～4次，小便调，舌质黯淡，舌中细小裂纹，舌体胖，苔白腻微黄，脉沉细稍滑。西医诊断：梅尼埃病。中医诊断：耳眩晕。证属肾阴阳两虚，湿瘀互结，并有化热之象。治当补益肾阴肾阳，健脾燥湿，佐以化瘀清热。予二仙汤合当归芍药散加减。

处方：仙茅12g，仙灵脾15g，仙鹤草60g，山茱萸20g，生牡蛎30g，盐黄柏12g，当归20g，白芍12g，川芎15g，炒白术15g，茯苓15g，泽泻15g，石菖蒲15g，郁金12g，炙甘草6g。每日1剂，水煎500mL，分2次温服。

二诊：服上方14剂，眩晕未作，面部烘热及汗出明显减少，纳食增加，大便成形，1日1行，余症亦较前有所好转。舌质黯淡，舌体胖，舌中细小裂纹，苔白腻，脉沉细。因热象已大减，故上方盐黄柏减至6g，山茱萸减至12g，以寒凉伤中，腻滞脾胃。

三诊：服上方15剂，眩晕未作，舌质淡略黯，舌体略胖，舌中细小裂纹减少，苔薄白腻，脉沉细。效不更方，守方继服20剂，以巩固疗效。随访半年未见复发。

按：肾为五脏六腑之本、水火之宅，寓真阴而涵真阳。《类经附翼·求正录》云："命门水火，即十二脏之化源。故心赖之，则君主以明；肺赖之，则治节以行；脾胃赖之，济仓廪之富；肝胆赖之，资谋虑之本；膀胱赖之，则三焦气化；大小肠赖之，则传导自分。"本案患者由于长期劳累，耗伤正气而肾中阴阳俱损，为本虚之证；后天亦不足，脾虚湿盛，湿瘀互结，有化热之象，而呈标实之证，以致诸症丛生。故阴阳双补、益气健脾与燥湿化瘀法并投，予二仙汤合当归芍药散，加炒苍术、石菖蒲、郁金以燥湿健脾，活血化瘀。诸药合用，阴阳双补、益气健脾以治本，燥湿化瘀以治标，使阴阳平复，湿浊得化，脉络调畅而诸症自除。

第十九节　月经失调

月经失调是月经周期或出血量异常为临床特征的一类疾病，可伴月经前、月经期的腹痛及全身症状。器质性病变或功能失常皆可导致月经失调，如功能失调性子宫出血，系由内分泌调节系统失调所引起的子宫异常出血，内、外生殖器无明显器质性病变，常见于青春期及更年期。功能失调性子宫出血临床分为排卵性和无排卵性两类，以后者为多见。若月经过多，或持续时间过长，或淋漓不断，属不规则子宫出血，常见于子宫肌瘤、子宫内膜息肉、子宫内膜异位症等疾病，或功能失调性子宫出血。闭经分为原发性和继发性两种，凡年龄在18岁以上仍未行经者称为原发性闭经；在月经初潮以后，正常绝经以前的任何时间内（妊娠或哺乳期除外），月经闭止超过6个月者称为继发性闭经。而绝经系指月经停止12个月以上。痛经指行经前后或月经期出现下腹部疼痛、坠胀，伴腰酸或其他不适，分为原发性和继发性两类。原发性痛经指生殖器官无器质性病变，多见于青春期，常在初潮后1 ~ 2年内发病；继发性痛经多由子宫内膜异位症、子宫腺肌病、盆腔炎性等器质性疾病所引起。诊断月经失调需重点排除全身或女性生殖器病理原因引起的出血，如感染、肿瘤、妊娠及相关疾病、生殖道损伤，甲状腺功能异常，以及血液病、肝肾功能衰竭等。月经失调涉及中医学的疾病范围甚广，主要包括月经先期、月经后期、月经先后无定期、月经过多、月经过少（常与经期过短兼见）、经期延长、崩漏、闭经、痛经、经行发热、经行头痛、经行吐衄、经行泄泻、经行乳房胀痛、经行情志异常等。

一、临证思维

（一）思维溯源

《黄帝内经》奠定了月经的生理、病理基础，认为肾气在妇女生理活动中起主导作用。如《素问·上古天真论》云："女子七岁，肾气盛，齿更发长；二七而天癸至，任脉通，太冲脉盛，月事以时下，故有子。……七七任脉虚，太冲脉衰少，天癸竭，地道不通，故形坏而无子也。"明确指出月经的产生是由于肾气盛，天癸至，任通冲盛，血海按时满盈，而化生为经血。天癸随着肾气的盛衰，具有"充盛——孕育——衰竭"的自然规律。东汉·张仲景《金匮要略》"妇人妊娠""妇人产后""妇人杂病"三篇，创立温经汤治月经不调，红蓝花酒治痛经，抵当汤治血瘀经闭，桂枝茯苓丸治癥瘕等，为后人奠定了坚实的临床基础。隋·巢元方《诸病源候论》"妇人病8卷”中，认为冷热失调为“月水不调”的主要原因，“寒则血结，热则血消，故月水乍多乍少，为不调也”。即经闭乃因风冷乘虚入于胞脉，气血凝滞所致。如血结于内，久致“血癥”；风冷与血气相搏可致“月水来腹痛”。南宋·陈自明《妇人大全良方》重视血气、脏腑、冲任与月经的密切关系，书中“调经门”20论，涉及月水不调、月水不通、暴崩、崩中带下、月水不利、月水行与不行等，阐述病机较详，证治方药兼备，对后世医家具有重大影响。

金元四大家的学术争鸣，拓宽了月经病的临床诊疗思路。刘完素《素问病机气宜保命集》主张以寒凉泻火之法以通经，如“女子不月，先泻心火，血自下也”。又认为“妇人童幼天癸未行之间，皆属少阴；天癸既行，皆从厥阴论之；天癸已绝，乃属太阴经也”。这一论述，对少女、中年妇女、绝经期妇女的月经失调，分别从肾经、肝经、脾经论治提供了理论依据。张子和《儒门事亲》总结了“贵流不贵滞”的理论，认为痰水之邪与气血失畅密切相关，常用吐、下法攻逐痰水治月经病变而取效。李杲《兰室秘藏·妇人门》广泛应用补脾升阳除湿、益气补血之法于妇科临床，如其治经漏谓：“皆有脾胃有亏，下陷于肾，与相火相合，湿热下迫，经漏不止……宜大补脾胃而升举血气。”朱丹溪调经以理气治肝为先，力纠时人“但见其紫黑者，作痛者，成块者，率指为风冷，而行温热之剂”之偏见，擅用四物汤化裁。明·万全《万氏妇人科》指出：“妇人经候不调有三：一曰脾虚，二曰冲任损伤，三曰脂痰凝塞。治病之工，不可不审。”临证用药以培补气血，调理脾胃为主，足资临床借鉴。《景岳全书·妇人规》强调冲任、脾肾、阴血与月经存在着密切联系。临证治法多健脾补肾，尤以治肾为主，即所谓“阳邪之至，害必归肾，五脏之伤，穷必及肾，此源流之必然，即治疗之要也”。其组方用药精当，善用调补阴阳之剂。明·李时珍《本草纲目》论述月经的生理、病理颇为精详，如云：“女子，阴类也，以血为主，其血上应太阴，下应海潮。月有盈亏，潮有朝夕，月事一月一行，与之相符，故又谓之月水、月信、月经。……女人之经，一月一行，其常也；或先或后，或通或塞，其病也。”此论对指导本病辨证论治颇有裨益。

清·傅青主的《傅青主女科》主张辨证以肝、脾、肾三脏立论，临证强调肝肾同治，从肝着手，着重补血养肝，且理法严谨，药简效宏，影响久远。

（二）理法精要

韦师分析月经病，强调以气血、天癸的理论为指导，始可执简驭繁。认为胞宫司行经、蓄经、育胎、分娩之职，气血是行经、养胎、哺乳的物质基础。如北宋《圣济总录》云："血为荣，气为卫……内之五脏六腑，外之百骸九窍，莫不假此而致养。矧妇人纯阴，以血为本，以气为用，在上为乳饮，在下为月事。"冲、任、督三脉下起胞宫，上与带脉交会，与十二经脉相通，并存蓄十二经之气血，而为联络脏腑、运行气血的通路。天癸源于先天，藏之于肾，受肝之阴血和脾胃运化之水谷精微的滋养，是一种能促进人体生长、发育和生殖的物质，故与肾、肝、脾胃密切相关。月经病的病机特点为肾、肝、脾三脏受损，气血不和，冲任失调。如肾气不足，冲任不固，封藏失职或血海失司，蓄溢失常，可致月经过多、经期延长、月经先后无定期、崩漏；肾阴亏损，精亏血少，可致月经后期、月经过少、闭经、经断前后诸证；肾阴虚内热，迫血妄行，可致月经先期、崩漏等。如情志不遂，肝郁血滞，冲任失畅，血海蓄溢失常，可致月经先后无定期；冲任失畅，胞脉阻滞，可致痛经、闭经等。如脾气虚衰，冲任不固，血失所摄，可致月经先期、月经过多、崩漏等；气血化源不足，冲任血虚，可致月经后期、月经过少、闭经等。总之，本病机理复杂，常虚实相兼，因果相干，气血同病，肾、肝、脾等脏受累。

韦师论治月经病，首重调气血、健脾、益肾、疏肝之法。调理气血须辨明气病、血病，若病在气者，应以治气为主，治血为辅；若病在血者，应以治血为主，治气为辅。清·林珮琴《类证治裁·调经论治》云："盖女善郁，木失条畅，枝叶萎悴，肝不藏血，经之所由不调也。"清·叶天士《临证指南医案·淋带案》亦云："女子以肝为先天"。因此，健脾、益肾、疏肝三法，须以疏肝柔肝为着眼点。"血之资根在于肾，血气滋生赖于脾，血之藏纳归于肝，三者并重，乃先天之体耳"（《女科折衷纂要》）。所以，健脾、益肾、疏肝之法也寓调理气血之义。益肾在于填补精血为主，并根据阴阳之不足，或以滋阴为主，或以温阳为主，但滋肾阴之品不宜过于阴柔，温肾阳之品不宜过于温燥，务使肾中阴平阳秘，水火既济，精血俱旺，冲任因而通、盛；补脾在于助气血之化源，以健脾升阳为主，佐以燥湿和胃，俾气血充盛，则统摄有权；疏肝重在理气解郁，佐以养血柔肝，以刚柔相济，使气血调畅，血海静谧而蓄溢有常。然理气之药不可过于温燥，以免耗伤阴血。

其次，据经前、经期、经后的不同阶段，分别施以疏、通、补之法。经前血海充盈，宜疏理气血，不宜盲目壅补，以免滞塞冲任；经期血室正开，治之当以“通”字立法，以因势利导，调畅气血，率不可过用寒、热、辛散之药，以免气血郁滞或耗伤气血。诚如明·方谷《医林绳墨大全》所云:“经水之行，常用热而不用寒，寒则必留其血，使浊秽不尽，带、淋、瘕、满所由作矣。”经后血海因泻溢而骤虚，宜调补肝肾之精血、脾胃之气血以治其本，勿峻攻其邪。

再次，权衡月经病与他病的先后，必伏其所主，而先其所因。“妇人有先病而致经不调者，有因经不调而后生诸病者，如先因病而后经不调，当先治病，病去则经自调；若因经不调而后生病者，当先调经，经调则病自除”(《女科经纶》)。临证所见，如湿热带下，兼月经不调者，则当先治带下，带下愈而经自调；因崩漏而致心悸、怔忡、眩晕、失眠等症者，必先审因止血，俾血止而悸、眩诸症自宁。总之，诸法运用之要，当视其脉证，全面权衡，勿拘一端。

（三）辨证撷菁

月经病病因复杂，证候繁多。其辨证主要依据月经的周期、行经天数，及血经的量、色、质、气味的改变，并应详询病史，参合兼症、体征、年龄等，辨其寒、热、虚、实，在气在血，在何脏腑。韦师以“大方脉”的深厚功力，结合妇科病的特点，将其归为“月经病八辨”，可谓曲尽其详。一从经期辨：周期提前，多属血热或气虚；周期后延，多属血虚或血寒；周期先后不定，多属肝郁或肾虚；经期延长，多属气虚或血热；经期缩短，多属血虚或虚寒。二从经量辨：经量多，多属血热或气虚；经量少，多属血虚、肾精亏虚或血寒，而经量少，色淡质黏，或夹杂黏液，常伴周期后延，病久则“数月而经一行，及为浊为带之经闭，为无子之病”者，为“脂痰凝塞”而“血海之波不流”之证（《万氏妇人科》）。三从经色辨：经色鲜红或紫红，多属血热；经色淡红，多属气虚或血虚；经色紫黯，多属血瘀。四从经质辨：经质黏稠，属实、热；经质清稀，属虚、寒；夹紫黯血块者，属血瘀。五从气味辨：气味腥臭，多为寒证；气味臭秽，多为阳盛血热之证；气味恶臭难闻，属瘀血败浊之险恶证候。六从兼症辨：若疼痛在经前或经期者，多为实证；痛在经后者，多属虚证；疼痛时作时止，憋胀走窜甚于痛者，多为气分之郁滞；疼痛持续而痛处固定，疼痛甚于憋胀走窜者，多为血分之瘀阻；疼痛得热痛减者为寒证；疼痛而得热痛增者为热证；疼痛喜按者为虚证；疼痛拒按者为实证。七从年龄辨：少女，或伴腰膝酸软，头晕耳鸣者，多责于肾；中年妇女，或伴郁郁寡欢，胸胁胀痛者，多责于肝；绝经期妇女，或伴食欲减退，神疲乏力者，多责于脾。八从脉象辨：正值经期，脉多滑利；若洪大滑数者为血热；沉迟而细者为内寒血虚；细而数者为阴虚血热；脉沉迟微弱者为肾虚；脉滑缓或沉缓者，为湿浊内阻。

以上所述乃月经失调辨证的一般规律，然“兵无常势，水无常形”，故应辨证求因，知常达变，切勿胶柱鼓瑟，偏执一端。

二、验案举隅

（一）脾虚湿盛，瘀热闭阻案（月经先期）

于某，女，38岁。2012年11月9日初诊。

主诉：月经先期2年。

病史：11岁初潮，月经3～5/27～32。2年前正值经期，用冷水洗衣服，加之疲劳，此后每次月经均提前7天左右。虽经多方诊治，仍时轻时重，缠绵未愈。刻诊：末次月经为2012年11月2日，行经5天，经量较少，色黯，小血块较多，经前1周外阴潮湿而瘙痒，脘闷纳差，倦怠乏力，大便黏滞不爽，1～2日1行，小便色黄，气短乏力，带下色黄。舌质淡略黯，有瘀点，舌体肥胖，边有齿痕，苔白厚腻根部微黄，脉沉弦略数。诊断：月经先期。证属脾胃气虚，湿郁化热，湿热瘀血闭阻胞宫。治当本虚与标实兼顾，宜益气健脾与燥湿清热、活血调经法并投。予完带汤合桃红四物汤加减。

处方：柴胡12g，白芍12g，炒苍术15g，炒白术15g，车前子（包煎）15g，炒荆芥12g，桃仁12g，红花12g，当归20g，川芎15g，益母草30g，枳壳12g，鱼腥草30g，炙甘草6g。每日1剂，水煎500mL，分2次温服。嘱其忌辛辣、油腻、生冷，慎起居。

二诊：服上方7剂，大便转畅，每日1行，小便色黄、倦怠乏力等症亦有好转，舌、脉象同前。效果不更方，予原方再投。

三诊：上方服至14剂，月经至，经量中等，色略黯，血块减少，行经5天。经前未见外阴潮湿瘙痒，诸症皆大有好转。于经净后守上方加减。服至24剂后，经期、量、质均正常。随访半年未见复发。

按：月经先期，多责之于气虚或血热。而本案既见倦怠乏力，舌质淡，边有齿痕，又有经少而黯，小血块较多，外阴潮湿而瘙痒，大便黏滞不爽，小便色黄，舌质略黯，有瘀点，舌苔白厚腻根部微黄，脉沉弦数，其病机显属脾胃气虚，湿郁化热，湿热瘀血闭阻胞宫。治当益气健脾顾本，与燥湿清热、活血调经治标并重，俾祛邪而不伤正，扶正而不恋邪。完带汤（《傅青主女科》）疏肝健脾，祛湿止带，其原治脾虚肝郁，带脉失约，湿浊下注之带下病。然韦师用方不拘一格，强调“治病必求于本”，认为凡脾虚湿盛，而又有肝气郁滞之症者，皆可加减用之；合桃红四物汤加减，以活血化瘀而调经；随证加入枳壳、益母草、鱼腥草，以增强理气化瘀，清热泄浊之功。

（二）肝脾失调，湿瘀化热案（月经后期）

陈某，女，33岁。2012年6月3日初诊。

主诉：月经后期1年。

病史：13岁初潮，月经4～6/27～30。1年前因工作所愿不遂，渐致郁郁寡欢，以致月经后期，月经周期40天左右。虽经中西医调理治疗，病情时轻时重，反复发作。刻诊：末次月经为2012年5月20日，行经7天，经量稍少，色紫黯，血块较多，白带偏多而色黄，气味臭秽，腰膝酸痛，胸闷，善太息，夜寐不安，纳可，二便调，舌质略淡，有瘀点，苔薄白腻微黄，脉沉弦细。诊断：月经后期。证属肝脾失调，气血郁滞，湿瘀化热，阻于胞宫。治当疏肝健脾，燥湿清热，活血化瘀。予丹栀逍遥散合当归芍药散改汤加减。

处方：柴胡12g，白芍12g，牡丹皮12g，栀子9g，茯苓20g，炒白术12g，枳壳12g，郁金12g，当归15g，川芎12g，益母草30g，炒薏苡仁30g，鱼腥草30g，炒王不留行9g，炙甘草6g。每日1剂，水煎500mL，分2次温服。嘱其调畅情志。

二诊：服上方7剂，失眠好转，少腹微胀痛，腰膝酸痛日甚，颇似月经来潮之兆，遂于上方去牡丹皮、栀子之寒凉，重用当归至20g，川芎至15g，炒王不留行至15g，以引血下行。

三诊：上方服至6剂，经至而畅，量增如常，色转正红，血块亦少，行经6天。于经净后，上方加党参15g，以补益气血。

四诊：服至28剂后，经期、量、质均正常。随访半年未见复发。

按：孙思邈《千金要方》云："女人嗜欲多于丈夫，感病倍于男子，加以慈恋、爱憎、嫉妒、忧恚、染着坚牢，情不自抑，所以为病根深，疗之难瘥。"本案病因为所愿不遂，执拗偏急，情志不畅，以致肝脾失调，气血郁滞，湿瘀化热，阻于胞宫而月经后期。韦师初诊以逍遥散合当归芍药散化裁，以疏肝健脾，化瘀祛湿；配牡丹皮、栀子、益母草，以凉血、行血；伍郁金、炒王不留行、枳壳，以增强理气活血之效；炒薏苡仁、鱼腥草，以利水渗湿、泄浊解毒。二诊于月经来潮先兆之时，适时重用理气活血药，以引血下行。全方配伍严谨，且论治次第井然，故收全功。

（三）肝郁脾虚，湿毒蕴结案（月经过多）

崔某，女，36岁。2013年8月23日初诊。

主诉：月经量多半年余。

病史：12岁初潮，既往月经3～5/26～29天。半年来，每次月经均延期3～7天，经行约10天，经量多而色偏黯。就诊时正值经期第3天，小腹胀痛，腰骶酸痛，口苦咽干，形体丰腴，颜面油垢，有散在绿豆样大小的疖肿，色黯红，善急易怒，纳可，小便短黄，大便稍干，带下有黏丝，舌体胖，舌质淡，边尖红，苔黄腻，脉弦数。诊断：月经过多。证属肝郁脾虚，湿毒蕴结胞脉。治当疏肝健脾，清化湿毒。予逍遥散改汤合五味消毒饮加减。

处方：柴胡12g，白芍12g，郁金12g，当归15g，茯苓20g，炒白术15g，党参25g，野菊花15g，蒲公英30g，紫花地丁20g，土茯苓30g，枳壳12g，炙甘草6g。每日1剂，水煎500mL，分2次温服。嘱其调畅情志，避肥甘厚味。

二诊：上方服至3剂时，经量明显减少，服至5剂时经净，月经色稍黯。服至12剂时小腹胀痛，腰骶酸痛消失，口苦咽干，颜面油垢及疖肿明显好转。遂于上方减野菊花、紫花地丁，继续服用。

三诊：守方服至15剂，经至如常。随访半年未见复发。

按：本案月经量多达半年之久，若套用"固冲汤"或"固经丸"等固崩扶正之剂治之，循规蹈矩，则难以取效。韦师精于辨证，认为本案病机为肝郁脾虚，湿毒蕴结，损伤胞脉。故予逍遥散配郁金，以疏肝理气，健脾燥湿；用五味消毒饮之蒲公英清热解毒，兼能泻下焦之湿热，其与紫花地丁相配，善清血分之热结；野菊花入肝经，专清肝胆之热毒。三药有清热解毒之功，而无苦寒直折，凝滞血脉之弊。土茯苓"利湿去热，能入络，搜剔湿热之蕴毒"（《本草正义》）。如此配伍，则气血同清，中、下焦并治，兼能利湿泄浊。本案虽有月经色偏黯，疖肿色黯红等瘀象，但其病机关键系湿毒蕴结胞脉，俾湿毒除则气血畅，故韦师强调，治疗月经过多若非瘀血所致，不可贸然用化瘀止血法，以免加重出血。

（四）气滞血瘀，痰阻胞宫案（痛经）

张某，女，18岁。2012年11月8日初诊。

主诉：痛经5年。

病史：12岁初潮，既往月经4～6/26～30天。自述于5年前即出现痛经，虽经中西药治疗，未获显效，有时须注射“止痛针”方安。刻诊：月经来潮1天，小腹疼痛难忍，经行不畅，色黯，血块较多，块出痛减，伴胸胁及乳房胀痛，形体略胖，时感头晕沉，纳可，大、小便调，性情易急躁，嗜好肥甘厚味，舌质淡略黯，有瘀点，苔薄白腻，脉弦。诊断：痛经。证属肝气郁滞，痰瘀互结，冲任不调。治宜疏肝理气，活血化瘀，佐以燥湿化痰。予二陈月舒笑痛方加减。

处方：香附12g，延胡索12g，制没药12g，当归15g，川芎15g，生蒲黄（包煎）12g，五灵脂（包煎）12g，清半夏12g，陈皮12g，茯苓15g，炙甘草6g。每日1剂，水煎400mL，分2次温服。嘱其饮食宜清淡，并调畅情志。

二诊：服上方5剂，小腹疼痛消失，经行较畅。上方减制没药、生蒲黄、五灵脂，加白术12g，白芍12g，以增强益气养血之效。此方服至下次经期前5天，开始服首诊方，服至经净。

三诊：此次月经如期来潮，疼痛未作，经量、经质均正常。随访半年，月经均应期而至，无不适。

按：痛经系周期性发作疾病，“凡经来腹痛，腹痛经后气血弱，痛在经前气血凝，气滞腹胀血滞痛”（《医宗金鉴》）。因此，治疗痛经要顺应胞宫的充盈或亏虚，因时而治，“痛”时治标，“不痛”时治本。本案属肝气郁滞，痰瘀互结，冲任不调所致，月经期尤其要注意调理冲任气血。调气重在疏肝，使气顺血和，冲任通畅，其痛自止。月舒笑痛方系韦师治疗痛经的经验方，该方合二陈汤即为二陈月舒笑痛方。因本案无肾虚寒凝之象，故减肉桂、小茴香、白果之益肾祛寒。方中香附疏肝理气，尤善行下焦气滞，调血中之气，为调经止痛之妙品；当归、川芎养血活血，而川芎为“血中之气药”，辛温走窜，功擅行气活血止痛，以增强活血止痛之功；

蒲黄、五灵脂、没药、延胡索活血化瘀，通经止痛。方中对活血化瘀药的运用，以川芎、延胡索等功善活血，尤擅止痛者为首选。同时，此两味药，既有活血之功，又有行气之效，故为理气活血，调经止痛的必用之品。辅以二陈汤燥湿运脾，兼能理气，即《丹溪心法》所云："善治痰者，不治痰而治气。气顺则一身之津液亦随气而顺矣。"本方药简而效宏，俾气行痰化，冲任、胞宫气血调和，而疼痛自愈。

（五）脾肾阳虚，湿瘀互结案（闭经）

蔡某，女，38 岁。2014 年 4 月 25 日初诊。

主诉：停经 5 月。

病史：14 岁初潮，月经 3 ～ 5/27 ～ 29 天。平素饮食不节，缺乏运动锻炼，月经 2 ～ 3 月 1 行，经行 2 ～ 4 天，未曾治疗。近 5 月来月经未行，经用西药治疗，未获显效。刻诊：小腹寒冷，带下清稀量多，腰膝酸软，倦怠乏力，素体瘦弱，脘闷纳差，大便溏薄，夜尿稍频，舌质黯淡，有瘀斑，舌体胖，边有齿痕，苔薄白腻，脉沉细无力。诊断：原发性闭经。证属脾肾阳虚，湿瘀互结，冲任不调。治当本虚与标实兼顾，温肾健脾与燥湿化浊、活血通经法并投。予右归丸合当归芍药散改汤加减。

处方：制附子（先煎）12g，鹿角胶（烊化）12g，炮姜 12g，熟地黄 12g，山茱萸 12g，山药 20g，菟丝子 25g，仙灵脾 15g，炒白术 15g，茯苓 20g，陈皮 15g，当归 20g，川芎 15g，桃仁 12g，红花 12g。每日 1 剂，水煎 500mL，分 2 次温服。嘱其节饮食，注意保暖。

二诊：服上方 30 剂，小腹寒冷，带下清稀量多，腰膝酸软，倦怠乏力皆减轻，饮食增加，大便仍溏，脉、舌象同前。上方减制附子，加炒苍术 15g，炒薏苡仁 30g，再投。

三诊：服上方 23 剂，诸症基本消失，经水始行，行经 3 天，量少色黯，血块少许。遂改服成药右归丸，以巩固疗效。治疗 27 天后，诸症消失，经水再潮如常。随访半年未见复发。

按：本案患者月经 14 岁初潮，素体瘦弱，显属先天禀赋不足，加之平素饮食不节，缺乏运动锻炼，脾肾阳气渐衰，阳虚则水津不布，血行迟滞，以致湿聚成痰，寒凝血瘀，湿瘀互结，阻滞胞脉，发为闭经之患。诚如《金匮要略·妇人杂病脉证并治》所云："妇人之病，因虚积冷结气，为诸经水断绝，至有历年，血寒积结胞门。"治宜温补脾肾以治其本，燥湿化痰、活血化瘀并用以治其标。方中以附子、鹿角胶、菟丝子、仙灵脾、炮姜温肾暖脾，祛寒除湿；熟地黄、山茱萸、山药滋阴益肾，于阴中求阳，并防诸温热药损阴之弊；当归、川芎、桃仁、红花，活血祛瘀通经而不耗伤阴血；白术、茯苓、陈皮，益气健脾，燥湿化痰。全方配伍严谨，标本并重，使阳复寒散，湿浊得化，胞脉通畅而获愈。

第二十节　围绝经期综合征

围绝经期综合征以往称"更年期综合征"，是指妇女在围绝经期或其后，因卵巢功能逐渐衰退或丧失，以致雌激素水平下降所引起的以自主神经功能紊乱、代谢障碍为主的一系列症候群。围绝经期综合征最典型的症状是血管舒缩综合征，如潮热、面部潮红等。多发生于 45 ~ 55 岁，大多数妇女可出现轻重不等的心悸、眩晕、头痛、失眠、耳鸣等症状，还可出现注意力不易集中、情绪波动大、激动易怒、焦虑不安，或情绪低落、抑郁，不能自我控制情绪，记忆力减退等症状。或在绝经过渡期症状已开始出现，持续到绝经后 2 ~ 3 年，少数患者可持续到绝经后 5 ~ 10 年症状才有所减轻或消失。月经改变主要为月经周期延长，经量减少，最后绝经；或月经周期不规律，经期延长，经量增多，甚至大出血或淋漓不尽，逐渐减少而停经，部分患者需要接受治疗；或月经突然停止，但较少见。绝经可分为自然绝经和人工绝经两种。自然绝经指卵巢内卵泡用尽，或剩余的卵泡对促性腺激素丧失反应，卵泡不再发育和分泌雌激素，不能刺激子宫内膜生长，导致绝经。人工绝经是指手术切除双侧卵巢或用放射治疗和化疗等方法停止卵巢功能。人工绝经者往往在手术后 2 周即可出现围绝经期综合征，术后2个月达高峰，可持续2年之久。围绝经期妇女如果得不到及时正确的治疗和调养，易患骨质疏松、子宫肌瘤、卵巢囊肿、冠心病、高血压病、冠状动脉粥样硬化、糖尿病等疾病，而且有乳腺癌、宫颈癌、宫体癌、卵巢癌肿等妇科肿瘤的易发倾向。本病大抵属于中医学“绝经前后诸证”的范畴，在古代医籍多散见于“年老血崩”“老年经断复来”“脏躁”“百合病”等病证中。中医药治疗本病方法多样，简便易行，疗效肯定，具有独特优势。

一、临证思维

（一）思维溯源

早在《黄帝内经》中就明确指出了本病的形成与肾气渐衰、冲任二脉亏虚，天癸渐竭、月经将断有密切关系。如《素问·上古天真论》云：“女子七岁，肾气盛，齿更发长。二七而天癸至，任脉通，太冲脉盛，月事以时下，故有子……七七任脉虚，太冲脉衰少，天癸竭，地道不通，故形坏而无子也。”明确指出肾气对妇女的生长、发育、衰老的重要意义，这是妇女正常的生理变化。但由于素体差异及生活环境、社会因素等的影响，不能适应这个阶段的生理过渡，使阴阳二气不平衡，脏腑气血不相协调，从而出现一系列的证候。东汉·张仲景《金匮要略·妇人杂病脉证并治》提出“脏躁”病名，谓“妇人脏躁，喜悲伤欲哭，象如神灵所作，数欠伸”。认为其病机为心阴不足，肝气失和，心神失养，故用甘麦大枣汤，以养心安神，和中缓急。《金匮要略·百合狐惑阴阳毒病脉证并治》又提出“百合病”病名，谓“百合病者，百脉一宗，悉致其病也。意欲食复不能食，常默然，欲卧不能卧，欲行不能行，饮食或有美时，或有不用闻食臭时，如寒无寒，如热无热，口苦小便赤，诸药不能治，得药则剧吐利，如有神灵者，而身形如和，其脉微数”。认为其病邪少虚多，属阴虚内热之证，而以百合地黄汤以养肺益心，生津清热。宋·陈自明《妇人大全良方》最早提出“老年经断复行”之候。有关其病机，宋·齐仲甫《女科百问》认为："劳伤过度，喜怒不时，经脉虚衰之余又为邪气攻冲。"清·傅青主《女科产后编》提出本病"责之肝不藏，脾不统或精过汇而动命门之火，或气郁甚而发龙雷之火所致，二火交发，血乃奔也"。吴谦等所辑著《医宗金鉴·妇科心法要诀》提出当"审其故，邪病相干随证医"。并附录血热者用芩心丸或益阴煎，肝不藏血或忧思伤脾，脾不摄血者，宜逍遥、归脾斟酌用之等方药供参考。

（二）理法精要

韦师认为，肾气渐衰，阴阳失衡是围绝经期综合征发病的基础。肾为五脏六腑之本，水火之宅，寓真阴而涵真阳。"五脏之阴气，非此不能滋；五脏之阳气，非此不能发"（《景岳全书·传忠录》）。肾所藏之精气为生命的物质基础，在人的生、长、壮、老、已过程中起主导作用。女子一生经历了经、孕、产、乳等诸多暗伤阴血的时期，年届七七，肾中精气渐衰，天癸竭，任冲脉衰少，地道不通，经水断绝，生殖机能逐渐减退以致丧失。由于肾之阴阳失衡，可渐致肾阴虚、肾阳虚，或肾阴阳两虚，故肾虚为致病之本，可以涉及多脏而发病。若素体阴虚或产乳过多，精血耗伤，天癸渐竭，而肾阴亏虚；阴虚则阳失潜藏，或水不涵木可致肝阳上亢，或水不济火则心肾不交，故肾阴虚临床多兼有肝肾阴虚，心肾不交。若月经将绝，肾气渐衰，命门火衰，虚寒内盛，脏腑失于温煦，冲任失养，而致经断前后诸证，且常伴脾肾阳虚。肾为水火之宅，内藏元阴元阳，阴阳互根，故肾阳不足，日久阳损及阴；同样肾阴不足，日久也可阴损及阳，从而导致肾阴阳两虚之诸多症状。不论其临床表现涉及何脏，其病机都离不开肾阴阳失衡，冲任失调，气血不和，导致心、肝、脾等多脏器发生病理改变，如肝肾阴虚、脾肾阳虚、心脾两虚、心肾不交、水不涵木、土壅木郁、肝郁脾虚等，并可引起肝阳上亢、气郁化火、痰热上扰、气滞血瘀、痰气郁结一系列病理演变，乃至相因为患。总之，其病位主要在肾，涉及心、肝、脾等脏以及冲任二脉。

在治疗上，韦师强调重在燮理肾之阴阳，调补冲任。临证之时须针对本病本虚标实的特点，辨明虚实，分清主次，标本兼治。首先注重补肾。因肾中精气不足，往往表现为阴虚或阳虚，亦或为阴阳两虚。故应根据肾之阴阳偏盛偏衰，而分别侧重滋肾或温补，或阴阳双补。其次，应结合所累及的脏腑，调理心、肝、脾等脏腑功能，或养心安神，或疏肝解郁，或平肝潜阳，或健脾燥湿，或化瘀通络，以平衡肾之阴阳，调补冲任，调和气血。用药宜平和，贵在少而精，持之以恒，勿急于求成，量大则适得其反，使阴阳失去平衡，而易加重病情。同时注意祛寒不宜过于辛热，以防耗气伤津；清热不宜过于苦寒，以防寒中败胃。因本病多以本虚为主，更不可妄用克伐，以免犯虚虚之戒。还应辅以心理疏导，运动锻炼等，以提高疗效。

（三）辨证撷菁

韦师认为，围绝经期综合征之病因复杂，证候虽然繁多，但多以潮热、面部潮红、汗乍出乍止为共性。肾阴虚、肾阳虚、肾阴阳两虚、肝阴血虚、脾气不足等为其本虚；肝气郁滞、湿瘀互结、风痰上扰等为其标实，虚实错杂。所以其辨证关键，在于权衡本虚标实证候之偏重，以务求其要。如兼失眠多梦，五心烦热，头晕耳鸣，腰膝酸软，舌质红，少苔，脉细数者，为肾阴虚；兼腰膝酸软而痛，畏寒肢冷，尤以下肢明显，精神萎靡，夜尿增多，小便清长，或面目、肢体浮肿，下半身为甚，舌质淡，或舌体胖嫩，苔白或滑，脉沉迟弱者，为肾阳虚；肾阴虚、肾阳虚并见者，为肾阴阳两虚；兼头晕目眩，耳鸣，面白无华，爪甲不荣，失眠多梦，视物昏花，舌质淡，苔白，脉弦细者，为肝阴血虚；兼倦怠乏力，少气懒言，食少腹胀，食后尤甚，大便稀溏，面色萎黄，舌质淡，苔白，脉缓弱者，为脾气不足；兼胸胁胀闷窜痛，胸闷喜太息，情志抑郁，善急易怒，脉弦者，为肝气郁滞；兼胸脘痞闷，时或疼痛不适，痛有定处，拒按，常在夜间加剧，腰膝酸痛，纳差，便溏，舌质紫黯，或见瘀斑、瘀点，舌体胖大，边有齿痕，舌下络脉紫黯，舌苔厚腻，脉细涩者，为湿瘀互结；兼头晕目眩，头重如裹，胸膈痞闷，纳差，泛恶欲吐，舌苔白腻，脉弦滑者，为风痰上扰。如此明其病机，指导临床辨证，方可执简驭繁。

二、验案举隅

（一）脾肾气阴两虚，湿瘀互结案

韩某，女，52岁。2009年8月4日初诊。

主诉：心悸，多汗乏力，时轻时重6年，加重2周。

病史：患者于6年前绝经，继而渐见心悸，多汗乏力，时轻时重，西医诊断为“心脏神经官能症”，经中西医治疗乏效，病情时轻时重，2周前因工作劳累而加重。刻诊：心悸不安，胸闷，时或隐痛不适，汗乍出乍止，面部潮红，疲乏无力，气短懒言，烦躁，腰膝酸痛，手足心热，伴纳差，便溏，舌质黯淡略红，舌下络脉紫黯，舌体肥胖，边有齿痕，苔薄白腻，脉沉细稍数。心电图检查无异常。西医诊断：围绝经期综合征。中医诊断：绝经前后诸证。证属脾肾气阴两虚，湿瘀互结。治宜补脾肾益气阴，活血利湿。予参芪地黄汤合当归芍药散加减。

处方：黄芪25g，党参15g，熟地黄15g，山茱萸12g，炒山药20g，茯苓15g，牡丹皮10g，炒白术15g，泽泻12g，当归15g，白芍12g，川芎12g，红花12g，女贞子20g，旱莲草20g。每日1剂，水煎500mL，分2次温服。

二诊：服上方10剂，心悸，汗乍出乍止，面部潮红好转，胸闷消失，仍手足心热、烦躁，脉舌象同前。上方易熟地黄为生地黄15g。

三诊：服上方14剂，心悸，汗乍出乍止，面部潮红基本消失，乏力、手足心热、烦躁好转，舌质稍红，边有齿痕，舌下络脉青紫，苔薄白，脉沉细。效不更方，守方加减调理3周，诸症悉除，随访半年未复发。

按：沈金鳌《妇科玉尺·求嗣》引万全语曰：“男子以精为主，女子以血为主。”本案患者年逾半百，已绝经6年，其肾气显然已衰，天癸已竭，精血亏虚，血不养气，以致脾肾气阴两虚。脾气虚弱，湿浊渐生，阻滞气机，则血行瘀滞，脉络不畅。故投以参芪地黄汤补脾益肾，气阴双补；当归芍药散燥湿健脾，活血利湿；女贞子“益肝肾，安五脏，强腰膝，明耳目，乌须发，除百病”（《本草备要》）；旱莲草“乌髭发，益肾阴”（《本草纲目》），二药相配，以增强滋补肝肾之效；白芍“补血，泻肝，益脾，敛肝阴”（《本草备要》），其与女贞子、旱莲草相伍，为治疗妇女围绝经期综合征肝肾阴虚证之要药。全方药无偏颇，标本兼顾，俾脾肾气阴得补，湿浊得化，瘀血得散，而诸症渐失。

（二）肝肾阴虚，肝气郁滞案

孙某，女，47岁。2013年3月20日初诊。

主诉：眩晕，胁肋胀痛3月，伴面部潮红，汗乍出乍止1月。

病史：患者于半年前绝经，渐见眩晕，胁肋胀痛3月。近1月来面部潮红，汗乍出乍止，经中西药治疗乏效。刻诊：头晕目眩，胸胁胀痛走窜，疼痛每随情志变化而增减，心情抑郁，善太息，面部潮红，汗乍出乍止，腰膝酸软，失眠多梦，咽干口燥，纳可，二便调，舌质红，苔少，脉弦细数。血压150/96mmHg。西医诊断：围绝经期综合征。中医诊断：绝经前后诸证。证属肝肾阴虚，肝气郁滞。治当标本兼顾，宜滋补肝肾，疏肝解郁法并投。予滋水清肝饮加减。

处方：熟地黄20g，当归12g，白芍18g，炒枣仁18g，山茱萸20g，茯苓12g，生山药15g，柴胡12g，川楝子12g，郁金12g，栀子9g，牡丹皮12g，泽泻12g，女贞子30g，旱莲草20g。每日1剂，水煎500mL，分2次温服。

二诊：服上方21剂，头晕目眩，面部潮红，汗乍出乍止明显减轻，胸胁胀痛消失，血压135/80mmHg，但仍感腰膝酸软，失眠多梦，咽干口燥，并见脘闷纳差，大便黏滞不爽，虽肝肾阴虚得补，肝郁气滞得畅，而脾胃湿浊郁滞之象渐著，故上方去熟地黄，加炒苍术15g，厚朴12g。

三诊：服上方10剂，头晕目眩、面部潮红、汗乍出乍止悉除，腰膝酸软、失眠多梦、脘闷纳差好转，大便已畅，血压130/80mmHg，舌质略红，苔少，脉弦细。此乃气滞湿阻渐消，故上方去炒苍术、川楝子、郁金，继续减调理 2 周，诸症悉除，随访半年未再复发。

按：刘完素《素问病机气宜保命集》“妇人童幼天癸未行之间，皆属少阴；天癸既行，皆从厥阴论之；天癸已绝，乃属太阴经也”之论，诚属金玉之言。然本案患者年近半百，绝经半年，头晕目眩，面部潮红，汗乍出乍止，腰膝酸软，其因正如《素问·上古天真论》所谓“任脉虚，太冲脉衰少，天癸竭，地道不通”。胁肋胀痛，心情抑郁，善太息，乃肝郁气滞之象。故投以滋水清肝饮化裁，方中取六味地黄丸之三补三泻，重在滋补肾阴；加女贞子、旱莲草，以增强滋补肝肾之效；佐以柴胡、川楝子、郁金，以疏肝解郁；栀子清降三焦之热。诸药相伍，滋补肾阴与养血柔肝并用以扶正，疏肝解郁与清热兼顾以祛邪，如此标本兼顾，药证合拍，而诸症渐除。

（三）肾阴阳俱虚，肝风夹痰热上扰案

陈某，女，51 岁。2013 年 9 月 14 日初诊。

主诉：月经先后不定期 8 月，伴眩晕、面潮红、汗乍出乍止 2 月余。

病史：月经来潮前后不定 8 月，经量乍多乍少，断经 3 月后，逐渐出现眩晕，面部烘热，面色潮红，经治疗 2 月余未获显效。刻诊：眩晕头胀，面部潮热、潮红，汗乍出乍止，心烦，健忘，腰膝酸软，畏寒，善急易怒，胸闷口苦，泛恶欲呕，纳差，大便干，2 ~ 3 日 1 行，小便调，形体肥胖，舌质淡红，舌体略胖，舌中细小裂纹，苔黄腻，脉沉弦细数。西医诊断：围绝经期综合征。中医诊断：绝经前后诸证。证属肾阴阳俱虚，肝风夹痰热上扰。治当标本兼顾，宜燮理肾之阴阳，调补冲任，平肝息风与清化痰热并投。予二仙汤合半夏白术天麻汤加减。

处方：仙茅 12g，仙灵脾 15g，当归 20g，盐黄柏 12g，女贞子 30g，旱莲草 20g，炒白术 15g，茯苓 15g，泽泻 12g，天麻 12g，清半夏 12g，石菖蒲 15g，郁金 12g，炒莱菔子 20g，炙甘草 3g。每日 1 剂，水煎 500mL，分 2 次温服。嘱其避免劳累，保持心情愉快。

二诊：服上方 14 剂，面部潮热、潮红，汗出基本消失，眩晕头胀、畏寒、胸闷口苦、泛恶欲呕好转，仍纳差、大便不畅，脉、舌象同前。上方

以草决明 30g 易炒莱菔子。

三诊：服上方 7 剂，面部潮热、潮红、汗出消失，大便转畅，仍纳差，眩晕、泛恶欲呕偶作，上方减盐黄柏、草决明，加党参 25g，竹茹 15g，砂仁（后下）12g。

四诊：服上方 10 剂，诸症消失。效不更方，守方继服 14 剂，以巩固疗效。随访半年未见复发。

按：患者年逾七七，肾气衰少，冲任二脉空虚，阴血不足，肾阴虚则生内热；肾内寓元阴元阳，阴阳互根，日久阴损及阳，肾阳不足则生外寒，以致形成肾阴阳俱虚，寒热错杂之证。眩晕与善急易怒，胸闷口苦，泛恶欲呕，纳差等症并见，为肝脾失调，气滞痰阻化热，引动肝风之征。韦师治疗此证，注重滋肾阴，扶肾阳，调冲任，燮理肾中阴阳。方中用二仙汤燮理肾之阴阳为主，其中仙茅、仙灵脾是治疗妇女围绝经期综合征补肾壮阳的常用药对，仙茅可补肾阳，温脾阳，强筋骨，祛寒湿，具有改善性机能，提高机体的免疫功能的作用；仙灵脾具有补肾壮阳，强筋健骨，祛风除湿及抗衰老作用，并且可预防、改善骨质疏松；加女贞子、旱莲草与天麻相配，以增强育阴息风之功；合半夏白术天麻汤，与盐黄柏、郁金、茯苓、泽泻、石菖蒲、炒莱菔子相伍，共达平肝息风、清化痰热之效。

第二十一节　寻常痤疮

寻常痤疮是一种毛囊皮脂腺的慢性自限性、炎症性疾病。主要侵犯面部、背部和胸部等皮脂腺较多的部位。其确切病因尚未清楚，遗传、内分泌紊乱、皮脂分泌过多、毛囊内微生物感染，以及免疫反应是其发病的主要因素，精神紧张、劳累、过食脂肪及糖类饮食、湿热气候等为其诱发因素。皮损主要分布在面部和胸背部，初发的基本损害是粉刺，无明显炎症。随着病程的发展，可出现各种炎症性皮损及后遗病变，包括红色小丘疹、小脓疱、炎性结节、囊肿、脓肿、窦道和瘢痕等。在临床类型中，丘疹性痤疮以炎症性丘疹为主，丘疹中央有时可见粉刺；脓疱性痤疮以小脓疱为主，伴有炎性丘疹；囊肿性痤疮，表现为许多大小不等的皮脂腺囊肿，感染后即成脓肿，常破溃溢脓，形成窦道和瘢痕；结节性痤疮，侵犯部位较深，形成深在的炎性结节；萎缩性痤疮，炎症性病损消退后遗留许多凹坑状萎缩性瘢痕；聚合性痤疮，皮损多形，可出现各种炎症性和非炎症性病变，病情往往较重；暴发性痤疮，偶见于青年男性，突然出现许多炎症很重的皮损，形成结节和溃疡，除局部疼痛不适外，还可伴有全身发热和多发性关节痛，后期遗留显著的瘢痕。本病的自然病程长短不一，但多在青春期后可自行痊愈或好转，有的在夏季减轻，有的在月经期加重。本病大抵属于中医学“粉刺”“肺风粉刺”“面疱”等范畴。

一、临证思维

（一）思维溯源

有关本病的记载最早见于《黄帝内经》，如《素问·生气通天论》谓：“汗出见湿，乃生痤疿……劳汗当风，寒薄为皶，郁乃痤。”指出本病主要由于风、寒、湿侵袭，瘀滞肌肤而致。隋·巢元方《诸病源候论》称本病为“粉疵”“面疱”或“酒刺”，如谓“面疱者，谓面上有风热气生疮，头如米大，亦如谷大，白色者是”。明·申斗垣《外科启玄》认为本病因“肺气不清受风而生，或冷水洗面，热血凝结而成”。陈实功《外科正宗》称本病为“粉刺”，认为与肺热有关，因“胃中糟粕之味，熏蒸肺脏而成”。清·吴谦《医宗金鉴·外科心法要诀》称本病为“肺风粉刺”，认为“此证由肺经血热而成，每发于面鼻，起碎疙瘩，形如黍屑，色赤肿痛，破出白粉汁，日久皆成白屑，形如黍米白屑”。总之，古代医家有外邪郁表、肺经风热、胃肠积热等不同的病机观点，迄今有着重要的临床指导意义。

（二）理法精要

韦师认为，本病多与饮食不当、起居不慎、感受外邪、七情内伤等因素有关。尤其是今时之人，食膏粱厚味较多，易于伤及脾胃，脾气健运失常，水湿不化，郁久则蕴为湿毒。或工作压力较大，一旦所愿不遂，忧思恼怒，肝脾失调，致气血郁滞，或气滞痰阻，郁积生热，痰热不得外泄，内迫血分，而发痤疮。若感受外湿，同气相求，湿浊内盛，甚则蕴为湿毒；或感受风热，搏于肺经，气血不畅，皆可发病。即《素问·生气通天论》所谓："汗出见湿，乃生痤痱……劳汗当风，寒薄为皶，郁乃痤。"临床所见，气滞、痰阻、湿毒、痰热为患日久，每可形成血瘀，其中以湿毒瘀血互结为多见，此亦为"郁乃痤"的一个重要方面。亦可因女性患者冲任不调，或因情志不遂而加重，故其发病常常与月经失调相伴。若素体阳虚，营血不足，或久用、误用清热解毒之品，损阳伤正，致寒凝血瘀、痰滞，可使痤疮色紫黯，或形成瘢痕，不易消退，类似"阴疽"之候，此与体质、误治有关，非病机之主流。总之，本病的临床表现在肌肉、皮肤，而病位主要在脾、肺，与肝密切相关。其病机特点为湿毒久蕴，气血不畅。脾胃受损，乃发病的内在根据。

对本病的治疗，应针对其病机特点，以化浊解毒，调气行血为主。视其不同兼症，燥湿健脾、疏肝解郁、疏风宣肺、清热解毒、活血化瘀、软坚散结、调理冲任等法，可灵活选用。具体而言，化浊解毒之方，宜平胃散合升降散；燥湿健脾之方，宜平胃散或二陈汤；疏肝解郁之方，宜逍遥散；疏风宣肺之方，宜麻黄连翘赤小豆汤、枇杷清肺饮；清热解毒之方，宜五味消毒饮；活血化瘀之方，宜桃红四物汤；软坚散结之品，常用浙贝母、生牡蛎、炮甲珠等。以上诸法，毕竟系以祛邪为主，易伤正气，故应时时顾护脾胃，守方而缓图，以防脾胃受伤，反而不利于祛邪化浊。同时，须嘱其调饮食，疏情志，慎起居等，以提高疗效。

（三）辨证撷菁

韦师认为，本病病程较长，复发率高，须根据其病程、病史、诱因、症状、舌象、脉象等方面，详察细辨。并将辨证之要归为"五辨"，即权衡脾虚湿盛、肝郁气滞、浊毒蕴结、肺经风热、瘀血阻络等证候之偏重。首辨脾虚湿盛：颜面皮肤油腻，丘疹可挤出黄白色半透明的脂肪栓，伴脘闷纳差，大便稀溏，头重身倦，或带下增多，舌质淡，舌苔白腻，脉濡或滑；二辨肝郁气滞：月经不调，小腹胀痛，或经来皮疹增多或加重，乳房胀痛，情志抑郁易怒，胸闷，喜太息，舌质淡红、脉弦；三辨浊毒蕴结：粉刺此起彼伏，连绵不断，有散在脓疱，颜面油腻光亮，口臭口苦，纳呆腹胀，大便秘结，小便短黄，舌质红，苔黄腻，脉滑数；四辨肺经风热：粉刺初起，红肿疼痛，面部瘙痒，可有口干，小便黄，大便干，舌质红，苔薄黄，脉象浮数；五辨瘀血阻络：痤疮紫黯，质地坚硬，久治不愈，触压有疼痛感，或颜面凹凸如橘子皮，女性可有月经量少，痛经，经期痤疮加重等，舌质紫黯，或有瘀斑、瘀点，舌下络脉青紫或紫黯，舌苔薄白，脉涩。

二、验案举隅

（一）脾虚湿盛，浊毒瘀血互结案

韩某，男，19岁。2014年9月4日初诊。

主诉：颜面丘疹，伴散在脓疱2年，加重2周。

病史：2年来因饮食无常，颜面丘疹伴散在脓疱，时发时止，时轻时重，夏季较甚。2周前因嗜食肥甘辛辣之品而病情加重。刻诊：颜面丘疹大如豆，小如粟，其色黯红，两颊密布，伴散在脓疱，局部有触压疼痛，皮肤油腻，纳差，大便黏滞不爽，3～4日1行，小便短黄，寐安，无手足心热、盗汗等症，舌质黯淡，边尖红，舌体胖，舌苔黄厚而黏腻，脉沉细滑。西医诊断：寻常痤疮。中医诊断：粉刺。证属脾虚湿盛，浊毒与瘀血互结。治当标本兼顾，宜健脾燥湿与化浊解毒法并投。予平胃散合升降散加减。

处方：炒白术15g，炒苍术15g，厚朴12g，陈皮12g，大黄9g，僵蚕12g，姜黄12g，蝉蜕12g，桂枝12g，白芍12g，土茯苓40g，赤芍25g，皂角刺15g，红花12g，生甘草3g。每日1剂，水煎500mL，分2次温服。嘱其避免肥甘辛辣饮食。

二诊：服上方10剂后，颜面丘疹色变浅而稀疏，局部触压疼痛稍有减轻，脓疱亦减少，大便已畅，余症均有所好转。上方大黄减至6g，赤芍减至15g，皂角刺减至12g，再投。

三诊：服上方21剂，颜面丘疹基本消失，守方加减调理2周，诸症悉除。

按：本案患者因饮食无常，嗜食肥甘辛辣之品，伤及脾胃，而致水湿不化，蕴于肺脾，湿浊循阳明经上蒸于面，郁而成毒，气血不畅而致痤疮。两颊丘疹密布，散在有脓疱，局部触压疼痛，皮肤油腻，大便黏滞不爽，小便短黄，舌质黯，边尖红，舌苔黄厚而黏腻，脉沉细滑等，为浊毒与瘀血互结之象。故治宜标本兼顾，以治标为主，而予平胃散、升降散合方加减。其中大黄与姜黄、赤芍相配，以泄热逐瘀；皂角刺“拔毒祛风，凡痈疽未成者，能引之以消散，将破者，能引之以出头，已溃者能引之以行脓，于疡毒药中为第一要剂”（《本草汇言》）；土茯苓“利湿去热，能入络，搜剔湿热之蕴毒（《本草正义》）。《外科正宗》云：“肺风、粉刺、酒渣鼻三名同种，粉刺属肺，酒渣鼻属脾，总皆血热郁滞不散。”故配用桂枝以发散郁火，寓有《素问·六元正纪大论》所谓“火郁发之”之义；桂枝与白芍合用，兼调和营卫之能。

（二）肝郁脾虚，湿瘀互结案

王某，女，22岁。2014年11月10日初诊。

主诉：颜面丘疹伴囊肿6年，加重1周。

病史：颜面丘疹伴囊肿6年，时发时止，时轻时重，月经将至及月经期较甚，1周前恼怒而加重。刻诊：颜面丘疹黯红，结成囊肿，触压有疼痛感，凹凸如橘子皮，伴闷闷不乐，善急易怒，倦怠乏力，食欲减退，大便溏，每日2次，小便调，寐安，平时饮食饥饱无常，月经量少，痛经，舌质淡黯，有瘀点，舌体胖，边有齿痕，舌苔白腻，脉弦细。西医诊断：寻常痤疮。中医诊断：粉刺。证属肝郁脾虚，湿瘀互结。治当疏肝理气，健脾燥湿，活血化瘀。予逍遥散合当归芍药散加减。

处方：柴胡12g，白芍12g，炒白术15g，茯苓15g，泽泻12g，陈皮

12g，当归30g，川芎12g，红花12g，浙贝母12g，皂角刺12g，益母草30g，炙甘草6g。每日1剂，水煎500mL，分2次温服。嘱其调节情志，饮食定时，避免辛辣饮食等。

二诊：服上方7剂后，颜面囊肿无明显缩小，压痛稍有减轻，食欲转佳，大便成形，每日1次。上方加炮甲珠6g，以增活血软坚之力。

三诊：服上方15剂后，颜面囊肿明显缩小，压痛消失，月经量如常，痛经未作，舌质淡略黯，舌体略胖，舌边齿痕消失，舌苔薄白腻，脉弦细。上方减皂角刺、炮甲珠，加黄芪25g，继续调治3周，诸症悉除。

按：本案患者乃由于情志内伤、饮食不节而肝郁脾虚，以致水湿不布，气滞血瘀，湿瘀互结，发为痤疮。此正合叶天士“痰夹瘀血，遂成窠囊”之意。其闷闷不乐，善急易怒，显系肝郁为患；倦怠乏力，食欲减退，大便溏，舌质淡等为脾虚之象；颜面丘疹黯红，结成囊肿，月经量少，痛经以及舌质黯，舌体胖，舌苔白腻，脉弦细等为湿瘀互结之征。显然本虚标实已成因果之势，以致衍为痼疾。治宜标本兼顾，以健脾燥湿、疏肝理气与化瘀软坚散结法并投。方中以逍遥散疏肝健脾为主；当归芍药散与益母草、当归、川芎、红花合用，以化瘀血，祛湿浊；浙贝母、皂角刺相配，以软坚散结。并坚持守方缓图，而诸症悉除。

（三）脾虚湿盛，肺经风热案

常某，男，20岁。2013年4月19日初诊。

主诉：颜面丘疹3年，加重2周。

病史：3年前出现颜面丘疹，虽内服西药并配合局部用药治疗，病情仍时轻时重。2周前因“感冒”而病情加重。刻诊：颜面红色丘疹密布，以前额居多，局部焮热、痒痛，散在有少许脓疱，咽痛鼻干，咳嗽，吐少许黄痰，平时嗜食肥甘，纳差，大便稀溏，小便调，舌质淡，边尖红，舌体胖有齿痕，舌苔白厚腻微黄，脉浮稍数。西医诊断：寻常痤疮。中医诊断：粉刺。证属脾虚湿盛，肺经风热。治当标本兼顾，宜燥湿健脾、疏风清热宣肺法并投。予平胃散合麻黄连翘赤小豆汤加减。

处方：炒白术 15g，炒苍术 15g，厚朴 12g，陈皮 12g，麻黄 9g，连翘 30g，赤小豆 30g，土茯苓 30g，枇杷叶 12g，桑白皮 12g，当归 15g，赤芍 15g，炙甘草 6g。每日 1 剂，水煎 500mL，分 2 次温服。嘱其避免肥甘辛辣之品。

二诊：服上方 7 剂后，颜面丘疹稍减少，局部焮热、痒痛明显减轻，脓疱基本消失，咽痛鼻干、咳嗽皆好转，纳食增加，大便成形。效不更方，继用上方。

三诊：服上方 7 剂后，颜面丘疹明显减少，偶因饮食不慎而大便溏，其余诸症悉除。舌质淡，舌边齿痕明显减少，舌苔薄白腻，脉沉缓。证属风热袭表，湿阻肌肤之势已衰，故转予益气固表，健脾燥湿为主，以玉屏风散合平胃散加减。

处方：黄芪 20g，炒白术 15g，防风 9g，炒苍术 15g，厚朴 12g，陈皮 12g，薏苡仁 30g，连翘 20g，土茯苓 25g，当归 15g，赤芍 12g，炙甘草 6g。每日 1 剂，水煎 500mL，分 2 次温服。

四诊：服上方 21 剂后，颜面丘疹消失，余症悉除。

按：本案患者发病之主因，乃长期嗜食肥甘之品，致脾胃气虚，纳运失司，湿浊不化；复因风热袭表，风遏湿阻，蕴结肌肤，发为本病。正如《诸病源候论》所云：“此由肌腠受于风邪，搏于津液，津液之气，因虚作之也。”因其虚实夹杂，故宜标本兼顾，以急则治标为主，而予平胃散合麻黄连翘赤小豆汤加减。并随证加入炒白术健脾燥湿、固护中焦；土茯苓以利湿泄浊；当归、赤芍以养血活血。综观本方，配伍严谨，健脾燥湿与疏风清热宣肺法并投，标本兼顾而获愈。

第二十二节　银屑病

银屑病俗称牛皮癣，是一种多因素诱导的常见的慢性炎症性增生性皮肤病。临床表现以红斑、鳞屑为主，全身均可发病，以头皮、四肢伸侧较为常见，青壮年多见，多在冬季加重。临床以寻常型银屑病最为常见，大多急性发病，初起损害往往是红色或棕红色的丘疹，或斑丘疹，逐渐扩展为棕红色的斑块，皮损上覆盖干燥的鳞屑，边界清楚，相邻的损害可以互相融合。指（趾）甲也可以受累，少数患者损害可发生在口唇、阴茎、龟头等处。脓疱型银屑病较少见，分泛发型和掌跖型。红皮病型银屑病，又称银屑病性剥脱性皮炎，病情多严重，常因外用刺激性较强药物，长期大量应用糖皮质激素，减量过快或突然停药所致。表现为全身皮肤弥漫性潮红、肿胀和脱屑，伴有发热、畏寒、不适等全身症状，浅表淋巴结肿大，白细胞计数增高。关节病型银屑病又称银屑病性关节炎，患者可同时发生类风湿性关节炎样的关节损害，可累及全身大小关节，但以末端指（趾）节间关节病变最具特征性。受累关节红肿疼痛，关节周围皮肤也常红肿，关节症状常与皮肤症状同时加重或减轻，血液类风湿因子阴性。其病因尚未完全明了，一般认为与遗传、感染、代谢、内分泌、免疫等多种因素有关。本病大抵属于中医学“白疕”等范畴。

一、临证思维

（一）思维溯源

历代中医学文献对本病论述颇多。早在隋·巢元方《诸病源候论·干癣候》就有类似本病的记载，如谓“干癣，但有匡郭，皮枯索痒，搔之白屑出是也……”并且认识到其主要病因为风、寒、湿等外邪，如谓“皆是风湿邪气，客于腠理，复值寒湿，与血气相搏所生。若其风毒气多，湿气少，则风沉入深，为干癣也”。后世亦有类似的认识，如宋代《圣济总录》云：“其病得之风湿客于腠理，搏于气血，气血否涩……”明·朱棣《普济方》云：“夫癣……其病得之风湿客于腠理……故风多于湿则为干癣。”直至明清时期，后世医家对其发病机理有了更加翔实的认识，重视了人体内在病理变化，以血分变化为主，在血燥、血热、血虚的内在发病基础上，外感风邪，并与寒、湿、燥、毒邪等相兼致病。如陈实功《外科正宗》认为“此等总皆血燥风毒客于肺脾二经”。首次提出本病与肺、脾二经有密切关系，由于血燥、血热以致外邪侵袭而发病。李梴《医学入门》谓其“皆血分热燥，以致风毒客于皮肤，浮浅者为疥，深沉者为癣”。清·祁坤《外科大成》始称本病为“白疕”，谓其“肤如疹疥，色白而痒，搔起白庀，俗称蛇虱，由风邪客于皮肤，血燥不能荣养所致”。清·许克昌《外科证治全书》对其描述颇为详尽，谓“白疕（一名疕风）皮肤燥痒，起如疹疥而色白，搔之屑起，渐至肢体枯燥坼裂，血出痛楚，十指间皮厚而莫能搔痒”。并认为“因岁金太过，至秋深燥金用事，乃得此症，多患于血虚体弱之人”。

（二）理法精要

韦师认为，本病的病因多与饮食不当、劳倦内伤、久病体虚、起居不慎等有关，导致脾肺气虚，风伏脉络，湿浊内盛，阻滞气血，津液不布，或郁而化火，以致血分热盛，日久则血虚化燥，瘀阻脉络。本病系全身性顽疾，脾肺气虚为其发病的病理基础，必须以整体观为指导，从正虚、邪实两个方面认识其发病。《灵枢·百病始生》篇所谓“风雨寒热，不得虚，邪不能独伤人……此必因虚邪之风，与其身形，两虚相得，乃客其形”，体现了体质虚弱在发病中的易感性。《素问·五脏生成》篇云：“肺之合皮也，其荣毛也。”肺主气，肺气宣发，输精于皮毛，使卫气和气血津液输布到全身，以温养皮毛。肺气的“荣毛”作用虽然与脾胃的运化有关，但必须赖肺气的宣发，才能使精微津液达于体表。若脾肺气虚，其化生气血、宣发卫气和输精于皮毛的生理功能减弱，则卫表不固，抵御外邪侵袭的能力低下而易患本病。本病的病理演变与“风伏脉络”有密切关系。清·刘文范《羊毛瘟疫新论》谓“夫天地之气，万物之源也；伏邪之气，疾病之源也”。患者因劳倦内伤、久病体虚、起居不慎等，易使风邪伏于脉络。或因正气虚弱，不能祛邪外出；或因劳累，复感外邪；或汗出当风，居住潮湿等，外邪引动伏邪，则痼疾复发。在病程中，脾气虚弱，湿浊内生，影响脾肺气机之升降，痰湿胶结，亦为本病复发或加重的关键。正如清·冯兆张《冯氏锦囊秘录》所云："惟脾虚不能致精于肺，下输水道，则清者难升，浊者难降，留中滞隔，淤而成痰。"清·陈清淳《蜀中医纂》亦云："痰即人之精液，无非水谷所化，悉由中虚而然。"至于热毒为患，多属湿浊郁而化火，或心绪烦扰，情志郁滞，日久化火，或六淫化火，皆可成毒，热毒燔灼于血分而发病。正如清·陈士铎《洞天奥旨》所云："皆因毛窍受风湿之邪，而皮肤全无气血之润，毒乃伏之而生癣矣。"本病日久，则耗伤阴血，生风生燥，肌肤失养，且常兼瘀阻脉络。总之，本病的病机错综复杂，常因果相干，脾肺气虚为本，风伏脉络、浊毒、血热血瘀为标，虚实相兼。

对于寻常型银屑病的治疗，韦师强调应早期诊治，正如《素问·阴阳应象大论》所谓："邪风之至，疾如风雨，故善治者治皮毛，其次治肌肤，其次治筋脉，其次治六腑，其次治五脏。治五脏者，半死半生也。"再者，本病为本虚标实之证，临证之时须辨内外虚实，分清主次，标本兼治。补脾益肺为扶正治本之法，常用大剂量黄芪，以"补肺健脾，实卫敛汗，驱风运毒"(《本草汇言》)，而且可以显著增强机体的免疫力。祛邪治标之法，包括调和营卫以祛内伏之风邪，以及祛湿泄浊、凉血润燥、清热解毒、化瘀通络等法。常用桂枝汤加乌梢蛇、蝉蜕等虫类药，调和营卫以祛内伏之风邪；用平胃散加大剂量土茯苓、苦参、连翘等，以祛湿泄浊，其中土茯苓具有抗菌、抗炎、抗过敏以及类似西药抗肿瘤药物治疗的效果。常运用大剂量赤芍、当归等，以凉血清热、化瘀通络，寓含《妇人大全良方》所谓"医风先医血，血行风自灭"之义，而且可改善微循环，促进银屑病细胞增生病变的转变或吸收，抑制细胞过度增殖。此外，尚可结合中药外治法，内外兼治。清·吴尚先《理瀹骈文》云："外治之理即内治之理，外治之药即内治之药，所异者法耳。医药药理无二，而法则神奇变幻。外治必如内治者，先求其本，本者何明阴阳识脏腑也……虽治于外，无殊治在内也。"韦师常嘱患者，将药渣煎煮，先熏再洗，每日一次，长期坚持。熏洗可使药物直接作用于皮肤和黏膜，通过局部吸收，可以缓解患者的自觉症状，迅速消退皮损，从而达到治疗目的。总之，诸法运用须视其脉证，全面权衡，勿拘一法。正如清·雷少逸《时病论》所言："在医者，必须临证权衡，当损则损，当益则益，不可拘于某病用某方，某方治某病，得能随机应变，则沉疴未有不起也。”

（三）辨证撷菁

韦师认为，本病的辨证关键，要在抓丘疹或斑丘疹、鳞屑多见于头皮、四肢伸侧等主症的基础上，权衡脾肺气虚、血热、浊毒、血瘀等证候之偏重，这对确立适宜治法是非常重要的。脾肺气虚者，饮食减少，腹胀便溏，声低懒言，倦怠乏力，吐痰量多而清稀，面白无华，甚或面浮肢肿，舌质淡，苔白或白滑，脉弱；血热者，皮损增多，红斑泛布，疹色鲜红，筛状出血点明显，鳞屑增多，瘙痒，肌肤灼热，或有散在小脓疱，常在夏季加重，大便干结，小便黄赤，舌质红，脉数；浊毒者，多在饮食不节、潮湿环境或阴雨季节加重，缠绵难愈，局部红斑糜烂，浸渍流滋，瘙痒，常伴全身证候表现，如胸脘痞闷，纳差，大便不爽，小便浊黄，困倦嗜睡，肢体沉重，或带下增多，舌苔腻，脉濡或滑；血瘀者，病程较长，反复发作，多年不愈，皮损不扩大，或有少数新发皮疹，皮损增厚浸润而紫黯，舌质紫黯，或有瘀斑、瘀点，脉涩或细涩。

二、验案举隅

（一）脾肺气虚，风伏脉络，浊毒内蕴案

张某，女，19 岁。2013 年 2 月 12 日初诊。

主诉：周身泛发皮疹、鳞屑 5 年余，加重 3 周。

病史：自述患“银屑病”5 年余，时轻时重，反复发作，多方治疗无效。3 周前因过于劳累而病情加重。刻诊：素体虚弱，嗜食肥甘辛辣之品，头部及四肢伸侧丘疹、皮损上覆盖鳞屑较多，伴瘙痒，脘闷纳差，大便不爽，小便调，月经正常，舌质淡，舌体胖嫩，边有齿痕，边尖略红，苔薄白腻微黄，脉沉缓。西医诊断：寻常型银屑病。中医诊断：白疕。证属脾肺气虚，营卫不和，风伏脉络，浊毒内蕴。治当本虚与标实兼顾，宜补益脾肺、

调和营卫与养血祛风、泄浊解毒法并投。予玉屏风散合黄芪桂枝五物汤、平胃散加减。

处方：黄芪 60g，炒白术 15g，防风 12g，桂枝 12g，白芍 15g，苍术 15g，赤芍 30g，当归 20g，蝉蜕 12g，乌梢蛇 12g，白鲜皮 15g，地肤子 12g，土茯苓 30g，炙甘草 9g。每日 1 剂，水煎 500mL，分 2 次温服。嘱患者将药渣煎煮，先熏再洗，每日 1 次，长期坚持。

二诊：服上方 30 剂，未出现新丘疹，皮屑减少，瘙痒好转，仍大便不爽，2 日 1 行，上方加制大黄 9g，枳壳 12g，再投。

三诊：守方服至 10 剂，局部丘疹、皮损减少，瘙痒、白屑无明显好转，大便调。上方减制大黄、枳壳、防风，加制首乌 30g，以滋补肝肾精血。

四诊：服上方 35 剂，全身皮损基本消失，守方服药 2 月余，诸症消失，随访半年未见复发。

按：白疕之证，多习以血热、湿毒而治之。韦师辨证准确，认为本案属脾肺气虚，营卫不和，风伏脉络，浊毒内蕴。故治以本虚与标实兼顾，投玉屏风散合黄芪桂枝五物汤，以益气养血、调和营卫而固本；配以大剂赤芍凉血化瘀；赤芍与当归、蝉蜕、白鲜皮、地肤子、乌梢蛇相配，以养血祛风。唐·甄权《药性论》谓：白鲜皮“治一切热毒风、恶风、风疮，疥癣赤烂、眉毛脱脆、皮肌急”。平胃散与土茯苓相伍，化浊解毒治其标。综观全方，标本兼顾，方药合证，辨证与辨病两相宜，而诸症悉平。

（二）脾肺气虚，风伏脉络，瘀热互结案

李某，男，38 岁。2013 年 8 月 29 日初诊。

主诉：周身泛发皮疹鳞屑 10 年余，加重 2 月。

病史：患者于 10 年前不明原因患“银屑病”，病情反复发作，时轻时重，曾经多方治疗，疗效甚微。2 月前，因饮酒及食辛辣之品而病情加重，皮疹明显增多，奇痒难忍。刻诊：头皮、双上肢、双下肢及臀部等部位出现大面积皮损，浸润肥厚，基底紫红色，覆盖鳞屑，伴心烦，口干渴，纳

可，大便秘结，3 ~ 4 日 1 行，小便黄，夜寐不安，舌质黯红，苔薄黄，脉弦数。西医诊断：寻常型银屑病。中医诊断：白疕。证属脾肺气虚，风伏脉络，瘀热互结。治当本虚与标实兼顾，宜补益脾肺与活血化瘀、养血祛风法并投。予黄芪桂枝五物汤合升降散合加减。

处方：黄芪 60g，桂枝 12g，白芍 15g，赤芍 60g，生地黄 20g，当归 20g，蝉蜕 12g，僵蚕 12g，姜黄 12g，生大黄（后下）12g，连翘 25g，乌梢蛇 12g，白鲜皮 20g，土茯苓 30g，生甘草 6g。每日 1 剂，水煎 500mL，分 2 次温服。嘱患者将药渣煎煮，先熏再洗，每日 1 次，长期坚持。

二诊：服上方 10 剂，症情稳定，大便转畅，舌、脉象同前。上方以制大黄 9g 易生大黄，继续服用。

三诊：服上方 40 剂，局部瘙痒、皮损等症明显好转，二便调，舌质黯红，苔薄黄而少，脉弦细数。上方减大黄、桂枝，重用白芍至 20g，以炙甘草 12g 易生甘草，加牡丹皮 12g，女贞子 30g，以酸甘化阴，滋阴清热。

四诊：服上方 35 剂，全身皮损基本消失。效不更方，守方继服 2 月，诸症消失，随访半年无复发。

按：患者嗜酒及辛辣之品，致脾失健运，湿郁化热，毒入营血，蕴伏血络而郁滞不解，乃病情加重之诱因。白疕日久，耗伤正气，脾肺之气渐伤，实为本案反复发作、时轻时重之关键。病机虚实错杂，而以瘀热互结为著。因此，补益脾肺与活血化瘀、养血祛风法并投，为本案取效之关键。故予与黄芪桂枝五物汤，益气养血、调和营卫，以扶正治其本；配升降散，以升清降浊，清三焦之热毒，调畅气血，且重用赤芍以凉血化瘀；赤芍、当归、生地黄与白鲜皮、乌梢蛇、土茯苓、连翘等合用，以养血祛风，清热解毒，共治其标。诸药合用，标本兼顾，共奏补脾益肺、凉血散瘀、解毒祛风之功。

（三）热犯心营，津气耗伤案

刘某，男，49 岁。2014 年 4 月 23 日初诊。

主诉：周身泛发皮疹鳞屑 18 年余，加重 2 月。

病史：患者自述患“银屑病”18年余，2月前到沿海某地探亲，未按时服“强地松”，加之劳累及食鱼虾、饮酒过多，而突然高热、寒战，全身皮肤大部分红肿，有大片鳞屑脱落，经当地医院治疗10余天，病情好转而返回原单位。刻诊：皮损红肿光亮且干燥，上覆盖糠状鳞屑，头发脱落明显，掌蹠处呈手套、袜子状大片脱屑，下颌淋巴结肿大，心烦少寐，身热夜甚，口不渴，倦怠乏力，脘闷纳呆，大便干，小便黄，舌质红绛，苔薄黄而干，脉细数。西医诊断：银屑病性剥脱性皮炎。中医诊断：白疕。证属热犯心营，津气耗伤。治当凉血散瘀，益气生津。予犀角地黄汤加减。

处方：水牛角（代犀角，包煎）40g，生地黄20g，赤芍70g，牡丹皮15g，丹参30g，金银花25g，连翘25g，竹叶15g，黄连12g，人参12g，黄芪30g，蝉蜕12g，僵蚕12g，乌梢蛇12g，甘草6g。每日1剂，水煎500mL，分2次温服。嘱患者将药渣煎煮，先熏再洗，每日1次，长期坚持。

二诊：服上方7剂，全身皮损、瘙痒等症稍减轻，大便调，每日1行。药既中的，遂守方再投。

三诊：守方服至14剂，全身皮损、瘙痒明显好转，脱屑减少，脱发停止，新发续生，全身症状亦相应好转。上方水牛角减至30g，生地黄减至15g，赤芍减至40g，减金银花、竹叶、黄连，加炒乌梅15g，玄参12g。

四诊：服上方42剂，全身皮损、瘙痒基本消失，倦怠乏力明显好转，舌质淡红，苔薄白微黄，脉沉细。遂改予参芪地黄汤加减，以益气养阴润燥，守方继服3月，诸恙悉除，随访半年未见复发。

按：银屑病性剥脱性皮炎，又称红皮症型银屑病，多见于成年人。本案由于激素减量过快，加之劳累及食鱼虾，饮酒而加重。初诊之时，韦师详察细审，脉症合参，认为其皮损红肿光亮而干燥，与心烦少寐，身热夜甚，口不渴，舌质红绛并见，属于热犯心营无疑。正如《素问·至真要大论》所说“诸痛痒疮，皆属于心”。《类经·疾病类》注曰：“热甚则疮痛，热微则疮痒，心属火，其化热，故疮疡皆属于心也。”此论颇合本案之病机。倦怠乏力，脘闷纳呆，大便干，小便黄，为脾肺津气耗伤之征。病机既明，故投犀角地黄汤与金银花、连翘、竹叶、黄连、丹参合用，以凉血散瘀，清心解毒；加人参、黄芪，以培补脾肺，益气生津；佐蝉蜕、僵蚕、乌梢蛇，以搜风通络而止痒。全方以凉血与散瘀为主，配以益气养阴生津和“透热养阴”，使入营之邪透出气分而解。俟热毒衰其大半，终以参芪地黄汤益气养阴润燥，而收全功。

第二十三节　动脉硬化性闭塞症

动脉硬化闭塞症（ASO）是动脉慢性退行性增生性病变所导致的动脉管腔狭窄、闭塞，不仅影响四肢，同时可累及心、脑、肾等动脉，是目前世界上死亡率、致残率最高的疾病。据统计，我国 60 岁以上的发病率高达 79.9%，70 岁以上几乎为 100%。发生于肢体的动脉硬化性闭塞症是全身性动脉硬化的一种表现，多发生于 45 岁以上的中老年，男女均可发病。早期常以慢性肢体缺血的症状出现，如劳累后下肢困重、不适，膝下发凉，小腿麻木，或足部由多汗到无汗，足趾、足背甚至小腿汗毛脱落，趾甲变厚，干枯变黑等，典型的间歇性跛行相对少见。病情进一步加重时，在安静状态下足趾、足部或小腿也会出现持续性的静息痛。晚期可出现足趾发绀、皮肤发亮、趾甲变厚变形等。病变继续发展将产生局部肿胀或水疱，进而产生自发性溃疡或坏疽。溃疡、坏死一般发生于两趾之间、足趾尖及足趾受压部，向上可累及足部和小腿，但不超过膝关节。多发生干性坏疽，合并感染者可产生湿性坏疽及中毒症状。本病后期的肢体坏死等与血栓闭塞性脉管炎相似，后者常发生于 40 岁以下的青壮年男性，是一种好发于中、小血管的慢性进行性炎症性病变。一般有长期大量吸烟史，可有寒冻、外伤史，主要表现为下肢凉痛、麻木、间歇性跛行，足背动脉搏动减弱或消失，后期常发生顽固性溃疡或坏疽。一般均无高血压、糖尿病、冠心病等病史。目前对本病的发病原因和机制还未完全明确，高脂血症、高血压、吸烟、糖尿病、肥胖和高密度脂蛋白降低等是其危险因素。本病可归属于中医学“血痹”“脉痹”“脱疽”等范畴。

一、临证思维

（一）思维溯源

早在《黄帝内经》中对血液的循行即有详细记载，如《灵枢·经脉》篇系统总结了十二经脉、络脉的循行及所主疾病，提出了“脉道以通，血气乃行”，及“经脉者，所以能决死生，处百病，调虚实，不可不通”等重要论点。《灵枢·痈疽》篇进一步指出“血脉营卫，周流不休”。这些重要记载，对认识和诊治本病奠定了重要理论基础。《灵枢·痈疽》篇首先记载了肢体缺血性坏疽，指出：“发于足指，名脱痈。其状赤黑，死不治；不赤黑，不死。不衰，急斩之，不则死矣。”而动脉硬化闭塞症的早期，尚未发生肢体坏疽者，则称为“痹”。如《素问·平人气象论》说：“脉涩曰痹”。《素问·痹论》指出痹“在于脉则血瘀而不流”。《素问·五脏生成》谓：“血凝于肤者为痹，凝于脉者为泣，凝于足者为厥。”此即气血凝滞，血脉凝泣，营卫失调，所致的“脉痹”“血痹”。东汉张仲景所记载的血痹与之类似，如《金匮要略·血痹虚劳病脉证并治》云：“血痹阴阳俱微，寸口关上微，尺中小紧，外证身体不仁，如风痹状，黄芪桂枝五物汤主之。”脱疽以足趾为多见，在医籍中亦名脱痈、脱骨疽、脱骨疔等。晋·皇甫谧《针灸甲乙经》始将“脱痈”改为“脱疽”。在病机方面，隋代巢元方《诸病源候论》认为“疽者，五脏不调所生也”，这是符合临床实际的。明代医家已积累了相当丰富的临床经验，尤其是外治、手术等疗法较为丰富。如王肯堂《证治准绳·疡医》提出外敷疗法：“初发结毒，焮赤肿痛者以五神散及以紫河车、金线钓葫芦、金鸡舌、金脑香捣烂敷及以汁涂敷；又以万病解毒丸磨醋暖涂之。”薛己《外科枢要》提出：“……先用隔蒜灸、活命饮、托里散，再用十全大补汤、加减八味丸。……重者须当以脚刀转解周界，轻拽去之……不若灸法为良。”陈实功《外科正宗·脱疽论》所详论之内服及手术疗法更为合理。清代医家认识尤为深入，并创制了一些治疗脱疽的名方。

如王洪绪《外科全生集》云："大人用阳和汤，幼孩以小金丹，最狠者，以犀黄丸皆可消之。"陈士铎《外科秘录》所载"顾步汤"，可益气养阴，和营泻毒，脱疽连服此方"可救脚趾俱黑青者"。

（二）理法精要

韦师从分析动脉硬化闭塞症多发于中、老年的特点出发，认为其系一种进行性、衰退性的血脉病变。诚如《灵枢·营卫生会》篇所说："……老者气血衰，气道涩，易于瘀滞。"人到中、老年后，随着年龄的增长，脏腑功能日渐衰弱，而多有气虚之象。心气不足，则血行乏力；中气不足，既可致宗气生化乏源，无力推动血行，又可致气失升降，水湿失布，聚而为痰，痰阻气血而血行瘀滞；肺气不足，则宗气难以布散全身；肾之精气不足，则脏腑失其温养等，以致血失气帅，而血脉瘀滞，其中以宗气不足为关键。宗气贯注于心肺之脉，一则推动血行，二则推动呼吸，还可运行于丹田，以资助先天元气。气血之循行不息，津气敷布，气机升降有序，百脉调畅，使心发挥"五脏六腑之大主"功能，宗气具有主导的作用。若宗气不足，不能贯心脉推动血行，则每致血瘀。即所谓"宗气不下，脉中之血，凝而留止"（《灵枢·刺节真邪》）。加之诸多社会因素的变化，如生活节奏的加快，饮食结构的改变，过食膏粱厚味，过度疲劳，以及嗜烟酒，情志刺激，寒冷刺激等，均可导致气血失和，乃至血行瘀滞，使血脉不荣、不通，筋肉、皮肤、指甲等失养而发病。气虚血瘀贯穿于本病的始终，这一认识对于揭示动脉硬化闭塞症的病机特点，进而指导辨证论治，以及预防疾病的发生皆具有重要意义。病程日久，寒、湿、瘀皆可化热，以致热盛肉腐，而发足趾、小腿溃烂坏疽。由于瘀血、痰浊的形成均源于脏腑功能失调或衰退，而痰为浊阴之邪，重着黏滞，易阻遏气血的运行，痰阻气滞而致血瘀，而血瘀亦可化为痰浊，故痰瘀互患或互结，在本病的形成、发展过程中系重要的病理因素。总之，本病属本虚标实之证，发病初期多偏于标实，病程日久多偏于本虚。

韦师治疗本病，根据其气虚血瘀的病机特点，提倡"通补兼施"，而立益气化瘀之法，尤其重视气对血的作用。由于气能生血、帅血，亦能摄血，气行则血行，气止则血止，气温则血滑，气寒则血凝，气有病则血也随之发病，所以治此气虚血瘀证，补气常重于化瘀。对活血化瘀法的运用，不论选择运用温阳化瘀、养阴化瘀、补血化瘀、清热化瘀、散寒化瘀、祛湿化瘀、化痰通络何法，均应配合补气法方能取得佳效。韦师认为，王清任的补阳还五汤是一首益气化瘀的良方，其灵活化裁组成了芪牛通脉汤（黄芪、川牛膝、川芎、当归、桃仁、红花、桂枝、僵蚕、地龙、刺五加）。以此方为基础治疗本病，具有补脾气、益宗气、通血脉的作用，使气旺血行，瘀去络通，从而诸恙悉除。本方补气而不壅滞，化瘀而不伤正，乃化瘀通脉之平剂，经适当加减可作为治疗动脉硬化闭塞症的通用方。方中之黄芪素有“补气诸药之最”之称，在益气升散的基础上可疏通血脉。《名医别录》谓其“逐五脏间恶血”，《本经逢源》则说黄芪“通调血脉，流行经络，可无碍于壅滞也”。现代研究表明，黄芪不仅能改善心血管、脑血管、糖尿病、肾病等相关血管性病变患者的血流动力学和血管内皮细胞等功能，而且有降血糖、降血脂、降血压等功效。川牛膝活血通脉，《本草备要》谓其“散恶血，破癥结”，治“痈疽恶疮”等，兼能补肝肾，强筋骨，且善引诸药下行，正契合本病中、老年人多发和下肢多发之特点。川芎辛温香燥，为血中之气药，走而不守，行气化瘀，作用广泛。配伍当归、桃仁、红花，以增强养血通脉之效。桂枝温通经脉，长于“入肝家而行血分，走经络而达荣郁”（《长沙药解》）。僵蚕辛咸，气味俱薄，升多降少，通络解痉，化痰散结；地龙咸寒，以下行为主，清热解痉，活血化瘀。二药合用，一升一降，化痰散结，祛瘀通脉之力倍增。地龙与桂枝相配，一凉一热，有增强化瘀通脉之效，而无伤阳助热之弊。刺五加味辛微苦而气温，具有益气健脾、补肾壮骨、活血祛瘀等作用，久服“轻身耐老”（《本草纲目》）。现代研究发现，刺五加有抗衰老、降血压、扩张血管等作用。对于上述方药的运用，通脉“勿忘其虚”，补虚“当顾其实”，务求通、补适宜，以防伤正。即《素问·至真要大论》篇所说：“疏其气血，令其条达，而致和平。”外治诸疗法用治本病，收效亦佳，可同时运用。还应采取积极的调护措施，防止变证发生，如禁吸烟，慎饮酒，少食辛辣之品；冬季户外工作时注意保暖，鞋袜宜宽大舒适，保持脚部干燥清洁；适度运动锻炼，积极治疗高脂血症和高血压病、糖尿病，避免足部外伤和盲目用热水泡浴双脚等。

（三）辨证撷菁

本病早期所表现的小腿发凉、麻木或疼痛，劳累后下肢困重、不适，常易被误诊为腰椎病、低血钙等所致。辨证与辨病结合，是早期诊断和避免误诊的关键。在辨病方面，西医学目前采用的 3 期分类法，当为重要依据。一期（局部缺血期）：有慢性肢体缺血表现，以间歇性跛行为主，有发凉、麻木、胀痛感，抗寒能力减退；二期（营养障碍期）：肢体缺血表现加重，同时有皮肤粗糙，汗毛脱落，趾（指）甲增厚，趾（指）脂肪垫萎缩，肌肉萎缩，间歇性跛行，静息疼痛；三期（坏死期）：除具有慢性肢体缺血表现，有间歇性跛行，静息疼痛之外，发生肢体溃疡坏疽。在辨证方面，本病总属虚实错杂、本虚标实。故首当明辨虚实、标本主次。初期多以邪实为主，当辨寒凝、血瘀、湿热、热毒之不同；后期则转为虚实夹杂，须辨阴虚、阳虚、气血亏虚之各异。其次重视局部的望诊和切诊，以助辨寒、热、虚、实，审在气、在血。若属寒湿阻络证，多见患肢沉重发凉，酸痛麻木，遇冷或夜间加重，小腿可有瘀斑，面色黯淡无华，舌质淡，苔薄白腻，脉沉细；若属瘀阻血脉证，多见患肢黯红或青紫，下垂则甚，抬高则见苍白，皮肤肌肉萎缩，趾甲变厚，趺阳脉消失，静止痛，尤以夜间为甚，舌质紫黯，苔薄白，脉沉细涩；若属湿热下注证，多见患肢沉重，灼热疼痛，日轻夜重，局部肿胀，皮肤紫黯，或溃破腐烂，身热口干，大便不爽，小便短黄，舌质红，苔黄腻，脉滑数；若属气血两虚证，病程较长，患肢创口愈合迟缓，小腿肌肉萎缩，皮肤干燥脱屑，趾甲干裂肥厚，形体消瘦，面容憔悴，倦怠乏力，心悸气短，舌质淡，舌苔薄白，脉沉细弱。

二、验案举隅

（一）脾肺气虚，痰瘀互结血脉案

董某，男，62岁。2013年2月15日初诊。

主诉：双下肢无力，伴麻木、疼痛2年余，加重半年。

病史：患高血压病12年，于2年前出现双下肢无力，伴麻木、疼痛，经中、西药治疗仍时轻时重。近半年病情逐渐加重，经用血塞通等药物治疗乏效。刻诊：双下肢无力，伴麻木、疼痛，行走50余米后需休息，夜间右下肢拘急疼痛，倦怠乏力，畏风自汗，平时嗜酒及油腻食品，饮食乏味，大便秘结，3～5天1次，小便调，舌质淡黯，苔白腻，脉沉细缓。西医诊断：下肢动脉硬化闭塞症。中医诊断：脉痹。证属脾肺气虚，痰瘀互结血脉。治宜益气化瘀，燥湿化痰。予芪牛通脉汤加减。

处方：黄芪50g，川牛膝25g，川芎15g，油当归20g，桃仁12g，红花12g，桂枝15g，僵蚕12g，地龙12g，刺五加15g，川木瓜30g，炒白术15g，陈皮15g，清半夏12g，炒莱菔子25g。每日1剂，水煎500mL，分2次温服。嘱其戒酒，饮食宜清淡，并适当运动锻炼。服药如有不适，可电话咨询，连服2个月后复诊。

二诊：上方服至15剂后，右下肢疼痛、麻木一度加重，但局部无红肿，也未增加新的全身不适，故嘱其继续服药。

三诊：守方服药2个月，右下肢疼痛、麻木基本消失，已能正常活动，唯在劳累时双下肢偶感麻木。上方减地龙、炒莱菔子，以当归15g易油当归，将黄芪减至30g。嘱其继续服药1个月，以巩固疗效。

按：《张氏医通》云："气与血两相维附，气不得血，则耗而无统；血不得气，则凝而不流。"本案患者年逾花甲，脏腑功能日渐衰弱，加之长期嗜酒及食肥甘油腻之品，以致脾失健运，湿聚为痰，日久脾虚及肺，宗气不足，血失其帅，血脉瘀滞，复因痰滞气机，以致痰瘀互结，而发为本病。其服药15剂后，右下肢疼痛、麻木一度加重，但局部无红肿，也未增全身不适，韦师认为此乃血脉欲通之佳兆，经守方治疗而获效，似可证实。方中以芪牛通脉汤益气化瘀为主；佐炒白术、陈皮、清半夏、炒莱菔子，以健脾燥湿，理气化痰；加川木瓜，以舒筋活络、化湿醒脾。全方配伍严谨，标本兼顾，化瘀通脉而不耗血伤正，且守方守法，而缓缓收功。

（二）脾虚湿盛，瘀热闭阻血脉案

贾某，男，58 岁。2014 年 4 月 18 日初诊。

主诉：右脚踇趾麻木、肿痛 3 月余。

病史：患者素体肥胖，长期久坐少动，嗜酒及肥甘油腻之品，于 3 月前出现右脚踇趾麻木、肿痛，经用阿司匹林、红花注射液等药物治疗，疗效不显。刻诊：右脚踇趾麻木、肿痛，有灼热感，日轻夜重，皮肤色黯略红，双下肢酸胀沉重，脘闷纳差，口干不欲饮，倦怠乏力，小便短黄，大便溏薄，日 2 ~ 3 次，舌体胖有齿痕，舌质黯淡，边尖略红，苔黄腻，脉细滑稍数。下肢动脉彩超示：胫后动脉闭塞。腰椎 CT：未见异常。西医诊断：下肢动脉硬化闭塞症。中医诊断：脉痹。证属脾虚湿盛，湿瘀化热，闭阻血脉。治当益气化瘀，清热利湿。予芪牛通脉汤合四妙丸加减。嘱其戒酒，饮食宜清淡，并适当运动锻炼。

处方：黄芪 30g，川牛膝 25g，川芎 15g，赤芍 15g，桃仁 12g，红花 12g，僵蚕 12g，地龙 15g，刺五加 15g，炒苍术 15g，生薏苡仁 40g，黄柏 12g，车前子（包煎）15g，忍冬藤 30g，焦山楂 15g。每日 1 剂，水煎 500mL，分 2 次温服。

二诊：服上方 30 剂后，右脚踇趾麻木、肿痛灼热及双下肢酸胀沉重明显好转，饮食增加，大便转常。上方减黄柏，以防寒中败胃，地龙减至 10g，继续服用。

三诊：守上方服至 30 剂后，诸症基本消失。效不更方，上方继续服 30 剂。以巩固疗效。

按：本案患者素体肥胖，长期久坐少动，嗜酒及肥甘油腻之品，不仅脾气亏损，而且腻滞脾胃，助湿生热，以致湿热壅滞气血，瘀闭血脉而发为本病。口干不欲饮，并非津伤化燥，实乃湿热内蕴，气不化津，津不上承之象。其病机以脾气亏虚为本，湿热瘀血互结为标，病位在血脉。《素问·调经论》云："病在脉，调之血；病在血，调之络。"故其治疗益气化瘀与清热利湿法并投，标本兼顾。治疗内伤杂病之湿热，与治疗温热病之湿热毒邪不同，不具有发病快、变化速、易于三焦传变等特点，不可过用苦寒，故仍在健脾益气的基础上，活血化瘀，清热利湿。俟病情好转，则及时酌减寒凉之品，时时注重顾护脾胃，以助气血生化之源。方中以赤芍易当归，意取赤芍之苦寒，主入肝经血分，功擅凉血化瘀，长于治疗瘀血诸痛，并防因当归之质润，而加重大便溏薄之弊；减桂枝温经通阳，意在防其助热伤阴；加忍冬藤，以增强清热通络止痛之力；佐焦山楂，以消油腻之积，兼寓降血脂之能。

（三）脾肾阳虚，寒痰凝滞血脉案

李某，男，63岁。2013年6月4日初诊。

主诉：双下肢冷痛半年，伴间歇跛行2月。

病史：患者于半年前无明显诱因而双下肢逐渐发凉，时有疼痛，自服小活络丹，外用麝香止痛贴膏，症状曾改善，但劳累后即加重。近2月来，逐渐出现间歇跛行，经某医院检查，诊断为"下肢动脉硬化闭塞症"，予前列地尔注射液等药物治疗7天，疼痛基本消失，间歇跛行好转，停药数日后症状依然，遂来就诊。刻诊：双下肢冷痛，左下肢为甚，入夜痛增，伴间歇跛行，行走100米左右需休息，畏寒肢冷，精神萎靡不振，面色㿠白，腰膝酸软无力，脘闷纳差，每食生冷，大便即溏，舌体胖有齿痕，舌质淡黯，舌下脉络紫黯，苔白腻，脉沉细。西医诊断：下肢动脉硬化闭塞症。中医诊断：脉痹。证属脾肾阳虚，寒痰凝滞血脉。治宜温阳散寒，祛痰化瘀。予阳和汤合芪牛通脉汤加减。嘱其慎起居，并适当运动锻炼。

处方：熟地黄20g，麻黄6g，鹿角胶（烊化）12g，炮姜12g，桂枝15g，白芥子9g，制附子（先煎）12g，黄芪50g，川牛膝20g，川芎15g，当归20g，桃仁12g，红花12g，僵蚕12g，刺五加15g。每日1剂，水煎500mL，分2次温服。

二诊：服上方21剂，双下肢冷痛、间歇跛行、畏寒均有所好转，仍腰膝酸软，脘闷纳差，脉、舌象同前。上方加苍术15g，减麻黄，再投。

三诊：服上方35剂，双下肢冷痛、间歇跛行未作，饮食增加，但仍感行走乏力，舌质淡略黯，舌体胖，苔薄白腻。遂于上方减制附子、炮姜，以鹿角霜15g易鹿角胶，继续服用30天，以巩固疗效。

按:《灵枢·营卫生会》曰:“老者之气血衰，其肌肉枯，气道涩，五脏之气相搏，其营气衰少而卫气内伐。”本案患者年逾花甲，素体阳虚，营血不足，寒凝血瘀，痰瘀闭阻血脉而发病。方中以阳和汤温阳散寒，化瘀通脉，兼化寒痰。其中重用熟地黄，温肾益髓；配血肉有情之鹿角胶，补肾助阳，两者合用，共治其本。少佐麻黄，宣通经络，与功擅暖营血之桂枝相伍，以散寒凝，引阳气由里达表，通行周身，并兼制熟地黄、鹿角胶之滞；炮姜与白芥子合用，既能温中散寒，又能温化寒痰。阳和汤活血化瘀之力尚嫌不足，故合入芪牛通脉汤，补气化瘀，以增其效。综观全方，补血与温阳并用，化痰与通络相伍，俾阳虚得补，瘀血痰滞得除，而诸恙自愈。

第二十四节　原发性血小板减少性紫癜

原发性血小板减少性紫癜（ITP）是一种血小板免疫性破坏，导致外周血中血小板减少的出血性疾病。临床特征为皮肤、黏膜自发性出血，血小板减少，骨髓巨核细胞数正常或增多，出血时间延长，血块收缩不良，束臂试验阳性，血小板表面IgG、IgM或补体增高，脾脏无明显肿大。男女发病率相近。本病分为急性型与慢性型两种类型。急性型多为10岁以下儿童，多在冬、春季节发病，病前多有病毒感染史，以上呼吸道感染、风疹、麻疹、水痘居多；也可在疫苗接种后。感染与紫癜间的潜伏期多在1～3周内。成人急性型少见，常与药物有关，病情比小儿严重。起病急骤，可有发热。80%以上可自行缓解，平均病程4～6周，少数可病程迁延。慢性型占ITP的80%，多为20 ~ 50岁，女性为男性的3 ~ 4倍。本病起病隐袭，患者可有持续性出血或反复发作，有的表现为局部的出血倾向，如反复鼻衄或月经过多。瘀点及瘀斑可发生在任何部位的皮肤与黏膜，但以四肢远端较多。可有消化道及泌尿道出血。外伤后也可出现深部血肿。颅内出血较少见，但在急性发作时仍可发生。出血表现在一定程度上与血小板计数有关，血小板数为（20 ~ 50）$\times 10^9$/L，轻度外伤即可引起出血，少数为自发性出血，如瘀斑、瘀点等；血小板数小于20×10^9/L，有严重出血的危险；血小板数小于10×10^9/L，可能出现颅内出血。本病的病因及发病机制目前尚未完全阐明，近年的研究认为与免疫机制、细菌或病毒感染有关，由于血液中存在抗血小板抗体，使血小板破坏过多，而引发紫癜。本病大抵属于中医学“血证”中“紫斑”“肌衄”“葡萄疫”以及“虚劳”等范畴。

一、临证思维

（一）思维溯源

早在《黄帝内经》中对血的生理、病理就有了较深入认识，并对出血的原因有所论述。如《灵枢·百病始生》云：“阳络伤则血外溢，血外溢则衄血；阴络伤则血内溢，血内溢则后血。”阳络伤指人体上半部的络脉损伤而见鼻衄、齿衄等；阴络伤指人体下半部经脉受损而见便血等。在病因病机方面，隋·巢元方《诸病源候论·小儿杂病诸候·患斑毒病候》认为热毒蕴积于胃，乃发斑的主要病机，如谓“斑毒之病，是热气入胃，而胃主肌肉，其热夹毒蕴积于胃，毒气熏发于肌肤，状如蚊蚤所啮，赤斑起，周匝遍体”。在发斑的预后判断方面，《诸病源候论·伤寒阴阳毒候》指出：“若发赤斑，十生一死；若发黑斑，十死一生。”至元·朱丹溪提出了内伤发斑论，如《丹溪心法·斑疹》谓“内伤斑者胃气极虚，一身火游行于外所致”。至明·李梴《医学入门·杂病风类》将其分为外感、内伤、内伤兼外感三种类型，指出“内伤发斑，轻如蚊迹疹子者，多在手足，初起无头痛、身热，乃胃虚火游于外”。明·张景岳《景岳全书·发斑》对于发斑病因病机的探究颇为深入，如谓:“发斑证，轻则如痧子，重则如锦纹。其致此之由，虽分数种，然总由寒毒不解而然。如当汗不汗，则表邪不解；当下不下，则里邪不解；当清不清，则火盛不解；当补不补，则无力不解；或下之太早，则邪陷不解；或以阳证误用温补，则阳亢不解；或以阴证误用寒凉，则阴凝不解。凡邪毒不解，则直入阴分，郁而成热，乃致液涸血枯，斑见肌表，此实毒邪固结，营卫俱剧之证也。”并且详细描述了发斑的临床特征及预后，即“斑有微甚，势有重轻，轻者细如蚊迹，或先红而后黄；重者成粒成片，或先红而后赤。轻者只在四肢，重者乃见胸腹。轻者色淡而隐，重者色紫而显。若见黑斑，或大便自利，或短气，或二便不通，则十死九矣”。而陈实功《外科正宗·葡萄疫》认为“葡萄疫其患多生小儿，感受四时不正之气，郁于皮肤不散，结成大小青紫斑点，色若葡萄，发在遍体头面，乃为腑证，自无表里。邪毒传胃，牙根出血”。清·唐宗海血证专著《血证论》，提出“止血”“消瘀”“宁血”“补血”，即“治血四法”，拓宽了本病的论治思路。

（二）理法精要

韦师认为，外感、内伤均可导致血不循经，溢于肌肤，发为紫斑。外感者，多为感受温热之邪，进而酿成热毒，灼伤脉络，迫血妄行，血溢脉外所致，多见于急性期患者。若病程久延，或素体精血匮乏，或久服温热之剂，肾阴耗损，阴不敛阳，虚火内生，均可导致虚火灼络而发病。内伤者，多因先天禀赋不足，或饮食不节，或内伤七情，思虑过度，或劳倦太过等，以致脏腑气血虚损，其中以脾气亏损，气不摄血为多发；或肝肾阴虚，阴虚火旺；或肝郁化火，或瘀血内阻，血不循经，血溢于脉络之外，而形成紫癜，此多见于慢性期患者。其病位涉及脾、肾、肝等脏腑，其中尤以脾虚为主。诚如《金匮翼·卷二》所说:“脾统血，脾虚则不能摄血；脾化血，脾虚则不能运化，是皆血无所主，因而脱陷妄行。”其病机主要有虚、实两端，“虚”以脾气亏损、肝肾阴虚、气阴两虚为主；“实”以火（热毒、肝郁化火）、瘀为要，间或夹湿。本病易虚实并存，以本虚标实为其病机特点，如脾气亏损、肝肾阴虚、气阴两虚与火、瘀之间不可截然区分，常常相兼为病。

在治疗上，须辨明病因、病机、病位，权衡证候之虚实及病情之轻重而确立相应治法。《景岳全书·血证》云："血本阴精，不宜动也，而动则为病。血主荣气，不宜损也，而损则为病。盖动者多由于火，火盛则逼血妄行；损者多由于气，气伤则血无以存。"所以，益气健脾摄血、滋肾养肝、气阴双补等，为扶正治本之举；清热凉血、化瘀止血以及祛湿泄浊等，为祛邪治标之法。瘀血不去则新血不生，出血不止，故化瘀止血之品若运用得当，常可收到事半功倍之效。《医林改错》"周身之气通而不滞，血活而不瘀，气通血活，何患不除"之说，唐容川所谓"一切不治之症，总由不善祛瘀之故"，皆强调了活血化瘀的重要性。但化瘀每易伤正，故不宜太过。本病急性期多表现为实证，慢性期往往属于本虚标实证，病程中常由实转虚，或虚实夹杂。因此，临证常标本兼治，不可拘泥于一法，当权衡轻重，灵活用药。《血证论·吐血》指出："存得一分血，便保得一分命。"故紫癜的治疗，应重视止血法的运用。根据出血部位与病机特点，酌情选用药性与作用特点不同的止血药。如收敛止血，可用仙鹤草、白及、赤石脂、地榆炭、棕榈炭等；温经止血，可用艾叶、炮姜等；化瘀止血，可用三七粉、藕节、蒲黄、茜草、紫草、血余炭等；凉血止血，可用生地黄、牡丹皮、水牛角、赤芍、侧柏叶、大蓟、小蓟、白茅根等。

（三）辨证撷菁

韦师认为，本病辨证之关键在于分清虚、实，即气、血、阴、阳之偏盛偏衰。要根据出血的颜色、出血的量、发病的急缓、病程的长短、出血的部位，以及年龄、预后及全身情况等方面，综合分析，才能做到辨证准确。其中，实证者，发病较急，病程较短，出血量较大，血色鲜红，上部出血多发，小儿多见，控制后不易复发，而气、血、阴、阳虚损之象多不明显；虚证者，发病较缓，病程较长，出血量较小，血色淡红或黯红，下部出血多发，成人多见，易复发，多有气、血、阴、阳虚损之象。在本病发生、发展过程中，常常由实转虚或虚实夹杂。尤其是血瘀为患者，病程长，出血紫黯，夹有血块，多有脾、肾、肝等气、血、阴、阳某一方面之虚象，而为虚实夹杂证。尚需注意，紫斑与温病发斑不可混同，本病之紫斑多见于四肢远端，发病缓慢，或反复发作，虽可因外感、发物与药毒所伤诱发，而兼见发热、恶寒、咳嗽、咽痛等，但一般无高热、神昏、惊厥，总体预后尚好；温病之发斑可发生在任何部位，起病急骤，变化迅速，常表现为高热、神昏、惊厥、抽搐等，皮肤发斑的同时，可伴见鼻衄、齿衄、便血、尿血，舌质红绛等，一般预后较差。

二、验案举隅

（一）心脾两虚，肝郁化热案

王某，男，43 岁。2012 年 10 月 28 日初诊。

主诉：皮肤紫癜 4 年，加重 2 月。

病史：患者于 4 年前出现皮肤紫癜，时隐时现，经治疗可好转，稍劳即发。2 月前因工作烦劳而病情加重。刻诊：肌肤出现瘀斑、瘀点，下肢尤甚，伴齿衄，面色萎黄，口唇、爪甲淡白，神疲体倦，乏力，食欲不振，大便溏，每日 2 ~ 3 次，头晕目眩，心烦失眠，心情抑郁易怒，舌质淡，边尖红，舌体稍胖，苔薄白，脉沉弦细稍数。血小板计数：(20 ~ 40) × 10^9/L。西医诊断：原发性血小板减少性紫癜。中医诊断：肌衄。证属心脾两虚，气不摄血，肝郁化热。治宜健脾摄血，养心安神，疏肝清热。予归脾汤合丹栀逍遥散化裁。

处方：黄芪 40g，党参 20g，当归 12g，炒枣仁 15g，龙眼肉 15g，炒白术 15g，茯神 15g，柴胡 12g，白芍 15g，牡丹皮 15g，栀子 10g，阿胶（烊化）12g，仙鹤草 30g，茜草 12g，炙甘草 6g。每日 1 剂，水煎 500mL，分 2 次温服。禁烟、酒、辛、辣及海鲜、蛋、鸡、牛奶等高蛋白质食品。

二诊：服上方 7 剂，肌肤未出现新斑，神疲体倦，乏力皆好转，脉、舌象同前。效不更方，原方再投。

三诊：继服上方14剂，肌肤紫癜减少，瘀斑、瘀点色变浅，头晕目眩、心烦失眠消失，舌边尖淡红，大便调。此乃肝经郁热之象渐解，故上方去栀子、牡丹皮，加女贞子20g，旱莲草20g，以养阴止血。

四诊：服上方21剂，肌肤紫癜几近消失，血小板升高至正常值。遂改为人参健脾丸调治2月，诸症悉除。随访1年未再复发。

按：《景岳全书·血证》云："凡治血证，须知其要，而血动之由，惟火惟气耳。故察火者但察其有火无火，察气者但察其气虚气实。"本案患者肌肤瘀斑、瘀点达4年之久，稍劳即发，又因工作烦劳而加重，其病机显系以心脾两虚，气不摄血为主，而头晕目眩，心烦失眠，心情抑郁易怒，舌边尖红，为肝郁化热之征，此乃加重病情的重要诱因。故投归脾汤补气健脾摄血，以治其本；以丹栀逍遥散疏肝解郁，凉血清热，以治其标。由于病程较久，故配以阿胶养血止血，仙鹤草收敛止血，茜草化瘀止血。诸药合用，药无偏颇，共奏益气健脾摄血、疏肝解郁、凉血清热之效。

（二）肝肾阴虚，虚火灼络案

高某，女，20岁。2013年4月16日初诊。

主诉：皮肤紫癜2年，加重10天。

病史：患者于2年前出现皮肤紫癜，西医诊断为"原发性血小板减少性紫癜"，经糖皮质激素等治疗后虽有好转，但病情时轻时重，反复发作。10天前病情加重，遂来就诊。刻诊：时值月经来潮，经期10天未止，经血量多，颜色鲜红，全身肌肤散在黯红瘀斑、瘀点，以下肢为甚，部分融合成片，伴齿衄、鼻衄，眩晕，乏力，盗汗，夜寐不安，腰膝酸软，手足心热，口燥咽干，舌质红，苔少而干，脉细数。血小板计数：$20 \times 10^9/L$。西医诊断：原发性血小板减少性紫癜。中医诊断：肌衄。证属肝肾阴虚，虚火灼络。治宜滋补肝肾，清热凉血止血。予六味地黄汤合犀角地黄汤、二至丸加减。

处方：生地黄30g，山茱萸15g，生山药25g，茯苓12g，牡丹皮15g，泽泻9g，水牛角（代犀角，包煎）30g，女贞子30g，旱莲草30g，阿胶（烊化）12g，红参 12g，白茅根 30g，仙鹤草 30g，茜草 15g。每日 1 剂，水煎 500mL，分 2 次温服。禁食辛、辣及海鲜、蛋、鸡、牛奶等高蛋白质食品。

二诊：服上方 5 剂，月经停止，继服至 14 剂，全身肌肤瘀斑、瘀点颜色转淡，未再出现新的瘀斑、瘀点，齿衄、鼻衄明显减少，脉、舌象同前。上方生地黄、水牛角各减至 20g，红参增至 15g，再投。

三诊：服上方 40 剂，全身肌肤瘀斑、瘀点明显减少，齿衄偶发，月经量稍多，余症亦明显减轻。守方调理 3 个月，诸症悉除，血小板计数：230×10^9/L，随访 1 年未再复发。

按：本案患原发性血小板减少性紫癜 2 年之久，反复发作，肝肾之阴耗伤，虚火灼络，故缠绵难愈。复因月经期大出血不止，气血大伤，而病情加重。故投以六味地黄汤合二至丸滋补肝肾、养阴降火而治其本，且配阿胶养血止血；用犀角地黄汤凉血止血而治其标；加入仙鹤草收敛止血，以加强止血之效；茜草化瘀止血，止血而不留瘀。韦师强调，治疗如此大出血顽证，有形之阴血难以速生，病机虽以阴虚火旺为主，亦必须重视补气。一则气能摄血，补气有助止血之效；二则气能生血，补气亦可补血。故用温而不燥之红参固摄元气，以防气随血脱之险。全方标本同治，药切肯綮，并视病情变化灵活变通，守方缓图而获全功。

（三）脾肾气阴两虚，瘀血阻络案

张某，女，36 岁。2013 年 7 月 6 日初诊。

主诉：皮肤紫癜 7 年，加重 3 月。

病史：患者于 7 年前出现皮肤紫癜，经多方诊治，仍时轻时重，反复发作。3 月前因过度劳累而病情加重。刻诊：周身肌肤有散在瘀斑、瘀点，色黯淡，以四肢为甚，伴面色不华，神疲乏力，气短懒言，自汗，饮食减少，大便溏，腰膝酸软，眩晕耳鸣，手足心热，平时月经量多，色黯红，夹有血块，舌质黯红，舌苔薄白微黄而少，脉沉细无力。血小板计数：$(20\sim50)\times10^9$/L。西医诊断：原发性血小板减少性紫癜。中医诊断：肌衄。证属脾肾气阴两虚，虚火内灼，兼瘀血阻络。治宜脾肾气阴双补，化瘀止血。予参芪地黄汤合四生丸、二至丸加减。

处方：西洋参（另煎）15g，生黄芪 30g，生地黄 20g，山茱萸 15g，炒山药 25g，茯苓 12g，牡丹皮 15g，泽泻 9g，荷叶 20g，侧柏叶 20g，女贞子 30g，旱莲草 30g，茜草 12g，三七粉（冲服）3g。每日 1 剂，水煎 500mL，分 2 次温服。禁食辛、辣及海鲜、蛋、鸡、牛奶等高蛋白质食品。

二诊：服上方 10 剂，肌肤未出现新瘀斑、瘀点，神疲乏力、气短懒言减轻，脉、舌象同前。药既中的，守方再进。

三诊：上方服至 28 剂，肌肤瘀斑、瘀点明显减少，颜色变浅，神疲乏力、气短懒言，腰膝酸软，眩晕耳鸣，手足心热基本消失，月经量偏多，色黯，夹有小血块，唯食欲仍差。因患者难于坚持服汤药，遂改予口服参芪地黄丸、云南白药。治疗 3 月后复查，诸症悉除，血小板恢复至正常。随访 1 年未再复发。

按:《张氏医通・诸血门》云:“血之与气，异名同类，虽有阴阳清浊之分，总由水谷精微所化。其始也混然一区，未分清浊，得脾气之鼓运，如雾上蒸于肺而为气；气不耗，归精于肾而为精；精不泄，归精于肝而化清血。”深刻阐明了脾肾生化阴阳气血的关系。本案患者患原发性血小板减少性紫癜 7 年，久治不愈，复因过度劳累加重。其病机关键在于脾肾气阴两虚而为本；虚热内生，瘀血阻络而为标。故投参芪地黄汤以脾肾气阴双补，二至丸以滋补肝肾、养阴降火，共治其本；四生丸与三七粉、茜草相配，化瘀止血，并加强凉血止血之能，共治其标，止血而不留瘀。如此治本与治标兼顾，使脾肾气阴得补，虚火得降，血脉和畅，而沉疴得愈。

附：岐黄传承忆父亲

先父韦献贵（1910—1986）离开我们29年了，每忆起他老人家的音容笑貌和谆谆教诲，都会给我以信心和力量。46年前，我跟随父亲抄方，侍诊其左右，得以初入中医门径，渐窥中医堂奥。他那厚重的修养、严谨的学风与诊疗特点，一直渗透在我们的生活和工作中。

父亲生在旧社会，亲历了新中国成立的坎坷，也感受了新中国逐渐走向成熟的艰辛。人生的跌宕起伏，塑造了父亲勤俭坚韧，刚正不阿的道德风范。其身居农村，久经艰难困苦时期及战乱的煎熬，耐得住清贫、忍得住寂寞，既侧身杏林，为了生计，又不辞耕作。父亲毕生躬身岐黄，精于医道，尤重医德，青年时代，悬壶豫北，享誉一方。他对《论医》“夫医者，非仁爱之士，不可托也；非聪明理达，不可任也；非廉洁纯良，不可信也”之训推崇备至，并视之为从医规范。他对自己严格苛刻，严于律己，宽厚待人，身体力行；对患者富有同情心，尤其乐善好施，常备药济世，不计报酬，为世人称道。父亲一生尘视名利，“认认真真看病，老老实实做人”。也正是如此道德修养，使他对毕生所钟爱的中医事业，有着超乎常人的热情与执着。他在晚年曾多次提及：“我对中医事业，愧无建树，惟在学以致用，勤劳不怠上，可聊以自慰。”其谦虚、笃学、求实、勤劳的美德，由此可见一斑。

先父治学，甚为严谨。他认为，中医学是传统文化的一部分，其理论源于实践。故古代医家为学，提倡“大医必大儒”“读万卷书，行万里路”，俗话说“秀才行医，罩里拿鸡”，就是说没有文化，此业难立，没有实践，学术无源。父亲学习路子是迂回曲折的，他出生于农村，仅读了数年乡塾，基本靠自学由儒而医。他行医六十余载如一日，孜孜以求，善书法，广涉方书，旁通经、史、释之学，穷其精奥，学验俱丰。父亲治学有两大特点：一为“见缝插针”，充分利用时间，广阅博览，即使是点滴空闲也从不轻易放过，真可谓嗜书如命，直至年逾七旬，虽视力极差，犹手不释卷；二为熟读精研，内容以《内经》《伤寒》《金匮》《本草》诸经典为主，在时间的安排上要长一些，多在夜晚和清晨进行，此时多不受诊务及其他因素的干扰，可以专心致志地解决一些实际问题。尤其是在青少年时代，读书注重博览强记，从少年始即背诵《医学三字经》《汤头歌》《药性赋》《濒湖脉诀》《针灸大成》等书籍。他把经常背诵作为一种乐趣，直到晚年，仍能朗朗背诵。其间精读之苦功，可以想见。父亲尝谓：“必须厚积才能薄发，书读百遍其义自现，积厚了、读熟了方有根底，经过临床后再回头看，每看一遍都会有新的提高。”由于他扎实的国学功底，每逢学有所获，或重大事项，习惯赋诗一首。如其谈修身云：“来往守道德，实交重忠信，心中念慈悲，胸怀贤良恩。”这也是父亲道德修养的真实写照。

父亲既是慈父，又是严师，对我们兄弟姐妹要求十分严格。他教我诵读中医典籍，要求先低吟，即自念自听，反复吟读，必致朗朗上口，若行云流水，出口成诵，形成自然记忆。每遇病家，先由我初诊后，说出是何病、何证、何脉，当用何法，选用何方。然后由父亲复诊，诊后再提问讲解。当我所谈被基本认可，他尚能循循善诱，指出失误所在，若所谈不着边际，则难免被当面训斥。我虽随诊多年，父亲从不轻易放手让我独诊。正是父亲如此严格的言传身教，使我练就了一定的“童子功”，时至今日，受益无穷。所憾者，他晚年依然操劳，加之信奉佛学虔诚过人，执拗素食，以致身染沉疴，但为了不拖累儿女，却长期默病，贻误了最佳治疗时机，虽在北京多方医治，也未能尽享天年，使儿女们至为愧疚与痛心。

父亲临证，范围较广。他认为，中医学在古代是不分科的，“内伤杂病”统称为“大方脉”，强调必须有“大方脉”的功底，方能业医。故其通内、外、妇、儿及针灸等科，尤以内科、针灸擅长，屡获良效，声誉颇盛。其诊疗一丝不苟，应针则针，宜药则药，或针药并施。其用药宗仲景，善用经方，制方严谨，用药精当，简练轻灵，师古而有创新，常以平淡之药起沉疴，愈顽疾。对许多常见病、疑难病，形成了用之有效的基础方，随症加减，以常达变。对疮疡、顽癣及刀伤等外科病的治疗亦多有良效。及至晚年，德高望重，求诊者众多，依然审慎为之。凡遇疑难重症，诊疗之余，必查阅文献，释疑解惑，足见其审慎求实的医疗态度。父亲在药物炮制、炼丹、制水丸及膏药等方面，亦颇为娴熟独到，这些对提高疗效不无裨益。其用针师法杨继洲，注重辨证选穴，主张选穴要少而精，对针刺手法的运用十分讲究，强调进针后运用适当手法，使之得气才能获得疗效。常根据病证的寒热虚实不同，选择呼吸补泻、捻转补泻、开阖补泻、提插补泻等不同手法。如补泻手法，大都由提插捻旋组成，再加上快慢疾徐等，运用非常娴熟。认为补法的先浅后深，紧按慢提，可将体表的阳气"从外推内而入之"；泻法的先深后浅，紧提慢按，则是为了把体内的阴气"从内引外而出之"。父亲之用针多有立竿见影之效，往往令患者惊叹不已，被誉之为"神针"。

父亲既重视学习经典著作和先贤的经验，也注重自己实践经验的总结，其中不乏新见。如其从实证论治久泻独具匠心，认为"久泻亦肠间病，肠为腑属阳，腑病多滞多实，故久泻多有滞，滞不除则泻不止。论治当立足于一个'通'字，祛邪务尽，以防宿积未净，新邪又生。俟便次大减，黏冻、脓血俱除，始佐入补气益胃之品，俾祛邪而不伤正，扶正而不恋邪"。常以"识病机者，则硝黄可以活人；昧证候者，则参芪可以殒命"之语，示人因病治宜，随机应变（《古今名医临证金鉴》）。他晚年所著经验集手稿，形成了实用性很强的独特诊疗心得，保留沿用至今。其医疗经验被载入中国中医药出版社出版的《古今名医临证金鉴》《中医内科学》、人民卫生出版社出版的研究生规划教材《中医内伤杂病临床研究》、国医大师李振华主编的《中医脾胃病学》（科学出版社）和《北京中医学院学报》[1990(3)：25] 等书刊。可以告慰父亲的是，他致力于创建的"医道世家"，在胞兄们的共同努力下已经成为现实。全家四代人中，目前从医者 22 人，涉及内、外、妇、儿、骨、眼科、中医、病理、影像、护理、药学等多个学科，其中高级职称者 11 人，博士研究生导师 3 人，获博士研究生学位者 3 人，获硕士研究生学位者 6 人，已被组织命名为"医道世家"。这正是父亲"屡经冰霜苦，自得透骨香"的集中体现。

回忆敬爱的父亲的一生，其为人、为医、为师，永远是我们学习的楷模，让我们受益终身。缅怀父亲的高尚品质，总结他为中医事业所做的贡献，重温他的学术思想，并从中汲取营养，为中医药事业的发展多做贡献，就是对他老人家最好的纪念。

（韦绪性）